任之堂脉学传心录

——从入门到应诊的中医通关之战

修订版

审 阅 余 浩

编 著 王 蒋 宛 金

中国中医药出版社
·北京·

图书在版编目（CIP）数据

任之堂脉学传心录：从入门到应诊的中医通关之战 / 王蒋，宛金编著.—
修订本.—北京：中国中医药出版社，2021.10（2024.9重印）
ISBN 978-7-5132-6006-0

Ⅰ．①任… Ⅱ．①王… ②宛… Ⅲ．①中医临床—经验—中国—现代
Ⅳ．①R249.7

中国版本图书馆CIP数据核字（2019）第289489号

中国中医药出版社出版
北京经济技术开发区科创十三街31号院二区8号楼
邮政编码 100176
传真 010-64405721
廊坊市祥丰印刷有限公司印刷
各地新华书店经销

开本710×1000 1/16 印张15.75 字数273千字
2021年10月第1版 2024年9月第3次印刷
书号 ISBN 978-7-5132-6006-0

定价 58.00元
网址 www.cptcm.com

服务热线 010-64405510
购书热线 010-89535836
维权打假 010-64405753

微信服务号 zgzyycbs
微商城网址 https://kdt.im/LIdUGr
官方微博 http://e.weibo.com/cptcm
天猫旗舰店网址 https://zgzyycbs.tmall.com

如有印装质量问题请与本社出版部联系（010-64405510）

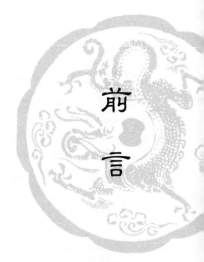

前言

　　本书的名字是《任之堂脉学传心录》，旨在传承任之堂余浩老师的临证经验，以脉学为核心进行切入。本书把一个中医医生从看到病人的一刹那到处方用药完毕这一完整辨证论治过程喻为通关之战，共分五关予以介绍。

　　首关以脉入手，一则继承余浩老师独特的"以脉为要"的诊病风格，二则脉学一直是学生们来这里学习的热点及最关心的学习内容。

　　第二关是余浩老师常用的除脉诊外的其他三诊技术，临床上亦非常重要，按照老师说的"不得偏废"，故我们将其汇总在一起进行介绍。

　　第三关展现给读者的是思维过程，一个医生在诊病时的全部思维过程。此过程若不是师徒相传，心意相通，一般是鲜为人知的。

　　如何通过前两关的四诊推导出病机？老师的辨证思路是什么？老师的用药思路是什么？这一系列问题我们都会在这一关里娓娓道来。

　　这里所列病机均是任之堂用之有效的病机诊断，我们对病因病机加以分析，如同读者亲临任之堂跟随老师学习一样。所选中药是老师的常用经验用药。为了建立完整的中医思维过程，我们紧扣病机，根据老师的用药经验和我们学到的理法方药，将两者紧密贯穿在一起，用详细的文字加以表述。同时，书中会将余浩老师的经验用药加以细致分析。

　　第四关选取了老师的部分临床案例，附有我们学生在接诊患者时的思路，并且和老师的最终处方思路加以对比，总结经验。这样读者可以完整地看到学生的成长过程，并且身临其境地感受到自己就是任之堂的一员，也体验每天接诊、处方，思考自己和老师的差距，感受自己的进步。

最后一关看似和医术没有太大的关系，实则是本书的灵魂情系所在，老师常教导我们：术无道不远，道无术不行。术虽为医术，但道不仅仅是岐黄之道，道，"路"也，"规律"也。我们每一个来任之堂的学生都能深深地感受到自己来到这里不仅仅只学到了如何看病，更学到了如何做人。所以我们很希望把这种正能量传递出去，愿读者也能感受到一份中医的正能量。

　　插图部分为宛金师妹亲手绘制，形象且生动，细看耐人寻味，希望对读者学习有所帮助。

　　4年前，经过大家的共同努力，《任之堂脉学传心录》成功出版。我们看到了很多中医学子拿着我们的书来任之堂学习，学习效率明显比我们之前要快很多。我们感到很开心，说明这本书有帮到中医学子，有帮到老师宣扬中国之瑰宝。这也是我们的初衷。但同时，经过同学们的提问和建议，以及这几年我们在医学上的成长，我们也发现了当年由于学识短浅，有些方面未能完全理解老师学术观点，我们的记述存在不足和纰漏。这次修订，对于这些不足和纰漏，我们也积极地进行了修改与校对，希望本书的修订能让更多的中医学子学习到余浩老师的脉学真传，希望对中医同道们有抛砖引玉的作用，希望我们的老师"推进中医一百年"的伟大愿景能早日实现！

王蒋　宛金

2021 年 6 月

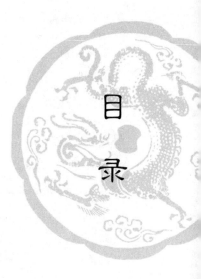

目录

楔　子

风正潮平，自当扬帆破浪；任重道远，更须策马加鞭……

本人，姓王，名蒋。浙江温州人。之前从事非医专业，经家中变故，深感人世变化无常，深思要把有限的生命归于何处？故矢志学医，苦觅明师，曾放生羁鸟以发愿于斯事。于一日偶得余浩老师文章，喜不自禁，认定余氏便是我寻觅已久之明师。故于壬辰年正月前往十堰任之堂，开启跟师历程。

历经三年，从伊始对中医的一无所知到目前已经初步掌握了用传统中医思维诊病辨证处方；历经三年，熟悉了药房的所有流程和岗位，包括熬药、抓药、侍诊、接诊……一路走来，我真真切切地感受到了学医之路的艰辛与快乐，以及老师对中医事业的执着和对中医后辈的关心与支持……

阅读任之堂培杰、创涛师兄写的《任之堂跟诊日记》《任之堂中药讲记》《跟师一日一得》等书，深感他们做得很优秀，把任之堂的道、理、法、药、方都向大众有了一个很好的传播。而我由于每天接触师弟师妹们，感觉到师弟师妹们在实际学习中医中还有一个很重要的问题没有解决——融合、贯穿，将一个完整的接诊过程建立在脑海中，这对于从中医理论走向临床是很重要的一步。把这个架子搭建起来了，再学习其他的知识，就可以把它们合理地归位并加以完美应用。我的初衷就是希望能够把我在学习和临床中摸索出来的融合、贯穿的方法传递给大家。

今年暑假，受老师教诲，开始我的讲课旅程。平日于每周二、四、六晚讲课，讲课的内容就是中医基础知识。因为对于众学子有了一定的了解和剖析，所以我有意想把我认为最重要的——中医的这个架子——"连贯的思维"，传达给师弟师妹们。中医知识固然要讲，老师的经验一定要说，但我同时也会有意引导他们建立这种连贯的思维模式。晚上学"架子"，白天去应用接诊，这样我想可能会对任之堂的学生们学习中医有事半功倍的效果。

我翻看自己讲课提纲时突然想到，来到任之堂的学生能学习到这套思路，但不是所有爱好中医的人都能来啊，毕竟来的还是少数，那么我们发现的这个问题会不会是很多中医学子，以及中医爱好者所困扰的问题呢？想到前边两位师兄将自己所学无偿奉献给大众的精神，想到假期和宛金师妹谈话的情景，我想也要写一些关于如何学习中医的窍门，以及我的所学、所感，希望能对每一位爱好中医者有帮助。于是开始我的写作之旅……

这本书的思路基本上是我讲课时的思路。我个人认为来到任之堂的学生最想学的就是脉学，所以我写作时是以脉为主，着重讲任之堂的脉法，然后结合其他三诊来推导出老师常用的病机，再配以任之堂常用的中药、方剂，把这样一个连贯完整的中医思路呈现给大家，既可以使读者学到老师的临证精华，又可以传授给大家我所强调的中医的"架子"。

为了感念老师的关怀和继承老师对中医发展无私奉献的精神，我将自己在任之堂积累三年的经验和认识做了一次认真的汇总和整理，以清晰的脉络展现给读者，希望读者读后对中医能更多一份信心和热诚，对中医的辨证思路更加清晰，临证处方更加准确有效。若真能至此，我愿达矣！

在备课时，每于思路中断处与师妹深入探讨，在有灵感的内容上彼此切磋，在写书时师妹亦是鼎力相助，共协完成此书，故师妹对我讲课、成书有莫大之功。念君之恩莫敢忘也！

由于本书最后一章的内容文义深广，我的境界不堪于此，故特意请到任之堂交流的山东日照竹林堂陈国峰医生、重庆市黔江区中医院曾贤杨医生共成此章。在此特别感谢二位前辈扶助。

为了让读者感受我任之堂浓厚的中医学术氛围，在本书每一节后选录部分学子的课后日记，在此感谢北京中医药大学硕士熊广华、河北大学医学生丁根立、南方医科大学学生吴旭浩、何亮师兄的无私奉献。

最后，真诚感激恩师余浩对我的认可与栽培，求医之路漫漫而崎岖，倘无恩师当日之收留，数年之引导，我怎会有今日？师恩之深如沧海，言语不足以尽表。恩师之德暖如巨日，实为吾等后辈所敬仰。谨上恩师！

首关　脉法实战

篇头碎碎语

　　此篇所教是任之堂最具特色的内容。记得我在最初的时候也是被老师的"双手把脉，平脉诊病"所吸引，我认为这才是真正的中医。

　　我每天上午接诊患者，将脉郁点、脉势、脉性写在问诊单子上，并且将病机写在纸上，有时老师会给我批改，下午再根据老师的处方用药来推测自己的诊脉是否准确，实在搞不懂的，还会在下午的时候向老师请教。

　　暑去冬来，我现在接诊的时候已经基本能够熟练地运用老师所教的脉法。正巧宛金师妹暑假再度回任之堂，她素来甚喜老师脉法，对脉诊也颇有心得，故我与她商议探讨，共同整理出此篇。

　　望读者阅后，能从中获得清晰的脉法思路，并且能大胆地运用于临床，不论亲戚也好，朋友也罢，可伸手赐他一脉，说出个道道来，众人欢欣，这样我等也颇感欣慰。若是有同仁将此用于杏林之道，平脉诊病，开方用药，那么我等更是喜之不尽。更期诸位在临床运用后有所心得，对此脉法加以精进改善，若可赴任之堂探讨交流，互相切磋，那真的是难得的快事！有朋自远方来，不亦乐乎！喜之！惜之！

第一节　教你如何识脉郁点

　　诸位同仁好，我是王蒋。跟老师学习有一段时间了，想必大家也在任之堂系列书中看见过我的名字，培杰师兄写书总是提到我，想来大家对我不算太陌生吧。

　　今天第一天上课，我先和大家随便聊一下，把我这一段时间要讲的总体思路先和大家讲一下，以便诸位有一个清晰的轮廓。诸位都是来学习的，在任之堂可以学到很多东西，理、法、方、药在这里都有完美的展现。我今天开始讲课，也是受老师的点拨。老师说：王蒋啊，你学这么长时间了，应该给大家讲讲了，也是对你的一种锻炼和学习。所以我这次也算是奉师命给大家讲课啦，更要努力讲好。

我私下在想，大家来任之堂主要学什么呢？我大概归了一下类：第一种，像我、张宇这样的长期生，主要是学中医整套的理、法、方、药。因为我们没有基础，所以不仅是老师的经验，其他各家理论、中医基础都要理解掌握。第二种，像宛金、彩铃这样的科班学生，主要是来学习一种以脉诊为主的诊病的整套过程，以便更快更好地进入临床。第三种，是像陈医师、曾医师这种有了几十年临床经验的中医大夫，来到这里不仅仅学这种脉法，还要与老师交流对一些疾病的独特见解和认识。还有一些中医爱好者是来感受任之堂开放的中医文化氛围的。

所以这次暑期讲课，我要兼顾这些不同的情况。接下来的两个月里，我首先讲任之堂脉法，然后介绍其他三诊的任之堂的特色经验，再讲任之堂常用的病机、诊断，老师常用的中药，介绍这些中药老师是在什么时候用、怎么用的？同时我准备把处方和药放在一起讲，这样更贴近于临床。最后讲一下老师的病例，现场分析一下老师和我的思路，让大家有一个动态的了解。希望在课程结束的时候大家能基本完成"由脉把出病机，由病机写出治法，由治法处方选药"这一系列完整过程。同时也希望我的讲课能满足诸位学子的学习需求。

好，下面我们回到今天讲课的正题。

◎ 郁脉是诸脉象之首

今天我要讲的是郁脉。

> 郁脉形成的机制是什么呢？
>
> 1. 为什么要学郁脉？
>
> 2. 什么是郁脉？
>
> 3. 郁脉形成的机制是什么？
>
> 4. 郁脉在两手六部中的含义是什么？
>
> 5. 为什么老师可以通过把脉直接说出病症？

大家都知道任之堂的脉法很厉害，来任之堂交流学习的同道绝大部分都是奔着老师的脉法而来，所谓"山中有鲜花，自有蝴蝶来"，可见老师的脉法在中医圈中是得到了大家认可的。

那么学习老师的脉法该从何入手呢？这是大多数来学脉法的同道的共同困惑。凡事都是有诀窍的，找到了诀窍自然事半功倍，学习脉法自然也是如此。老师的脉法诀窍是什么呢？其实就在这"郁脉"二字中。

老师在教我们脉法的时候特别强调郁脉，认为郁脉是诸脉象之首，郁脉是学习和认识脉象的基础和关键点，把出了郁脉，这脉法就学会了至少 40%。为什么老师这么看重这种脉象？这种脉象为什么独立于二十八脉，作用却这么大？它又和传统的二十八脉有什么关系？下面我就好好讲讲这个郁脉。

把脉就像福尔摩斯一点点查出真相一样，我们把脉是为了找出病变的部位以及病理性质。二十八脉就是解决这个病理性质的。但六部脉的脉象可能大体相同，那么如何分析判断呢？

不知道确切的病变部位，不知道到底是肝经还是脾经出了问题，不知道到底是胃出了问题还是肺出了问题，就算二十八脉摸得对，能判断出是痰湿或是瘀血，但病变部位在哪里你不知道，用药的靶向就不准确，临床效果自然大打折扣。这就是没有做到所谓的"擒贼先擒王"，这个郁脉正好是福尔摩斯破案的一个关键点——病变部位。

郁脉，顾名思义，郁字，有郁郁葱葱、郁塞、郁滞、郁结、郁积、积聚、阻滞不通的意思。郁脉在有形的层面我们可以理解为脉管粗大，在气或者说是意的层面我们可以理解为气机的不流畅。把脉首先要总按，从整体上把握脉象。郁脉就是从总按中感觉到的，总按时感觉到六部脉中脉形相对最粗，反应在手指上最明显的那个部位就是郁点。把到郁脉，呈现在脑海中的象可以是豆状，可以是条状，但总不离阻滞、不流畅而带来的粗大的感觉。

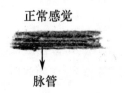

正常感觉

脉管

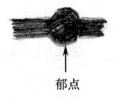

郁点

下面我再谈一个问题。这个郁脉和细脉的问题，就是独大和独小的问题。古语云"独处藏奸"，意思是最独特的、最不同于其他部位的地方是需要引起我们足够重视的地方，它很可能是我们解决问题的突破口，所以虽然我们讲郁脉，但临床中独大、独小脉都需要引起我们足够的重视，因为这都是能确定病变部位的关键。

大多数时候，病症虚实夹杂，郁脉与细脉可同时见到，这是因为郁脉与细脉是一件事情的两面。好比一个十字路口的交通堵塞，同时必然会导致一定范围内其他马路上车流量的减少，这个交通堵塞的路口就好比是郁脉，而其他马路上车流量的减少就可以理解为细脉。当这个十字路口的堵塞问题解决后，马路上车流量也就恢复了常态。同样的道理，当我们理顺了体内的气机，解决了郁脉，细脉也就消失了，六脉自然也就平和了。

那么凭什么说我们就可以通过郁脉来找到病变部位呢？郁脉形成的机制是什么呢？

人体产生疾病的原因不外乎内因、外因、不内外因，即七情、六淫、饮食劳倦、房事、金刃等，不论伤到何经，伤到何脏，都会影响受损部位经气的运行，经气运行受阻所产生的波动反应在寸口脉上就是郁象。人体是全息的，人体内部的变化差异都可以在外部找到痕迹，而把脉就是我们去寻找这些痕迹的很好的途径之一。比如我们生了一场气后，在面色上会表现为脸红、脖子青筋显现，在脉上则会体现在左关部脉郁大，这是因为怒伤肝，生气后影响了肝气的正常疏泄，肝气疏泄失常，郁结于内，在脉上的反应就是左关郁大。

好，讲了这么多，我想大家对郁脉的重要性已经有所了解了，但是我还是觉得如果只讲到这里，那就有一些空泛，还不能很好地应用于临床。因为双手六部脉，三部九候分别代表不同脏腑，郁脉在不同的位置上所表现的意义是不尽相同的，所以下面我要根据临床实际情况来给大家一条一条地分别说明郁脉在双手六部脉中的含义。

◎郁脉在两手六部中的含义

下面我要讲的是郁脉在两手六部中的含义。

郁象可在寸口六部位同见，也可单部位出现，可以在沉取时摸到，也可以在浮取时见到。郁脉可以帮助我们确定身体气机不畅和病变的部位，即何经何脏何腑产生了郁滞，发生了病变。

大家记住，中医最基本的原则就是天人相应，所以把脉的原则就是：以上候上，以下候下，以左候左，以右候右。

《难经·十八难》说："上部法天，主胸以上至头之有疾也；中部法人，主膈以下至脐之有疾也；下部法地，主脐以下至足之有疾也。审而刺之者也。

《内经》把人体分为上、中、下三焦，我们用寸、关、尺分别代表三焦。以上候上，以下候下，我们以桡骨，也就是掌后高骨来定关，关前一指为寸，关后一指为尺。寸代表上焦，关代表中焦，尺代表下焦。以左候左，以右候右：左寸代表心，左关代表肝，左尺代表左肾；右寸代表肺，右关代表脾，右尺代表右肾。

这里需要厘清一个概念，中医的藏象理论不同于西医的解剖学，中医是根植于中国传统文化的，而中国传统文化的核心是天人相应和阴阳理论。最好的一个代表模型就是阴阳鱼，也就是八卦图，黑和白之间并没有严格的界限，而是你中有我，我中有你，整体处于动态的平衡中。

中国文化是通过处理关系来解决问题的的文化，而关系永远在变化之中，所以中国文化处理动态的事物和活体更加有优势。西方文化是通过分析物质来解决问题的文化。物质是死的，是不动的，所以西方逻辑思维在研究客观物质上有巨大的优势，从而发展出了灿烂的物质科学文明。但是在处理关系和活体中，这种思维并不适用。德国哲学家康德说：给我物质，我能撬起整个宇宙，但是科学定律连一个毛毛虫的生命运动都解释不了。文化没有高低好坏之分，但是各有其优势和劣势。

细化到医学领域，中医在治疗内科杂病上有着独特的优势，而中医外科，特别是外科手术领域并不是中医的擅长领域。而西医在外科领域拥有巨大的优势，特别是随着生产工具的精细化，这种优势还在不断深化和积累；但是在内科领域，西医能治愈的疾病寥寥无几。举个例子，几十年前西医治不了的肾炎，几十年后的现在，西医还是没有拿出手的好办法。以上是我对中西方文化和中西方医学的一点思考。中医是处理动态活体及其关系的医学，由此发展出了经络、脉学、藏象学说。这些学说都有一个特点，都是研究活体功能的，在尸体上无法操作和验证。经络只有在有生命特征的人身上才能检验出来；把脉只针对活人才能开展；藏象学说是关于脏腑功能的学说，而不是以脏腑解剖为研究对象。这一点与西方医学正好相反。好了，我们言归正传，从西医解剖理论来说，心脏在胸腔偏左，左右肺叶充满整个胸腔，肝胆在膈下右边，脾胃在膈下左边。

我上面说了，中医的五脏六腑并非单指实质性的解剖学脏腑，它更多的是描述脏腑的功能属性。这些功能在活体上面才能得到体现。比如，中医讲肝主血，主疏泄，为将军之官，谋略出焉，肝的生理特性是主升、主动，喜条达而恶抑郁，这些都是对肝的功能属性在活体上的特征描述。

	左	右	
寸	心 膻中	肺 胸中	上焦
关	肝胆	脾胃	中焦
尺	肾阴，小肠，膀胱	肾阳，大肠	下焦
补充：寸上——头面，咽喉 　　　寸下关上——胸膈，乳房 　　　关下尺上——脐周，腰，小肠，胰腺，结肠，肾，肾上腺			

　　同学们看完上表后，基本上把一下脉就能判断出身体哪里出现问题了。学到这里你就相当于有了扁鹊的"透视"功能。大家还记得那篇有名的医古文《扁鹊见齐桓公》吧？下一个问题来了，你虽然知道病人的问题出在哪里了，但是怎么让病人相信你确实了解他的病、他的身体呢？所以这时候就要使出撒手锏，通过把脉说出病人现有的不舒服的症状，以做到让病人心服口服。以下是老师常用的，也是我个人在跟师侍诊时总结出来的六部脉的郁脉症状对应。

郁脉	代表症状
左寸浮取	风寒感冒，风热感冒，膻中气郁，按之疼痛
左寸沉取	胸痛，胸闷，气短，舌头伸缩不灵活，舌根僵硬
左关浮取	胆经阻滞——胆囊壁毛糙，胆囊炎，口干口苦
左关沉取	肝经不通——胁胀痛，胸闷胀，脘闷满，嗳气，乳房胀痛，性情急躁易怒。女性月经有血块，经前乳房胀痛。男性若郁浊多有脂肪肝
左尺	寒湿阻滞下焦——腰痛，腰部困重，泌尿系统疾病，前列腺增生，小便不利，下肢沉重，水肿
右寸浮取	胸中气机阻滞——咳嗽，胸闷，不能平躺，气短，气喘等症状

（续 表）

郁脉	代表症状
右寸沉取	肺气壅滞——痰嗽咳喘，咽喉不利，皮肤湿疹，痤疮，头面皮肤及头皮油腻，水肿
右关浮取	胃气不降——胃胀满不舒，嗳气，打嗝，反酸
右关沉取	脾滞——饮食不消化，食后腹胀，纳差，便溏，不喜饮水，舌胖大，唇红，手足心发热，烦躁，饥不欲食
右尺	肾阳不足——大便溏稀，四肢畏寒水肿，阴囊潮湿，女子白带多，色多清稀，痛经，小腹痛，子宫肌瘤，宫颈囊肿

好，同学们，下面我来解说一下这个表。

左寸浮取郁滞，主有外感。风寒感冒则发热，怕风，怕冷，流鼻涕，打喷嚏，全身疼痛，颈项不利；风热感冒则发热，怕热，口干，出汗，咽痛，黄涕。另外左寸浮取为膻中，患者长期情志不舒，气会膻中，郁而不通，则膻中按之疼痛。

左寸沉取为心脉，把到郁脉，表示心脉有郁滞，多为瘀血、痰湿水饮阻闭心脉，容易出现心痛、胸闷、头痛头晕、舌头伸缩不灵活、舌根僵硬等症状。当然具体是何种病理产物瘀堵心脉，还需要进一步体会脉性及其他三诊合参方可确认。

左关浮取到郁脉，为胆经胆腑出现问题，常见的为胆囊壁毛糙、胆囊炎，胆郁化火则会出现口苦口干、头部两侧疼痛的症状。

左关沉取郁滞，为肝经不通。肝主疏泄，疏泄正常则一身气机顺畅。而七情所伤最容易影响肝脏疏泄，疏泄失司则生郁也，肝气郁结日久就会出现胁胀痛、胸闷胀、脘闷满、嗳气、乳房胀痛、性情急躁易怒等症状。

左尺郁滞多为寒湿阻滞下焦，湿困腰腿，常见腰痛、腰部困重、下肢沉重水肿、抬举困难等症状。另外左尺部多主泌尿系统疾病，如会阴胀痛，前列腺增生，尿频尿急，尿等待，小便不利。

右寸浮取得郁脉为胸中气机阻滞，表现为咳嗽，胸闷，不能平躺，气短，气喘，胸部皮肤湿疹，瘙痒等症状。

右寸沉取得郁脉为肺气壅滞，肺气宣降失司，表现为痰嗽咳喘，咽喉不利。另外，肺主皮毛，宣降失司，湿热内郁，多表现为各种皮肤湿疹、痤疮等。浊阴不能走六腑，郁于上焦，堵塞毛孔，多表现为头面皮肤及头皮油腻、脱发等。

右关浮取得郁脉为胃失通降，胃主受纳，受纳失司则饮食壅滞，食停于胃，甚至食入即吐，指下多表现为郁豆兼有小粒顶手感，胃部胀满不舒，到饭点不知饥，嗳气，打嗝，反酸；胃气不降，也可能引起肺失肃降，而出现肺系相关病症；胃失和降，还会引起脾失升清及脾失运化。

右关沉取得郁脉为脾滞，脾主运化，湿、热、食积都可以导致脾滞，湿阻脾滞则表现为饮食不消化，食后腹胀，纳差，便溏，舌胖大，不喜饮水；热郁脾滞则表现为唇红，手足心发热，烦躁，饥不欲食。

右尺主肾阳，常人肾阳多为不足，右尺郁滞多为"鸠占鹊巢"，这时多需要按取患者的足太溪脉来判断肾气的强弱。如果太溪脉弱，跳动无力，甚至按取不到即是肾阳不足。脾不升清，不能运化水湿，水湿下陷，郁滞中下焦导致的右尺部郁滞，常见大便溏稀，甚至五更泻，四肢畏寒，水肿，阴囊潮湿，女子有白带多、色多清稀、宫颈囊肿等，男子多有脚汗，老人肛周湿痒。如果舌质暗，面色黑，黑眼圈重，则表明有寒湿瘀血，表现为腹部刺痛，位置固定，痛经，月经血块多，颜色黑。

刚才所讲的内容都是凭脉推断的常见症状，这是让病人心服口服的撒手锏。大家平时可以根据我所列出的试一试。当然这不是一成不变的标准。脉象反应的是病机，我们都知道一个病机所对应的病症何止这几种，这些都是我们在病人身上看到的比较常见的症状。所以同学们自己也可以有新的总结、新的发现。

好，今天就讲到这里。今天我们基本上把郁脉讲完了，个人觉得如果把这节课学好了，基本上就敢给人把脉了，就算不学下面的内容，你也可以说出个一二三，也不会有心中了了、指下难明的感觉了。这在临床上属于既容易掌握，又非常有用的知识。好，下课，谢谢大家。

◎边学边悟

亲爱的读者们，为了让大家更能感受任之堂浓厚的中医氛围，以后我们将在每节课后摘抄同学们的听课笔记，这里有他们的感悟，也有他们认为的学习重点，亦有他们的延伸扩展。他山之石，可以攻玉，希望对你的中医通关战有一定的启发。

熊广华

今天晚上听完师兄对郁脉的全面诠释，我对郁脉有了总体的把握。何为郁脉？于气，不畅也；于形，粗大也，多在总按时即可感受到。郁脉的形成机制是某部经气运行受阻而产生的波动在寸口脉上的反应和表现，故其临床意义是确定病变部位，即何经、何脏、何腑之病变，郁脉于两手六部及浮沉皆有不同意义，师兄将其对应病症全面总结，非常实用。

通过这几天的学习，我明白了几个问题，正好跟今天的课有很多联系。

1．左尺郁与右尺郁有何区别，用药上有何指导意义？我的理解：左尺郁偏于寒湿在表，腰腿不适，因左脉主表，左脉主后；右尺郁偏于寒湿在里，肾阳不足，因右脉主里，右脉主前。此外，尺脉郁，不离湿也，因湿性趋下，故也多兼见尺脉濡滑、尺脉长而两尺不等长。

2．郁脉最多见于双关，即老师所言"凡郁皆出于中焦"，因中焦为气机升降之枢，如十字路口处最易拥堵，左关郁重者加郁三药，右关郁重者加胸三药；左关郁而左寸不足者也多见，成因多是肝气郁滞，木不生火，阳气上升受阻，除肝郁外，尚有清阳不升之象，如头昏不清、蹲下后站起易头晕眼花、头部怕风、恐高等。

3．郁脉也可从整体来看，如双寸郁，郁在上焦，其上者因而越之，火郁者发之，以风药治之，如荆、防、蝉、薄之类；双关郁，郁在中焦，木郁者达之，土郁者夺之，中满者泄之于内，如用郁三药、胸三药、通肠六药；双尺郁，郁在下焦，水郁者折之，其下者引而竭之，如用薏苡仁、泽泻、冬瓜子、益母草之类。

4．关于郁脉的治疗，郁者聚也，聚者散也，即老师所言"独大者顺其性"，又有"独小者养其真"，在顺其性的前提下养其真。此外，也可针对郁脉上下左右用药，小其来或导其去，则郁大可平。

第二节 脉势

同学们，我们开始上课。今天我要讲的是任之堂脉法中的第二大点，那就是脉势。每天我在那里写问诊单的时候，总有人指着图中的脉卦问我：你们这是八卦吗？这是代表泽卦吗？

我每每要解释好长时间，这其实是脉势的一种意象简略的画法，用这种方法记录脉势是出于简洁直白省事的考虑。不了解情况的人还以为这脉卦有很大的玄机呢。实际上，没有那么复杂，这个图只是六部脉虚实对比的一个示意，这个脉卦图也是老师的一个创举。一会讲完脉势，我再讲讲上边这个图。

好，今天我先讲脉势。脉势是老师取法于山势而创立的一种感受脉象的方法。老师常教导我们：取穴有"宁失其穴，勿失其经"的说法，把脉有"宁失其脉，勿失其势"的讲究。脉势实质就是从整体观出发来把握脉象。脉势之重要，可见一斑。

> 1. 脉势是什么？
>
> 2. 脉势是怎么形成的？
>
> 3. 脉势的重要性和必要性？
>
> 4. 如何定脉势？
>
> 5. 常见脉势及其意义？

一般我们在临床上认识和掌握郁脉之后，接下来就可以体会脉势了。郁脉相当于脉象中的一个关键点，可以想象成一座山脉的主峰，而脉势则相当于整条山脉的走势。总按时仔细体会六部脉，其脉位（浮沉）、力度、流畅程度等是各有不同的，就好像一条山脉中的各个山峰各有不同，海拔各有高低，山势各有陡缓。所以老师经常让我们去观察大自然，去观察山脉，再回来体会郁脉、脉势，这样学习把脉才会有形象、立体的感觉。

老师经常带我们去爬山，来任之堂的同学们应该都去过牛头山。你随便从哪条山路往上爬，只要爬得稍微高些，就能望见连绵的山在云雾的笼罩下巍峨地挺立在那里。你微闭双眼，用模糊的视线看那种连绵的曲线所带给你的整体感，那就是山势。下回再去爬山，大家可以好好看看，好好去体会体会。

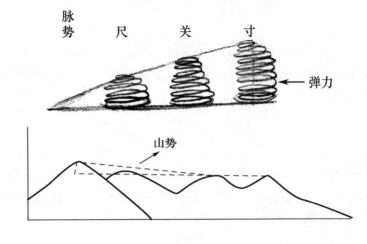

好，我们言归正传。那么为何我们如此强调脉势呢？把出脉势的意义又在哪里？《内经》说："出入废则神机化灭，升降息则气立孤危。故非出入，则无以生长壮老已；非升降，则无以生长化收藏。是以升降出入，无器不有。"这句话说明了正常的气机升降出入对一个人生命的重要性。平人身体气机升降出入顺畅无壅滞，气顺血和，自然六脉平和，无所谓的郁脉、脉势；之所以出现郁脉、脉势，说明脏腑气机已经出现了问题，才会在脉上表现出来。所以脉势代表着你身体整体气机的运动情况。人活一口气，人体的一切生命活动现象都是这个气的不同变化而已。

　　很多同学的脸上有疑惑，不是还有血、精、神、脏腑吗？怎么只有一个气了呢？今天由于时间的关系，我就不展开说了，后面讲到五行脉时，我会详细论述的。在这里，我这么强调气，不是否定血、精、神、脏腑，而是想说它们都是一体的，只是气的不同表现形式而已，其本质是一样的，都是一种能量。这是一个能量的世界，我们看到的有形的东西是能量的聚积，无形的气也是一种能量。脏腑的功能是气在推动，血的生成也是气的运化，津液的生成运化也是气的运行，中药是通过四气五味来调节人体的气，使人体恢复动态平衡。我们吃药，吃的是药物的阴阳，通过药物的阴阳调节人体的平衡，以达到健康的目的。比如当归，不可能进去就化为血，它是通过辛温之气味调节身体里的气，使身体调整到生化气血最合适的状态……这个讲起来很复杂，以我浅薄的知识积累可能很难给大家讲明白。建议大家看看徐灵胎的书，他对此有很精深的阐释。

　　接着讲我们的主题——脉势。既然人活一口气，气的运动形式叫气机，气有四种基本的运动形式——升、降、出、入，我们的身体就是靠它们来维持生命的。不然《内经》里怎么说"出入废则神机化灭，升降息则气立孤危"呢？气的最好体现就是在脉上，在脉上你能摸到这个气充足与否，能摸到这个气的运动情况是否有偏颇。这个气的运动情况若有偏颇，就会出现我们今天讲的脉势了。而把脉就是要去用心体会各部脉的不同，再把收集到的信息综合起来，去归纳总结整个脉势的情况。如果我们只是分别体会分析各部脉的差异，在细节上把握各个脏腑的问题，这可能就很难对脉有个整体的把握，就会犯"盲人摸象"的错误。如果不去体会脉势，单部脉摸得准，肯定也有效果，但是若从脉势上进行辨证用药，疗效会大大地提高。

　　现在同学们知道这个脉势的重要了吧？定脉势就是给人体的气机升降出入一个概括性的归纳，由脉势推断出患者在气的层面上的基本病机，由脉势来指导我们的用药方向，因为药物的气也有升降沉浮，所以以气调气，来调理人体的气机，最终达到平人脉，也就没有明显的脉势了。

那么如何确定脉势？我们可以把三部脉看成三个山峰，三个山峰合在一起就是一条山脉，而这条山脉的山势就是由三个山峰的高低来确定的。同理，脉势也是如此，我们要总按，并且浮、中、沉都要取，把脉是仔细体会三部脉的浮沉、强弱、粗细，把它们想象成形态各异的山峰，然后确定出最高峰、次高峰，在心中把它们连在一起，脉势自然就出来了，这是一个反复锻炼的过程。

把脉其实也没有特别的技巧，也是个熟练功，把的人多了，把的脉多了，自然也就熟练了。借用卖油翁的话：无他，但手熟尔。

常见脉势分三种，上越、下陷、中郁，在脉卦上分别表现为如下图示。

$$\overline{\quad\quad} \ \overline{\quad\quad} \qquad \overline{\quad\quad} \ \overline{\quad\quad} \qquad \overline{\quad\quad} \ \overline{\quad\quad}$$

实线代表相对的实，虚线代表相对的虚。上、中、下分别代表寸、关、尺。两手脉，分别是上右下左。记住是相对的虚实，也许整个脉都很弱，但是三部脉还是各有差别，比如左手脉整体都很细弱，但是通过三部脉的比较，寸部的脉较浮大，那么我们就会定义这个脉为上越脉，这种细弱的上越脉意味着可能是一种心血虚的虚亢。好，下面我们分述一下常见脉势，让大家学了马上在临床上就能应用。同学们请看常见脉势对应总结。

常见脉势对应总结

◎**上越——上实下虚**

实证：阳邪热邪内盛，火邪上炎，浊阴上泛，气血上亢，气机壅滞，阳不入阴。

临床表现：头痛，心烦失眠，目赤耳鸣，咽喉肿痛，胸口闷堵，高血压。

虚证：阴不涵阳，虚阳外越，虚火上冲。临床表现：上半身出汗，怕热，口干口苦，反复痤疮，反复口腔溃疡，手脚冷，容易腹泻，下肢不出汗，怕冷。

◎**下陷——下焦实盛，上焦虚**

实证：湿热、寒湿阻滞下焦，肠道郁滞。临床表现：急性妇科炎症，腰痛，前列腺疾病，男科疾病，腿部湿疹。

虚证：脾虚不能运化水谷精微，水湿下陷，清阳不升。临床表现：慢性妇科炎症，头晕，颈椎病，脾胃虚弱，没有胃口，不想喝水，大便次数多，不成形，腹部怕冷，血压低。

◎中郁——中焦气机壅滞

实证：痰湿水饮内阻，食积，肝郁脾滞。临床表现：脂肪肝，肝硬化，肝血管瘤，脾大，乳腺增生，小叶结节，胆结石，胆囊息肉。

虚证：脾胃里虚水饮，气郁血虚。临床表现：消化系统疾病和情志疾病为主，胃口差，吃饭不消化，胃胀，心下痞满，打嗝，嗳气，腹泻，消瘦或肥胖，胁肋闷痛不舒，生气时加重。

好，下面我来讲解一下这张图，这是我们临床上最常见的三种脉势模式。

先说上越的脉势。上越脉的感觉就是寸部脉象较关部脉有力，关部脉又较尺部脉有力的一种脉势，从尺部到寸部整体脉象逐渐转实转浮，仿佛有气从尺部往寸部上冲上浮的感觉。关前为阳，关后为阴。这种脉象的人多有上实下虚、根基不稳之象。

脉势也分虚实，它的虚实可从脉的有力程度判断。实证上越脉中取、沉取脉搏有力，有搏指感，其中寸部脉尤其明显。实证可由阳邪热邪内盛，火邪上炎，浊阴上泛，气血上亢，气机壅滞，阳不入阴等病机造成。常见临床症状有头痛，心烦，失眠，目赤耳鸣，咽喉肿痛，胸口闷堵，这些症状都是由气血或浊阴壅滞于上，导致上焦气机不能正常循环造成的。

虚证上越脉中取、沉取脉搏细弱，没有搏指的感觉，不胜重按，稍一使劲，感觉整个脉都塌陷下去。虚证的上越脉的病机一般是阴不涵阳，虚阳外越，虚火上冲。临床上很多患者反馈自己特别容易上火，饮食稍微不注意，吃点辣椒等刺激性的食品，脸上就会出疹子，口腔溃疡。但是我们把脉，尺部沉弱无力，六脉弦细上越，再一看舌头，舌质淡红，舌苔薄白，无任何热象，常伴有月经量少、腰部空痛等症状，此类患者大多本身体质欠佳，又经常熬夜，暗耗肝肾精血，喜食生冷水果，长此以往，下焦湿寒堆积，肝肾亏虚，阳气无处收藏，逃越于上，形成了上热下寒之体质。具体如何辨证开方用药，我们会在下面的章节具体介绍。

接下来我们介绍下陷脉。与上越脉正好相反，下陷脉是从寸部到尺部整体脉象转实转沉，三部脉中尺部脉指下感觉最明显，寸部较尺部脉沉细，跳动无力，甚至感受不到。这种脉象意味着下焦实盛，上焦虚，实邪郁滞下焦，阴盛阳虚，清阳不升。

实证下陷脉关尺部郁滞明显，轻取即得，沉取跳动有力，意味着有湿热、寒湿阻滞下焦，肠道郁滞。此类病人一般有白带多且气味偏重，阴部瘙痒感明显，卵巢囊肿，阴囊潮湿，腰部困重，下肢沉乏，抬举无力等症状。

虚证下陷脉关尺部郁滞，沉取无力，意味着脾虚不能运化水谷精微，水湿下陷，清阳不升。多有四肢无力，白带清稀，头晕目眩，疲乏，颈项僵硬，胸闷气短，长期便溏，器官脱垂等虚弱症状。

中郁脉，是临床最常见的脉势，关部脉象独大，寸部和尺部脉都不及关部脉有力，气机有向关部聚积的感觉。这种脉象意味着下焦虚，上焦虚，中焦气机壅滞，清阳不升，浊阴不降，痞塞中满。

实证中郁关部脉弹指有力，或能感觉到郁豆样的郁滞脉，一般意味着有痰湿内阻、食积、肝郁脾滞等病机表现。

虚证关部沉取无力，神疲乏力，意味着有脾虚，运化失司。患者通常表现为胃胀、腹胀、胁肋胀痛不舒、中脘满闷、四肢逆冷、纳差等症状。

下面我介绍的脉，临床所见较少，但也是一种脉势的反应。

外脱脉，此脉象浮取比沉取有力，寸部比尺部有力，脉象整体上感觉气机有往上往外浮越、外散的感觉；沉取脉象无根，尺部尤弱。表为阳，里为阴，关前为阳，关后为阴，脉象外散，沉取无根，外脱的脉象意味着阴分亏极，虚阳外越，甚者有阳脱之象。多为失精、失血，津液损耗过多，心气不收，阴不敛阳所引起的。

内潜脉，和外脱脉相反，脉象沉取比浮取有力，尺部比寸部有力，脉象整体上感觉气机向内收敛、收藏，浮取脉象不明显，沉取时才能感觉到较明显的脉象。表为阳，里为阴，关前为阳，关后为阴，气机内敛，意味着阴气内守，阳气不足，无力疏布，多见于大病之后，气血虚弱的时候，大多表明机体处于较虚弱的状态。

气分两头脉，三部脉均弱，关部独弱，虚细若无，气机无法内聚之象。关前为阳，关后为阴，气分两头，阴阳离绝，上下不能对流既济，说明中焦虚极，土气已经衰败，急需补土养中。多见于胃癌，或化疗之后，脾胃虚弱的重症患者。

好，以上就是我们在临床上常见的几种脉势情况。还有一些比较极端的脉势，例如有些患者的上越脉，寸脉会上越到鱼际处，而有的患者的下陷脉，尺脉可能在肘部关节还能感觉到。所以我们把脉，手不要只按到寸关尺，要上下都动一动，老师把脉时手是来回动的，原因就在这里。

实际上，把脉并不是去找位置，而是在寻脉。位置是死的，脉是活的。有很多时候你不但要上下寻脉，而且还要左右寻脉，因为人的脉不是都长在一样的地方。

你要从尺部开始摸，这是脉气的发源地，你顺着这股脉气往上感觉，感受这个脉气是如何运行的。把脉，很大程度上就是把那股气，我们要学会感受气是升不上去，还是降不下来。你可以闭上眼睛去体会，用你的心，而不要动用你的思维去推理，只是用你的心去连接着你的手去感受，用我们的直觉、我们的感知力去感受脉气，因为这是我们的本能，就像我们能感觉出这是冷的、那是热的一样，就是这个道理。

好，今天就讲到这里。谢谢大家，下课。

◎边学边悟

熊广华

听完师兄对老师脉势的全面解读，我受益颇多，之前对脉势的理解尚浅，经老师和师兄这么一点拨，豁然开朗。

凡欲知其病，先知其常，常人无病，脉来平和，不浮不沉，居于中，即所谓"脉从中直过也"，上为阳，下为阴（寸尺也），阴平阳秘则上下脉大小、浮沉长短来去无偏也；左为阳，右为阴，阴阳调和则左右齐。

凡病，先当气病，气病则气之升降出入、交合聚散运动异常，于脉象上的表现即是脉之上下与左右的大小、浮沉、长短不一，即老师之脉势也。脉势者，气升降出入异常的大趋势，是对气升降出入、交合聚散大方向的把握，据脉势可推断出患者在气的层面上的基本病机，由脉势可指导用药方向，故脉势不可不知也。

之前在临床上体会脉势有许多的疑惑，如同一个脉，轻取时似整体有上越之势，然重取后整体又有塌陷之感，似是下陷脉势。上越与下陷治法迥异，见于同一脉，茫然不知所措，相信有很多任之堂学子也有类似疑惑。经师兄一点拨，始才明朗，原来同一上越脉势也有虚实之分，虚实何辨？有力、无力分之也。上述这种情况就是典型的虚性上越脉势，其余脉势感而遂通。对于复杂一点的脉势，寸脉上越，尺脉下陷，寸上鱼际或尺下有脉，从火性炎上、湿性趋下论之。志宏姐以风药治之，以风能胜湿，风能散火，不失为一种思考。

对于外脱脉、内潜脉、气分两头脉，之前未仔细思考和感受过，经师兄点拨，自己对脉势的认识更全面了

可能有些朋友会思考脉势与郁脉的关系，我的理解是可以看成大小格局。脉势是大格局、大趋势，郁脉点是小格局，小格局郁脉点可以影响大格局，如左手

脉任何一部郁滞，尤其是关部郁滞，则左手气机上升受阻；反之，右手脉任何一部郁滞，则右手气机下降受阻，右手影响左手，两手气机相互影响。当然更多的时候，我们宁失其郁脉，勿失其脉势，大小格局相互影响，要处理好两者的关系。

对于如何体会脉感，如何把脉，诚如师兄所说，用你的心去连接着你的手去感觉，用直觉思维，而不需去理性推理。中医的学习，很多时候需要这种静心之后的直觉感悟。宛金师妹诊脉时，喜欢闭目凝神，用心去体会指下的感觉，这种做法，我很赞成。《内经》云：持脉之道，虚静为宝。老师也要求我们每位任之堂学子背诵《清静经》《道德经》，为何？其用心良苦也！"人能常清静，天地悉皆归"，静才能心澄而神清，心澄神清才能悟，才能感而遂通。我们中医人需要一颗清静之心！

丁根立

脉势主要就是脉之起伏，这个很好摸，只要我们总按，细细体会一会儿就可摸出来。在脉势上还能显示出脉的长短粗细、缓急、有力与无力……这个把出来基本上就能掌握百分之六七十的脉诊信息了，这就是学会脉势的优势所在。

第三节　脉性（一）

通过前一周的学习，我们知道了如何体会郁脉和脉势，了解了脉势，就对患者的身体状况有了大致的了解，依据脉势，按照顺其性、养其真、去其邪的原则用药开方，虽然不可能达到一剂知、二剂已的效果，至少不会犯一些原则性的错误。比如整个气往上亢的，你还用温阳升散药；中焦郁豆，沉实有力，而用补药，这时肯定要通啊。学到这一步，虽然大方向抓住了，可是我们常常发现临床效果有时候不是太理想，有时候会出现病情反复，原因是什么呢？

虽然我们是顺着人体的大气机，按照脉势在开方用药，但是我们并不明确引起症状的具体病因、病理产物是什么，导致我们用药的精准性要差好多，临床效果有时候就不是那么理想了。比如痰湿阻滞与心肺火亢都可以是上越的脉象，都可以引起头痛头晕的症状，可是降下的药这么多，如果有降下作用的药就开，效果就不明显，甚至出现相反的效果，都是有可能的，毕竟痰湿用药与降火用药还是有很大差别的。所以在脉势的基础上把握一些常用的脉性就非常有必要，有助于我们迅速找出形成病因的病理产物是什么，提高临床效果，增强临床信心。

这节课我会给大家讲解临床最常用的一些脉性及其含义、形成机制。同学们看下边的总结，斜体字部分是我要重点讲解的，因为这些脉性是我们平时经常用到的，所以对它们感触比较深。总结的主要目的是想让大家了解脉性要怎么分类。不然看着二十八脉可能都晕了。实际上只要明白它们的分类，就感觉脉性其实没那么复杂。

脉性分类

脉位：*浮，沉，*伏

脉率：*迟，数，*疾

脉律：*结，代，促*

脉体：长，短，*粗，细*

脉力：*虚，弱，*微，实，*弹指，*无

脉紧张度：*弦，紧，软（濡），硬，*缓

脉流畅度：*滑，涩*

我们根据这个分类方法，基本上就可以认识"脉"了。

对脉象要素的归类有很多种，我比较赞同姚梅龄先生在《临证脉学十六讲》中对脉学的归类，分为七个方面，即脉位、脉的形体容量、脉的跳动力度、脉的流畅度、脉的紧张度、脉率、脉律。

想象我们如果要描述一个人，该怎么描述呢？肯定是描述他的高矮、胖瘦、长相、性格、生活习惯等，对吧？这个脉性就是在向你介绍"脉"，我们可以把它想象成一个人，不同的脉性都是这个脉的不同特点。但由于这么多特性不好掌握，我们就把描述一个方面特点的指标归为一类，比如高、矮、胖、瘦，乐观、悲观、内向、外向，都可以用来描述一个人的特点。我们就把高、矮、胖、瘦用来描述一个人的体型；把乐观、悲观、内向、外向用来描述一个人的性格。

这种脉性分类就相当于从不同的维度去描述脉。描述脉在皮下位置浅深的维度叫脉位；描述脉搏跳动快慢的维度叫脉率；描述脉的跳动整齐与否的维度叫脉律；描述脉的粗细的维度叫脉体；描述脉搏跳动强弱的维度叫脉力；描述脉的柔韧性的维度叫脉的紧张度；描述脉流动顺畅与否的维度叫脉的流畅度。这种脉性分类理解了，我们对脉性就有了一个大框架，就知道该从哪些方面去了解脉象了。

接下来我就将平时常用的，以及很有特色的脉性给大家做一个讲解。

讲到脉性，我们可能都会感到有点困难。确实，历代每一部脉书都是一个浩大繁冗的工程。我当年看张山雷的《脉学正义》时，当时也觉得好像读懂了。每一个脉什么样子，分别主什么病，我把它都归纳得井井有条。但是后来临床发现，真的会忘，而且很容易混淆。只有通过临床不断地检验提醒，回头再学习研究，才算是真正交上了这个朋友。我经验尚浅，所以只能把我目前对脉性的一些粗浅认识和大家分享一下，也算是给诸位作个参考。

◎浮脉

首先说浮脉，这个是诸脉学开篇之脉。我个人认为掌握它有两点非常重要：第一，浮脉就是浮取时搏动最大；第二，浮脉的总意义就是气血趋向于体表。我个人觉得这就是提纲挈领的两句话。因为临床上需要医生在很短的时间内反应大量的信息，我习惯只重点记住提纲句，其他的再逐层分析、推理就出来了。我个人对于浮脉只记住这两句话，能推理出更多内容。下面我就给大家推理演示一下。

1. 浮脉就是此人脉搏浮取时搏动最大。想到这句话脑海中就应该想到下边这个图。我在临床上把脉的感觉就是轻取的时候指下感觉跳动的力度很明显，中取就差一点，沉取就更差，整个脉真的像浮起来一样。下面的图就说明了这个意思。

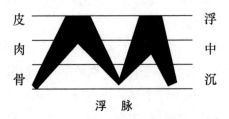

浮　脉

我刚才提到浮取、中取、沉取。在这里我想给大家引申一下的是浮取和浮脉的区别。我在刚学习时也混淆过。前者是把脉的一种方式，后者是脉象的一种描述。浮取、沉取的浮沉是用来修饰"取"这个动作的，浮取就是举之，手指轻轻地放在皮肤上；沉取就是按之，手指稍稍用力下压，感觉到筋、肌肉及深层次的骨头。而浮脉就是浮取时感到脉搏跳动得最明显，中取、沉取时脉搏跳动的感觉依次减弱。这就是这两者的区别。

2. 浮脉的总意义就是气血趋向于体表。但是我们知道能使气血趋向于体表的原因各异，有外邪，有热盛，有阳虚，有寒邪格阳。我们可以分别推导。

一是邪气居表，正气与邪气相争于体表。这是很常见的外感表证的机制。外邪侵袭体表，致使体内气血跑到体表抵御邪气，正邪相争于体表。在这一条我们看到，正气（气血）在外邪的扰动下正在趋向于体表。这就是我们说的总纲。最常见的就是伤寒感冒，脉就是浮的，由于受了寒邪，体表津液受寒邪所困，不能流通，所以脉浮中带紧。

二是热盛于内，气血向外鼓动，致使气血运行体表。由于某种阳邪热邪内郁，使气血向外鼓动，可以引起浮脉。这是阳盛导致的气血趋向于体表。例如肝阳上亢、肝风内动使体内气血妄动，阳气逆亢，气血有向外的趋势，我们往往能摸到浮而有力的脉象，这种肝风内扰而形成的浮脉，是由内向外冲击的趋势，比感受外风而形成的浮脉要有力，要躁动。

三是里虚不涵阳，阳气浮越于表。里虚，大出血致使阳气无所归藏，浮越在外，形成了浮虚之脉。经曰：阳秘乃固。人体的阳气只需要拿出一部分给体表就能正常运行，正气大多数是潜藏于体内的，如果正气完全不内敛，都到体外去了，则会出现虚浮的脉象。最常见的就是少阴表虚，中风偏瘫的人，四肢废痿不用，表虚表寒，症状寒热错杂，其脉象就是典型的浮而无力。

四是内有寒邪瘀血或其他邪气伏藏，使得阳气不能潜藏而出现了格拒。就是所谓的"鸠占鹊巢"，临床上尺部出现浮脉往往是这种现象，下焦寒邪、湿邪、肠积等邪气内阻，盘踞于内，使得阳气不得敛藏，就会出现浮脉。这种浮脉就是里滞而导致的气血趋向于体表。所以我们说尺部脉浮取有力不是肾气充足的表现，这是要引起大家格外注意的。记得我刚开始学脉的时候，时常会摸到患者尺部脉搏跳动有力，有时接近肘部都能摸到脉动，我当时就认为这个人的肾气一定很足。老师说肾气再充足都不为过，但是现在真正肾气充足的人是不多见的，你要知道摸到的脉动有可能不是正气阳气在搏动，而是邪气盘踞下焦，鸠占鹊巢引起的不正常搏动，脉动多急躁，不柔和。正常的肾气充足的脉应该是浮取不明显，中取、沉取时逐渐有力，脉来沉稳有根，不疾不徐。

综上，浮脉的总病机就是气血趋向于体表，浮脉的表现形式就是浮取时脉象搏动力最大，记住这个就能执简驭繁，由一代万了。

◎沉脉

我们接下来讲与浮脉对应的沉脉。沉脉我也是从两点来讲：第一就是沉取更有力的一种脉象，指下感觉明显；第二就是与浮脉对应的，也就是气机在出入的过程中外达不够而内收太过。记住这两点就足够了。

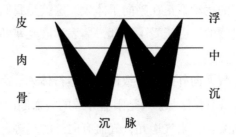

沉 脉

1. 沉脉就是沉取时更有力的一种脉象。我们将它扩展讲解，沉脉的体状描述是沉行筋骨，如水投石，举之不足，按之有余，就是说浮取的时候脉搏力度不大，指下感觉不明显，中取稍有力点，沉取就更有力的一种脉象，指下感觉明显。这就是上图的意思。

2. 气机在出入的过程中外达不够而内收太过。对这句话的扩展就是此脉病机了。脉为什么会沉呢？像浮脉一样，也是因为各种原因使气血向内收敛。下面我们来一一说明都有什么原因。

第一是邪气侵犯脏腑，使气血郁结于内。邪气入里、入脏，身体或出于保护机制，或被阻滞不能外达，气血趋向于里，搏争于身体的深层次，正邪相争于里就形成了沉脉，也就是我们常说的沉脉主里。

其中虚人外感的问题就是这里的一个重点。一般虚人外感都是沉弱脉。正气不足之人受了外感，没有足够的气血趋向体表去抵抗外邪，导致外邪入里，脉象也会是沉脉。因为虚人本身气血不足，维持机体正常运行都很吃力，根本无力去抵抗外邪，我想身体的这种反应是一种无奈之举，但也是明智的。好比当年的越王勾践卧薪尝胆，一面示弱给吴王看，一面暗中保存实力，慢慢积蓄力量，等待自己的实力充足了，再狠狠地反击，而没有倾尽举国兵力与之决一死战。所以这时的沉脉也就有一种在无奈中等待希望的感觉。先维持身体的正常功能，现在没有精力管外邪，所谓攘外必先安内。历代很多医家都深入探讨过这个问题。比如用补中益气汤治疗虚人外感就是这类情况，有很多精彩的案例。再比如产后感寒，也是一个重要的问题，夺血者无汗，《伤寒论》里说疮家、亡血家不可发汗，说的就是这个道理。

当然，我不是说所有的邪气导致的沉脉都是沉弱脉，也有气血瘀滞于里的沉实脉。如痰饮、瘀血、湿浊等病理产物都可以阻滞气机不畅，使得气血内郁而出现沉脉，邪气的类型我们可以从兼脉中得出。

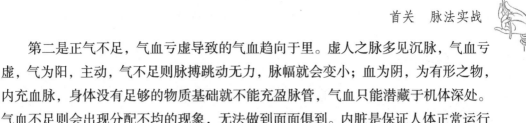

　　第二是正气不足，气血亏虚导致的气血趋向于里。虚人之脉多见沉脉，气血亏虚，气为阳，主动，气不足则脉搏跳动无力，脉幅就会变小；血为阴，为有形之物，内充血脉，身体没有足够的物质基础就不能充盈脉管，气血只能潜藏于机体深处。气血不足则会出现分配不均的现象，无法做到面面俱到。内脏是保证人体正常运行最根本、最重要的部分，所以人体的气血本能地以保护内脏为主，相对体表的气血就会不足，所以一些气血不足之人，一到冬天手脚就冰冷，是因为气血都跑到内脏去了，无法照顾到四肢末梢。所以气血不足的沉脉多沉弱无力。同样是沉弱脉，也分为气虚、阳虚、血虚、阴虚。气虚脉沉弱无力，舌淡苔薄，气短乏力；阳虚脉沉迟无力，舌淡苔润滑，伴有肢冷畏寒等症状；血虚脉沉细无力，舌淡白，面色无华，女子月经量少；阴虚脉沉细数，舌红少苔，甚至无苔，伴有虚热、手足心热等症状。

　　现在我跟大家讨论一个问题，浮脉就一定是外感吗，就要去解表？沉脉就不能发表？我们平日容易联想到外感病就是浮脉，就应该解表。实际上，这里有很多容易混淆的概念。外感病，若正邪交争于体表，这时确实是表证，确实是浮脉，也应该解表。若正虚不能抵抗邪气，正邪交争于体内，这时就应该先解决里的问题，然后再解表。《伤寒论》说："伤寒，医下之，续得下利清谷不止，身疼痛者，急当救里；后身疼痛，清便自调者，急当救表。救里，宜四逆汤；救表，宜桂枝汤。"

　　表证、里证是说正邪、气血的主要位置，和外感、内伤没有必然对应关系。内伤也可以有表证，也可以出现气血趋向于外的一系列症状。例如《伤寒论》说："伤寒，脉浮，自汗出，小便数，心烦，微恶寒，脚挛急。反与桂枝，欲攻其表，此误也。得之便厥，咽中干，烦躁吐逆者，作甘草干姜汤与之，以复其阳。"此条文脉浮，自汗出，医家看见了，犯了经验主义的错误，以为是桂枝汤证，结果患者喝了出现了厥逆的症状，仲景看到出汗，小便数，是由于太阴里虚不能制化津液，导致津液外泄，所以用甘草干姜汤温里阳，补津液，使得治疗出现了转机。

　　我们再来看《伤寒论》"少阴病，始得之，反发热、脉沉者，麻黄附子细辛汤主之"这一条文，患者体质虚寒，精神倦怠，表寒表虚，发热，脉沉，没有其他不适。伤寒束表，郁而发热，理当发表，但是脉沉，体虚，所以仲景用了补火助阳的附子，加上祛表里寒湿邪气的细辛，配合麻黄发散表寒。

　　通过上面的讲解，我们知道了脉的浮沉不能决定发表与否，临床治病必须四诊合参，审查入微，处方用药必须要清楚患者所犯何逆，才能万举万当，治病救人。

◎迟脉

好，刚才我们分析完脉位，下面我们来分析脉率。

先看迟脉。学习迟脉就要记住一个重点，就是慢。

首先，脉的跳动次数是慢的。古人把迟脉定义为一息三至，相当于脉搏每分钟少于 50 次，就可以讲它是迟脉。导致此脉之所以慢的原因也在于气血运行缓慢。我们分析一下，什么原因导致气血运行缓慢。

第一种是邪气阻滞，气血运行受阻而出现的迟缓之脉。就好像爬山，路上布满了荆棘，势必会导致我们爬山的步伐放缓。外邪、内伤、痰湿、食寒都可以阻滞血脉，使得脉迟。临床中迟脉多以寒邪为主。迟脉主病在脏，其病为寒，脉搏有力意味着体内有沉寒积冷，跳动无力为虚寒。正如《金匮要略》所说："太阳病，其证备，几几然，脉反沉迟。"这是由于风寒客于血脉，寒邪阻滞阳气的正常运行，就出现了迟脉。

第二种是气血亏虚，正气不足，无法鼓动有形血液的运行。好比耄耋老人，步履蹒跚。气血阴阳的虚衰都可以使得气血运行不畅而出现迟脉。

阳虚脉迟，临床上最为常见，一方面阳虚不能温煦和推动气血运行；另一方面，阴寒之邪内盛，气血凝滞，所以脉迟，一般兼有沉象，且沉按无力，伴有畏寒肢冷、舌体胖大、苔润水滑等症。

气虚脉迟，是由于气为血之帅，气虚无力推动血液运行，使得血脉流动迟缓，沉按脉搏跳动无力，伴有乏力、舌淡苔薄等症状。

血虚脉迟，是由于血液亏虚不能充盈血脉，脉道枯涩，使得脉来去迟缓。一般血虚都兼有气虚的表现，血能载气，血为气之母，血虚则气虚，脉迟细无力，伴有面色无华、心悸、舌淡等症状。

长跑运动员、军人、干体力活的人多可见迟脉，这是生理性的迟脉，表明身体比较强壮，心肺功能较普通人强。

◎数脉

《濒湖脉诀》里说一息六至，象为太过，就是脉搏每分钟多于 90 次就可以定义为数脉。简而言之就是脉搏跳动过快。

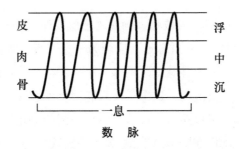

数　脉

脉为什么会变数？为什么会变快？有两个总纲，就是热和虚。

一是数则为热。很容易联想到这点，比如水烧开时扑通扑通的声音。我们的血流被热邪蒸腾时在手下的感觉也是如此。因为火邪、热邪的特性，致使心脏、脉搏的跳动，血液的流速都加快。当然，形成热邪的原因就有很多了，内因总不离阳有余就是火，气机郁滞，阳气郁积一处久了便会化热化火，如湿郁化热、太阳表证的寒闭化热、痰浊食积化热等。总之，是应了朱丹溪的那句话，"气有余便是火"。外因可以是感受了热邪，热入营卫气血都可以导致脉数等。这类的数脉，都是实热，大多是中按、沉按数而有力，这个很容易鉴别。

二是阴阳气血亏虚。这个可能不好理解，但我请大家想象一下一个老年人爬楼梯的场景。是不是很多老年人爬楼梯后都气喘吁吁、满头大汗。爬山时最明显，一般越是身体素质差的人越是这样。身体素质好的一般都是面不红、心不跳。脉搏跳动加快其实是身体的代偿机制。一般健康的人脉搏 1 分钟只需要跳动 70 次左右就可以维持身体的正常运行，但是气血虚弱的人一次心脏的跳动不能完全满足机体所需的能量，身体出于代偿机制，就被迫加快心脏跳动频率，增加脉搏次数，来满足机体所需的能量。这种身体的自我保护反应，即我们所说的数则为虚的原因。这种原因的数脉不耐重按，数而无力。临床上阴阳气血的亏虚都可以导致数脉。所以一定要四诊合参，结合病人的主诉、舌象来做出准确的诊断。

另外，数脉常常是儿童的正常脉。一般儿童的脉较成年人要快一些，古人有儿童见数脉为吉的说法，大概儿童为少阳之体，还处于生长发育的快速期，机体正处于较快速的运行中，新陈代谢快，所以数脉常常是儿童的正常脉。

数脉的基本内容就是这么多。我现在想给大家引申一下，讨论一个问题。临床上我们经常把到给人感觉"来去急促"的脉，但是测定脉搏跳动又在正常的范围内，这种主观感觉上给人促急的脉算不算是数脉呢？这样的情况，我们只能说见仁见智了。前面已经讲过，中国的传统文化是特别强调意象思维的，所以不乏古代医家把符合这种急促特征的脉归类为数脉。例如《金匮要略》中有这样一句条文:"寸口脉沉而迟,关上小紧数。"寸口脉迟,应当为一息三至,关数应该是一息六至。但是我们都知道,一个人一分钟脉搏跳动多少次一般都是固定的,六部脉是不可能出现迟和数两种完全不同情况的。这个条文只能用意象思维来解释才能解释得通,只能说在六部脉中各部脉可以给人急促或迟缓等不同的感觉,但是脉搏的跳动速度都是一致的。这个条文出现在胸痹章节,"关上小紧数",仲景想表达的是脉来困难、不通畅的意思,由于胸中闭塞,气机受阻,气血运行不畅,又想向上、向寸部运动,给人以急促的感觉;"寸口脉沉而迟"则是关部气机受阻,只允许一部分气血上达,就显得寸部的脉沉缓无力。所以古人表达的脉象,很多时候是只能意会的,需要有很多的感性认识,是活泼的,绝不是一堆冷冰冰的名词。

◎滑脉

我学习滑脉主要是从两个方面去理解,一个是流利如珠,另一个是"阴气有余"。

一是流利如珠。这个说的是滑脉的感觉。滑脉是什么感觉呢?滑利如走珠,异常流利,脉搏在指下的感觉是一瞬间就溜过去了,有抓不住的感觉。记得白居易的《琵琶行》中有一句诗是"嘈嘈切切错杂弹,大珠小珠落玉盘",我们可以好好体会一下这个意境、这个感觉。诗人用珠子跌落盘中的比喻来形容琵琶弹奏的流利畅快,严丝合缝,没有半点的停滞,实在很妙,和古人用"滑利如走珠"来形容脉流薄急有异曲同工之妙。

脉搏的流动速度超过了正常的脉,但是这需要一定的指下感觉,因为可能从尺部到寸部的这一小段距离,滑脉就比正常的脉象快零点几秒,甚至零点零几秒,所以我们平时还是要多把病人的脉,把脉把多了,指下感觉就会越来越敏锐了。

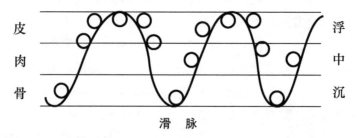

滑 脉

这里大家要注意几点:一是滑脉不一定就数,脉搏跳动就快,它只是表示脉搏跳动的那一个来回,流速很快,很流利,和脉率是两个维度的概念。二是滑脉是形如走珠的，古人认为滑脉为"阴气有余"，认为滑脉的出现说明身体有有形的物质充盈于内，如痰、食积、胎儿等有形的物质。我会在下面的内容里详细说明。

二是阴气有余。滑脉的形成机制和"阴气有余"离不开联系。

第一是痰。滑脉主痰，痰是临床上最常见的滑脉的主因。痰就是阴气有余的明显标志。把到滑脉就说明体内有痰的可能性。当然，治病时光了解到这一步是不行的，我们还需要其他的四诊信息进一步分析痰的性质、来源，比如是寒痰还是热痰，是在脏腑还是经络，这样才能有更好的治疗效果。

第二是气分有热，波及到血分。这个表面看上去虽然与阴气没有关系，实则不然。热犯气分，热邪的性质导致了体内气机的急数，这个急数的象通常会以脉数的形式表现出来，而当脉搏跳动没有明显加快的情况下，就会促使血液流动加快，血液流动异常流利，就表现为滑脉。我们知道阳明经为多气多血之经，气分有热，气流薄急，气为血之帅，气分的热邪自然会影响到血分，而表现在脉象上就是异常流畅的感觉。也就是说这里的滑脉是热影响到血液而形成的，所以也说明阴气有余。

下面我们来看《伤寒论》的一个条文，"阳明病，谵语，发潮热，脉滑而疾者，小承气汤主之。"就是很典型的阳明气分热邪壅滞，并影响到血分，使情志失常，出现了说胡话等症状，所以脉象不仅滑，而且疾，疾就是比数还要快，说明热邪已经进入了血分。

第三是食积。《伤寒论》说："脉滑而数者，有宿食也。"食积滑脉小儿较为常见，食积属于阴形，也是阴气的一种。现在的父母长辈多宠爱孩子，生怕他们吃不饱，鸡鸭鱼肉"多多益善"，所以小儿食积临床上是非常普遍的。食积滑脉在右手的关尺部比较明显，多有郁滞感，治疗以通肠消积导滞为主。

以上三点是成滑脉的诱因，并且都是以阴气有余为主的一种病理机制。现在我想和大家讨论一个问题，就是为什么现在临床多滑脉？现在生活好了，人们很难有那种营养不良的"疳证"，基本上营养都是过剩的，工作压力普遍比较大，生活节奏比较紧张，很少有时间去锻炼，休闲时间基本上都是看电视或上网。私家车很多，人们出行也就很少步行了。在这样的情况下，体内的阳气运化不畅，营养物质代谢不全，导致体内过多营养物质残留，堆积在体内。就是这些原因，导致临床上的滑脉越来越多。

滑脉有一种生理脉，即孕脉，妊娠期的妇女脉象多为滑脉。如果想知道什么是滑脉的感觉，可以多去把把孕妇的脉。只要把几十个孕妇的脉，对滑脉的把握也就没什么问题了。孕妇多滑脉主要是因为身体在聚血养胎。需要注意的是，孕妇滑脉多有缓和之象，不像病脉之滑脉急数。

好，今天就讲这几个脉。大家学脉除了要把握它的感觉，更要分析它形成的机制。我也是从这两方面来进行讲解的。希望大家通过我的讲解能引起重视，自己回去仔细思考它们的成因，因为我所讲的是我的思考，所以我用起来方便。而大家要有自己的一套思维脉络，这样你用起来才方便称手。好，下课。

◎边学边悟

熊广华

听完师兄对脉性的解读和总结，始才发觉脉性的重要性。确实，老师脉法的核心是郁脉和脉势，这是重视气机，从人体大的趋势——气之升降出入来把握，这是大方向，固然重要，但有时临证体会，仅有郁脉及脉势还不够精准和全面，因为对于表里寒热虚实及病理产物的定性缺乏衡量标准，而这时二十八脉的提炼——脉性，就显得非常有必要了。脉性能帮助快速判断病势的开阖、正气的强弱及病理产物邪气的性质，将脉性与郁脉、脉势结合起来，始得老师脉诊全貌，用药才更精准。

诚如培杰师兄所言，老师脉法核心——郁脉、脉势，它是一个方便法门，因为你直接学二十八脉，初学者可能学懵了，临床上也是手忙脚乱，一片茫然。我刚开始学脉时也有这种体会，茫然不足所措，等接触老师的郁脉、脉势后，才渐渐找到一些感觉。再等到自己真正弄懂郁脉、脉势，接触临床多了，心里就一直有一个疑惑，老师的脉与传统二十八脉的区别在哪，如何结合？听了这堂课对脉性的解读，我始才豁然开悟，喜悦之心难以言说。师兄对脉性的讲解，是对传统二十八脉的提炼和总结，更重要的是帮我们分析了脉性形成的机制，细说各种脉性的指下感觉，并始终与老师临证方药及《伤寒论》中相应脉象结合起来，有理有据，形象生动，特别实用，给师兄点赞，向老师致敬！

听完这堂课，我还有一个重要的收获，那就是"不要死在脉象下，一定要活在脉理中"。正如师兄对每一种脉性形成机制的解读，这种方法对学好二十八脉很重要，不明脉理，不探寻某种脉象脉性内在形成机制，而只一味去追寻二十八脉的指下感觉，如舍本而逐末。相反，若首先掌握了脉理，知道如何去分析脉象，再到临床上多体会某种具体脉象的指下感觉，多练练手感，于脉道不远矣！

丁根立

通过浮、沉、迟、数、滑五脉的学习，拓展了我对五脉的认识。把病机放在一起讲，突然间感觉自己的理论也在不断地上升，正在从一的阶段往二的阶段提升。最近只想升降出入、左右上下互比了，感觉都忘了最原始的东西。

今天的感悟：脉率有徐疾之分。疾者儿童为吉。病脉之疾，可因邪气逼迫，气血奔涌而脉疾，亦可因正气虚衰，气血慌张，奋力鼓搏以自救，致脉亦疾。脉徐者，可因正气为邪气所缚，不得畅达而徐行，亦可因正气虚衰无力畅达而徐行。

千里之行始于足下，每天积累一点点，成功即不再遥远。

第四节　脉性（二）

好，今天我们接着往下讲。今天有同学问我，脉性很多，花这么多时间学习脉性有什么意义呢？我个人认为老师的脉势是一个大的趋势，叫我们顺势而为。郁点让我们抓住主要矛盾。但表里寒热虚实及病理产物都在脉性中有很完备的体现，这些都是古人给我们的宝贵经验，并且这些也是中医的基础，所以一定要努力学习，不要轻视它。以前我和培杰师兄也讨论过老师的脉法和二十八脉的关系。他说得很好，他认为老师的脉法是一个方便法门，因为你直接学二十八脉，初学者可能学懵了，临床上也是手忙脚乱，一片茫然。而老师的独创脉法很好学，很容易上手，对初学者是一个很大的鼓励。然后随着把脉水平的逐渐提高，在与病人的接触中，自己就会发现只用老师的脉法还是不够的，自然就会继续探索学习，而二十八脉是非常有必要的补充，这时候学脉性才会真正领悟到其中的精髓，你才会发现它的价值。我觉得培杰师兄的这段话非常深刻，希望大家能够有所感悟。

好，我们言归正传。接下来讲涩脉。

◎涩脉

涩脉，重点就是一个"滞"字，从脉形、脉理上都体现了这一点。

1. 脉形——滞涩

脉象往来艰难，不流利，如轻刀刮竹，雨打在沙土上。大家可以在脑海中去想象体会这些情景，下雨的时候去看看雨打在沙土上是什么样的。学医也需要善于观察生活。就像老师的《医间道》中说的，"学习中医就是感受自然，感受自然最本质的东西，然后内审我们自身，明了养生治病的办法。"我个人认为古人的这些比喻就是要传达给人一种涩脉就是不利落，拖泥带水的感觉。实际上说了这么多，都是围绕这个"滞"字来说的。

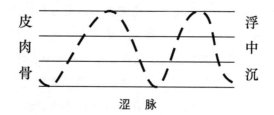

涩 脉

大家注意，涩脉和脉搏跳动的快慢没有直接关系，不要说这个脉来得慢了，就是涩，慢可以涩，快也可以涩，慢也可以不涩。这是两个维度的概念，不要混淆了。这个问题类似于滑脉不一定就快的观点。

根据涩脉往来艰难的程度，我们可以给涩脉分级，从流畅到涩脉依次可以用欠流利、略涩、涩来表达。临床中我们接诊时典型的涩脉是不常见的，往往我在接诊单上写得较多的还是欠流利和略涩的脉象。

2. 脉理——阻滞

涩脉的脉理成因都围绕着一个阻滞在展开，一是湿气阻滞气机；二是瘀血凝滞气机；三是气血亏虚、推动无力的气机瘀滞。我们分别看一下这三点。

一是湿气阻滞气机，这是临床上涩脉最常见的病因。涩脉归根到底还是气机阻滞使得气血流通不畅，表现在脉上就是涩，而湿邪是最常见的阻滞气机的病因。现代很多人饮食肥甘厚腻，贪食生冷，鸡蛋、牛奶摄入过多，加上长期不运动等原因，造成湿性体质的人越来越多，接诊中十人有九人都存在不同程度的湿气重的问题。生活中空调的广泛使用，家里、办公室、公共交通工具，大家无时无刻都处在"风寒袭表"的环境中，户外烈日炎炎，闷热难当，汗流浃背，皮肤毛孔处于打开的状态，进入室内，肌肤表面还没有来得及关闭，风寒湿就这样进入我们的身体，寒凝湿聚。加以现在的医疗，动不动就输液，滥用寒凉性质的抗生素，这样湿邪聚积于内，寒湿相搏于外，内外气机不畅，脉岂有不涩之理？这也是为什么现在涩脉越来越常见的原因所在。

接下来我们来看《伤寒论》的一个条文，"伤寒八九日，风湿相搏，身体疼烦，不能自转侧，不呕不渴，脉浮虚而涩者，桂枝附子汤主之。"这个条文是风湿侵犯体表，风湿阻滞，体表气机不畅，闭阻经络关节，造成身体疼烦，转侧困难，不呕说明少阳气机顺畅，不渴意味着是太阴病证，没有化热迹象，脉浮虚说明有表证，而且机体正气不足，脾气脾阳不足，脉涩说明风湿相搏致使机体营卫不和，气机受阻，所以整体分析看来此条文是太阴表虚夹寒湿证。方用桂枝汤调和营卫，又因脾阳不足，寒湿夹杂，故加上炮附子以增加机体散寒邪的力量。

二是瘀血凝滞，气滞血瘀导致的涩脉。临床上也不少见，瘀血内阻，气机不畅，血液流动受阻，所以脉涩。一般体内有瘀血常表现为针刺痛感且痛有定处，按之不移。嘴唇紫暗乌青，舌质暗淡，舌头下面静脉曲张明显，舌尖边有瘀点都是常见的瘀血特征。

三是气血亏虚，推动无力。这是正气不足，机体虚弱引起的涩脉。气血亏虚，正气不足，气为血之帅，气不足则血行无力，血液流动速度减缓，所以脉涩。这种原因引起的涩脉，不耐重按，脉搏跳动无力，常伴有气虚乏力、面色无华、精神不振、走步无力等虚性症状，多用黄芪。

以上就是涩脉的机制。不知道同学们有没有发现，临床上涩脉和上节课讲的滑脉都很常见，并且有时候导致两脉的病因也有很多相似之处，同学们需多加留意。

好，我们接着讲弦脉。

◎弦脉

弦脉也是临床上常见脉之一，弦者，顾名思义就是如琴弦一样的脉象，把脉时感觉脉跳动的时候犹如一根琴弦，这是一个纵向的感觉。

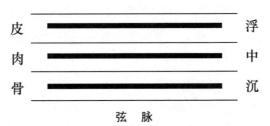

弦　脉

我想强调的是，弦脉有弦长和弦短之分，有很多人问我弦脉不是端直以长吗？所以弦脉必须要长。我想说的是如果从寸部到尺部三部脉，甚至尺部以下都如琴弦一般的感觉，就是弦长脉，而有时候我们只能在关部或尺部的一部脉中感觉到弦脉，这种也是弦脉，就是弦短脉。

还有一个问题值得大家注意，我们都知道琴弦的绷紧程度不一样，给人的感觉是不一样的，弦脉也是如此，也就是说弦脉不一定要有弹指的感觉，就如一根没有绷紧的琴弦也能感觉到弦象。

下面我们来看一下弦脉的形成机制。《诊家枢要》说："弦，按之不移，举之应手，端直如弓弦，为血气收敛，为阳中伏阴。""阳中伏阴"这四个字切中其机，从阴阳角度很好地解释了出现脉弦的原因。阳气在下，想要生发升达于上，但是受到阴分物质的阻挡，就会出现弦象。春天的常脉会有弦象，是由于春分时节正是寒气初退，阳气刚要生发的时期，正好也是阳伏阴中的状态，脉就会有弦象。知道这个大的阴阳状态之后，我们再来具体分析临床中弦脉的形成机制就不会太难了。我们往下推导的一切都是围绕着"阳中伏阴"这四个字。

一是情志导致肝胆气郁。我们常听到弦脉主肝，弦主少阳，说明弦脉和肝胆有着密不可分的关系。这是因为肝胆为少阳，少阳顾名思义就是小小的阳气，就像一年之中春天的生发之气，就像刚刚发芽的嫩芽，虽然柔弱，却蕴含着倔强的、无限的生命力。《难经》里说弦脉如循长竿之末梢，我们可以想象在风中摇曳的竹子顶部，那么细柔，虽然在随风摇摆，却有一股韧劲。我说这么多就是要大家体会一下少阳给我们的感觉。假如少阳的气机受阻，其内蕴的能量无处疏泄，就会郁结于内，表现在脉上就是弦脉。所以弦脉是气郁的典型表现，而阻碍肝胆之气疏发的"阴分物质"可以是我们的负面情绪、压力、得不到满足的欲望等，大家想想是不是这样呢？肝胆气郁，就会在少阳经循行的经络表现出口苦、咽干、目眩等症状。现在的人有几个人的脉是没有弦象的，欲望太多，可是又有多少人能够如愿以偿呢？求之不得为之苦，苦则烦恼、气郁，这就是现在弦脉的人这么多的原因吧。

二是肝风内动，风阳上亢。肝风内动引起的弦脉多应指有力，就像在大风中放风筝一样，风势急劲，不一会儿风筝就飞得很高，手中的风筝线绷得很紧，这时候拉手中风筝线感觉就和接诊时我们把到肝阳上亢的人的脉给人的感觉是一样的。一般有这种脉象的人体质素好，阳气很足，但是脾气比较劲爆，就像将军的脾气，"肝者将军之官"，将军发起脾气来那是谁也拦不住的。同样是阳伏阴中，弦实有力的脉，我们就要认识到这时候的阳气不是小阳、少阳，是蓄积了较多能量的阳气，阴分物质已经压不住了，所以多为肝阳上亢。一般肝阳上亢的人的不适症状多会发生在身体的上部，且以急性症状较多，如高血压、耳鸣、头痛、失眠等。另外，我们要认识到盈久必亏的道理，长期肝阳上亢的人必然会耗损阴血，子盗母气，肝木盗肾水，我们治疗的时候要兼顾肾阴肝血。

三是邪阻气机。肝胆少阳三焦气机通道的阻滞郁结都可以在脉象上表现为弦脉。常见的邪有寒、湿、饮，这些都是实实在在的阴分物质，把阳气压在了下面。寒邪阻滞少阳气机，寒主收引，主凝滞，主肢体疼痛，故多为弦紧之脉。饮邪、湿邪多容易阻滞三焦气机的通道，三焦是水、火、元气的通道，一般机体正常运行，水液代谢正常，则水在上焦如雾，处于水蒸气的状态；水在中焦如沤，如发酵状态；水在下焦如渎，也就是身体新陈代谢后的水。假如水的代谢失司，水湿、水饮就会阻滞三焦，阻碍肝胆气机的通道，就会出现弦脉。由水湿、水饮引起的弦脉多带有涩象，以弦涩常见。

弦脉的机制总结起来就是阳伏阴中而导致的气机阻滞或气机郁亢。

好，下面接着讲紧脉。

◎紧脉

对于紧脉，很多同学不知道该如何把握。其实要掌握紧脉，关键就是要理解被紧紧包裹的感觉。我们用力抓紧一个人的胳膊，被抓的人感受到的就是紧象，这是被包围性质的感觉，它是横向的一种紧绷感。

古书里说，脉来绷紧，如牵绳转索。临床上很多同学总是分不清紧脉和弦脉，实际上紧脉的指感比弦脉更加绷急有力。我个人的感觉就是把紧脉时给人感觉较为吃力，需要把脉人用很大的劲才能感觉到紧的脉象，有时候感觉手指头都是累的，有旋转或左右弹指的感觉。

紧脉的机制是很好理解的，主要围绕着一个"阻滞"不通。

一是寒闭气机。寒主凝滞，收引，寒邪内闭阳气，阻滞气机，脉就会表现为紧绷，左右弹指。如感受表寒，寒邪在太阳之表，闭阻卫阳，阳气不能温煦体表就恶寒，阳气与寒邪相争于表则发热，寒邪凝滞收引的特性致使骨节疼痛，所以感受表寒的脉是浮紧的。

二是邪阻气机。临床上寒邪引起的紧脉是最常见的，不过也有其他病邪，如热结、食积、结石等也可以把到紧脉。脉象的缓和，正常有赖于气血充盈，气机流畅。倘若气血为邪气所阻滞，也会摸到紧脉。古书里说紧主寒，紧主痛，正所谓痛则不通，也从另一个侧面说明气机不通是可以引起紧脉的。《伤寒论》说："伤寒六七日，结胸热实，脉沉而紧，心下痛，按之石硬者，大陷胸汤主之。"此条的脉沉紧，就是水热互结阻滞气机所导致的。再如"病人手足厥冷，脉乍紧者，邪结在胸中……当须吐之，宜瓜蒂散。"是痰阻于胸，胸中大气升降出入不畅而出现的紧脉。

总之，只要机体气机不畅都可以引起紧脉，所以要真正鉴别紧脉产生的机制，还得四诊合参才行。

◎弹指脉

弹指脉在一般的中医书里很少提及，但是我们在接诊过程中却不陌生。真正深入认识弹指脉是在看了姚梅龄先生的《临证脉学十六讲》这本书。脉来时，明显感到由下而上的冲击，甚至出现抬举性搏动的现象。摸到弹指脉，可以清楚地观察到我们的三个指头在随着患者的脉搏上下起伏。脉管不一定充盈，也不一定满指，但是最大的特点就是脉搏在自下而上地冲击指头，术语叫抬举性搏动。

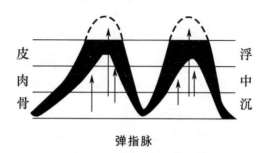

弹指脉

我前边说过中医是一种意象思维，我记弹指脉主要是记忆一种风动之象，一想到弹指脉，亢、烈、阳、盛等类似的字眼或镜头闪现在我的脑海中。下面我们来具体分析。

一是阳盛躁动。《内经》说："阴平阳秘，精神乃治。"脉弹指，意味着体内阳气没有固藏住，处于一种躁动亢盛的状态。"阳气者，烦劳则张"，阳气有亢无制便会化火化热，阳有余就是火。阳盛躁动，化热化火之后，它可能会导致严重的后果，如导致人体的大出血，火邪是伤络动血的，火邪来势凶猛，非常容易造成血络破损。现在经常看到四五十岁企业老板猝死的报道，他们大多工作压力大，工作强度高，工作起来夜以继日，不分昼夜，不停地挑战身体的极限，加班，熬夜……刚开始身体还吃得消，当所有的储备能量都被消耗殆尽的时候，身体就禁不起这样的折腾了，阳气一直被调用出来，最后化火，引起脑出血或猝死之类的病症。所以，我们摸到弹指脉，脉有力，一般这样的患者身体底子都很不错，就是耗用太过，不知节制，我们就要劝告患者多注意休息，不要再随意耗用自己的身体，不然可能就是一点火邪就可以夺取他们的生命，然后用药在补阴补精的同时，需要考虑用一些泻火的药，以断绝火邪的后患。

二是风痰鼓动。一般高血压的病人，到了脑血栓形成，甚至脑出血的时候，脉多弦劲，弹指有力。内风的鼓动使气血逆乱，脉就会"嘭嘭"跳动，还带着痰浊物质，所以风痰鼓动的弹指脉，脉体多粗，甚至满指鼓指，舌苔厚腻。临床上我们把到这样的脉，除了开方用药之外，一定要嘱咐患者，及时去做相关检查，做好防范措施，另一方面要改善自己的不良饮食和作息习惯，从源头上解决问题。

◎ 硬脉

硬脉就是脉来时缺乏弹性，无柔和之感。去摸摸硬塑料管，就能知道硬脉是什么感觉了。把到硬脉，说明脉管已经失去了一定的弹性。下面来看硬脉的形成机制。

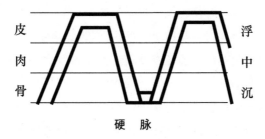

硬　脉

一是胃气弱败。脾胃为后天之本，气血生化之源，胃气即是脉象中的缓和之气，胃气衰败，血管得不到气血的濡养，脉管则会失去弹性，只能在很小的范围内搏动。正所谓有胃气则生，无胃气则死。临床上见硬脉，尤其是右关硬脉，说明病情已不容乐观，预后多不良。所以见硬脉，需要我们谨慎小心。当然这种脉象我们在门诊上很少看见，一般只有在住院病房里才会出现这么危险的病情。

二是阴枯。脉"无水不软"，阴分不足，阳无所依附收敛。就像植物失去了水的滋润，就会显得干枯无华，枝枯叶黄。同样阴枯所导致的硬脉，也是因为阴分物质不能濡养脉管，脉管显得有些硬化，但是还有一些柔和之象，还是有弹性的，毕竟胃气还在，气血生化之源还在不断充盈血脉，所以不会显得那么硬邦邦的。由于阴分物质不足，脉会显得细一点。就是这样的。

嗯，时间不早了，今天就讲到这里，下课。

◎ 边学边悟

熊广华

听完这堂课后，我有一些思考和疑惑。关于弦脉，临床确实很常见，对于弦脉形成的机制，我的理解是：弦脉就好像阳气往外出时，有东西束缚着它，是阴阳交互作用的结果，反应的是一种气血张而不畅、欲出不得的状态。这种束缚的东西，可以是体内的邪气，如痰、湿、饮邪等，使阳气外达流通过程中受阻；也可以是外来的邪气，如常见的寒邪外束。束缚的力量有强弱，若束缚力太强，弦象就会很明显，好比"压迫越强，反抗就越强"，如寒邪外束，弦而紧急感；若束缚力太弱，而阳气外达太过，则脉体显得松弛，表现为弦而滑大，为火热之象。所以弦脉当分太过与不及，正常人应该是略带弦象。病理性的弦脉，不论是肝胆气郁，还是寒邪外束、痰湿饮邪内停，从正气而论，总不离阳气外达受阻而有一定的郁象。故病理性的弦脉，适当顺其性，疏散一下还是有必要的。即使是常见的高血压那种弦劲有力的脉感，在平肝潜阳的时候，也需要适当疏散调达一下肝气，如镇肝熄风汤中有茵陈、麦芽之类，正如《内经》所言："气从以顺，各从其欲，皆得所愿。"当时还疑惑老师治疗一学生父亲的高血压用顺肝、调达肝气之法，如今对弦脉形成机制深入思考，始才恍然大悟。

关于痰、饮、湿邪在脉感下的区别。诚如师兄所言，此三邪均为阴邪，体内阴性物质多，故均可见粗大之象。痰者，性滑利，为局部阴性物质堆积，尚不足引起全身气机阻滞，故滑象显而涩象不显；水湿和水饮邪气，偏于流动于周身，易阻滞全身气机，故均有涩象。饮者，弦涩相兼；湿者，濡涩相兼。

关于硬脉的思考。硬脉，可见于胃气衰败之人，因脉中无胃气，则无和缓、柔和之象，故脉感硬而无弹性。我在病房曾诊过一胰腺癌晚期病人脉象，双关硬而顶手，毫无阴柔和缓之象，不久即去世。硬脉也可见于阴亏之人，因无阴液的濡润，则脉气刚硬，此为阴阳失和较大。正常脉象，阴阳之气和合，不会太刚，如弦硬大，也不会太柔，如濡软无力，而是刚中见柔，柔中带刚，周学海以"缓"脉言之，中正和缓，土气之象，无木火太过，亦无金水不及，综合表现为一股柔和的土气。

第五节　脉性（三）

今天我们把脉性讲完，这样老师的阴阳脉法就告一段落了。下面我们接着讲与阴阳脉法平行的五行脉法。我们先讲濡脉。

◎濡脉

《濒湖脉诀》的体状诗是：濡形浮细按须轻，水面浮绵力不禁。

我个人感觉濡脉的跳动不甚有力，脉管软绵绵的，好似棉花飘在水中，脉体模糊，与周围的组织难以分辨，边界不太清楚，脉管粗大些。

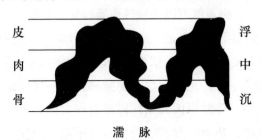

濡　脉

濡脉是软脉的一种，但是濡脉不一定就是浮细的，不过大部分濡脉都是偏浮的。濡脉主要是气分湿邪较重导致的，常见的濡脉是粗大的，因为脉之所以濡软还是与体内的湿气重有关。《内经》里说，湿气阻滞，大筋软短。自然湿气也可以让脉管软软的，脉得水则软嘛。而湿气作为阴邪，充盈于脉管，脉管粗大也是很正常的。

濡脉的形成机制主要是气分湿邪困阻所致，也有脾气虚不能运化水湿的原因，这时摸到濡脉时，不要因为脾虚轻易用补药，恐有留邪之弊端。待到把湿邪阻滞气机的病机消去，濡脉消失，舌苔厚腻消去，身体露出其他病机的时候，再根据患者的具体情况选用补药，方为上策。所以治病是有步骤的，就像打仗一样，既要有总的方针战略，也要讲求灵活的策略战术，绝不能蛮干。明代的李中梓说过："见痰休治痰，见血休治血，见汗不发汗，有热莫攻热，喘气毋耗气，精遗勿涩泄，明得个中趣，方是医中杰。"说的就是这个战略问题。见着痰，要想到什么生的痰，要看到痰背后的东西，要把最终着眼点放到那里，这个就是战略。但我还想说见痰要治痰，就像上边我讲的一定要先把湿气去干净，再补脾一样。这就是战术。这个也有点像下围棋，要看至少三步，其实里面的门道还是很深的。

我们下面讲结、代、促脉，因为它们三个有很强的对比性，所以放在一起讲。

◎结代促脉

结脉：脉动中一止，止无定数。就是脉搏跳动过程中，会不定时地停跳一下。

可能跳七下停一下，再跳十来下停一下，停跳无规律性可循。

代脉：脉动中一止，止有定数，和结脉一样，都是脉搏跳动过程中会有停跳，但是它的停跳是有规律可循的，可能都是跳五下停一下。

结代脉的形成主要分虚实两端。虚证多由于气血亏虚，以心气不足、心血失养为主。由于心气、心血虚，导致脉搏难以接续。实证则多因心气、心血为邪气所闭阻，诸如寒凝、痰阻、瘀血都可以导致气血运行受阻而暂时中断，不能续接。寒邪阻滞则脉多紧弦，瘀血阻滞脉多涩，痰阻则脉有滑象。一般来说，究竟是哪种邪气导致结代脉，我们需要四诊合参，依据脉象以外的症状体征作为佐证，最为妥当。

促脉：脉动数中一止，止无定数。促脉和结脉一样也是停跳无规律，但是它的特点就是脉率较快。停跳原因和结代脉没有很大的出入，之所以造成数脉的原因，一是体内有风热，热则脉数，加之气血有不足，阳气一时难以续接，就会出现促脉。《伤寒论》说："太阳病，桂枝证，医反下之，利遂不止，脉促者，表未解也，喘而汗出者，葛根黄芩黄连汤主之。"说的就是这种情况。还有一种情况是虽然气血被邪气阻滞，出现了暂时性的中断，但是机体正气尚足，通过加快血流速度来反抗邪气的一种代偿反应。如《伤寒论》说的"太阳病下之，其脉促，不结胸者，此为欲解也"，就是这种情况。

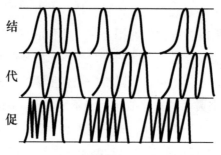

结代促

◎粗脉

粗脉，也叫大脉，就是脉体宽大之脉，这种脉很好把。形成机制如下。

一是痰湿水饮内阻。痰湿水饮等阴邪留滞体内，不能及时排出体外，充盈于脉中，从而使脉体变粗，这样引起的粗大脉会根据脉管内不同的病理产物而兼有其他脉性。如痰浊内阻，粗中兼有滑象；湿邪内蕴，那么脉象就会粗中兼有涩象，这是我们临床最常见的一种脉象。一般这种粗大之脉的人都有"三高"，身体浊邪比较重。老师多用肠六味来给身体减负。

二是正气大亏的虚劳病（脉大为劳）。同样是粗大脉，我们还要分清虚实，当正气大亏，虚阳外越也会引起大脉。身体最基本的功能已经很难维持，身体为了维持自身生命过程得以延续，动用元气来维持脏腑的正常功能，导致平时秘藏的正气浮越于身体表里，就会出现这种反强脉。这种大脉是不耐重按的，甚至会有中空的感觉。沉取、重取辨虚实，这在临床中是需要我们特别重视的。虚实辨证错误，不仅延误病情，甚至会加重病情。这一类病人在临床也很常见，这个时候不能犯虚虚实实之戒。

三是邪盛病进。这种在临床上我碰到的比较少，而且在一般的脉法书中都有详细说明，我就不在此赘诉了。

◎细脉

细脉，是脉体如丝状的脉。脉管较细，把脉时感觉到的脉形很小。形成机制也比较简单，主要就是虚，有气虚、血虚、阴虚、阳虚，都可以表现为细脉，临床要结合四诊。细脉在临床上以血虚、阴虚的较为多见，因为脉管之所以变得细小，主要还是由于有形的物质不能填充脉管引起的。这个知识点大家都比较熟悉了，我就不赘述了。

◎虚弱脉

定义：浮以候虚，沉以候弱（无论是虚脉还是弱脉，脉搏跳动都是无力的）。

虚脉：浮取较明显，然无力，中、沉取均明显无力，甚至不应指。

弱脉：浮取感觉不明显，中、沉取能感觉到脉搏，但是不耐重按。

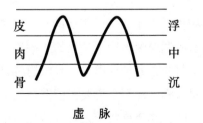

我们把虚弱脉放在一起讲，这两个脉都和正气虚衰有关联，我们接诊的时候也没有特别分开来分析。单从字面上来分析，虚与实是一对反义词，虚，有虚空、虚

无、虚假之意，就是表面看起来和平常的事物没有什么区别，实际上内里空空，只有一副架子而已。同样的道理，虚脉也就浮取的时候会有这个人的脉象还不错，气血蛮充盈的错觉，但是一旦我们稍稍按的时候，就不是那么回事了，内脏其实已经没有充足的气血濡养了，所以说它是一种外强中干的脉象。

弱与强是一对反义词，弱常有软弱、弱小、薄弱的意思。就是一眼看上去就知道它的不足，不存在什么假象的问题。所以弱脉我们一搭上去就知道，这脉怎么这么无力呀，中取也只是稍微有点力而已。

弱脉的要点：一是脉位是沉的，二是脉搏跳动无力，三是脉体细，四是脉管没有什么紧张度。记住这几点就算基本掌握弱脉了。

不知道我这样讲解有没有让大家记住这两个脉的区别，我当年记这两个脉时就是这么联想的，不然老容易弄混。

总之，无论是弱脉还是虚脉，总不离阳气不足这个基本点。

气虚是产生虚弱脉的首要机制。阴阳、营卫、津液精血的亏虚往往以气虚为先导，物质的亏虚往往是以气虚为先导的，不然当归补血汤中的黄芪的用量就不会五倍于当归了。因为气为血之帅，血脱则气血双脱，而气可以速生，血不可骤长，补气可以生血，可以摄血。就像脾虚引起下血、崩漏往往要加大量的补气药就是这个道理。虽然是气虚，还分心气虚、脾气虚、肺气虚等，五脏皆可气虚，至于身体什么部位，哪些脏腑虚弱，就需要结合六部脉的对比，以及前边所讲的脉郁点，结合体征症状来综合判断了，这样遣方用药才能有的放矢。

我在讲脉性时，总是和大家强调每一个脉性都有一个重点，其他的都是围绕着这个重点分析，我把能总结出来的都给大家总结出来了。实际上这个重点就是一种感觉，一种意象思维。我认为学中医在学到一定程度时要学会这种意象思维，才会学活，不然就是读死书了。

中医可以看作是中国传统文化的土壤里开出来的一朵美丽的花，它是扎根于中国传统文化的，就像书法、国画、诗词歌赋都是中国传统文化的土壤里开出来的花朵。而中国传统文化是强调意象思维的，与西方的抽象思维、具象思维是有很大不同的。书法中讲点如空中坠石，竖如万岁古藤，并不是说要我们在写点的时候动作要在空中猛冲下来，古人意思是我们写点时，这个点要给人一种像从空中坠落下来的石头一样踏实稳重，是一种很立体、厚重的感觉，古人就用空中坠石来描述这种状态。同样，古代医家认为"脉候幽微，苦其难别，意之所解，口莫能宣"，这不是在故弄玄虚，所谓"医者，意也"，真的是这个道理。其实不仅仅是医者，书画家、古琴家、武术家，都是强调"意"，强调气息的。我们经常听到字如其人，此人拳风如何的话语，字里行间、拳风都融入了人的思想感情，字和拳是此人表达自己思想感情的一个载体。同样的，脉象也是如此，融进了个体的感情、性格、机体的状态，脉象里蕴含着非常丰富的信息。把脉就像是对书法、诗词歌赋的鉴赏，而鉴赏能力的高低直接决定了你对作品的理解深度。处方就是医家四诊合参之后，对患者病情认识的一个意象表达的载体。有意思的是，医者对患者病情认识程度的深浅，是可以通过疗效反馈给医者的。由此也可以看出，医者与患者的关系不仅仅是一种单纯的医疗行为，它更是医者与患者之间的能量互动、能量融合的一个过程。

鉴赏艺术作品需要有很多评判标准，例如中国书法讲究笔法、墨法，是基于结字，成于章法，美于气韵。中国书法非常讲究中和之美，讲究均衡、对称、稳定、阴阳调和的，这就和脉又说到一起了。你看，兜兜转转都是离不开中国传统文化这个大土壤的。脉象也是讲究缓和，有胃气、有神、有根，阴平阳秘，阴阳调和。古人先贤总结出来的二十八脉象，也是"道可道，非常道，名可名，非常名"，不可说而强说之的立象以尽意的结果。这个象实际上是指一种意想的思维方式。脉象就是对脉的一种意想思维方式。

好，我们的脉性课就结束了。我在这里重申一下，我讲的这些有很多不是一般书中的解释，有一些是老师的，有一些是从书本中学来的，有一些是我在接诊患者时感悟到的，信息量比较庞杂，所以可能大家听起来会感觉有点乱，还请大家谅解。最关键的还是同学们要根据所学，自己在临床上整理出四诊信息，再来辨证，然后和病人做一个对照，来验证我们所学到的知识。临床才是我们的试金石，其他的都是不算数的。

好，今天先讲到这里。下节课我们就讲与阴阳脉法平行的五行脉法。

◎边学边悟

熊广华

听完师兄这几次课对脉性的讲解，我最大的感触是，传统二十八脉确实很重要，于临床还是很有意义的。关键是要明白常见的每个脉象，如滑脉、弦脉、濡脉、涩脉、浮脉、沉脉等，其形成机制是什么，这才是脉性的真正内涵，而不是停留在表面的脉象。脉象只是名相，脉理才是实质内涵。对于每一个常见脉象，都要去深入思考，真正弄懂，就会豁然贯通。至于脉象的指下感觉，可以用取象比类的思想体会，以象通象，或者闭目凝神，全身心地去直观感受。

丁根立

关于涩脉，我想到了路。什么路最不好走？在没路的时候最不好走，无人问津，就好像气血不足引起涩脉。再如泥土路，尤其是下雨时很难走，就好像痰湿所引起的涩脉。如果路上有块大石头，车也没法走，就好像瘀血导致的涩脉。

关于紧脉，我想到了绳子。同样一根绷紧的绳子会在冬天更紧，不像夏天还有些弹性。寒主收引，寒湿的缘故。同样的，一根绳子绷得很紧，如果在上面打几个结，再拉回原来的长度，绳子也会变得很紧，就像师兄说的食积、结石引起的紧脉一样。医理就在生活中，此话真实不虚也。

第六节　五行脉

我们上课已经两周了，同学们只要按着郁脉、脉势、脉性来把脉诊断病机，基本上不会有什么大的问题了。平时上午把脉时，大家总是围着我，先让我把，然后我写完一系列脉诊记录，其他同学再把。这样也不是不好，个人觉得，听完这些理论后，刚开始实践的时候是需要人来带你，但我觉得时间不要超过一周，不然你的思维将会被固化。因为毕竟我不是老师，功力实在有限，我觉得通过讲课，已经把我学到的全"抖落"给诸位了，说句不好意思的话，我还真是"黔驴技穷"了。我把完脉，写好诊断，你再来把脉，长时间这样，会产生一种依赖心理，不利于自己一整套辨证思维的培养。所以大家一定要硬着头皮独立把脉接诊。刚开始，放下面子，打开局面是最难的。我刚开始接诊时，总是有病人为难我，我问诊，他一句话也不说，只说一句，你是中医，你先把脉吧。我当时还真有点尴尬。有些很信任我的病人让我说一说他的病情，我根据自己把脉分析出的病情，怯怯地问，有这种情况吗？这种语气确实很没有底气。不过这是大家必须要经历的，过不去这关，不但自己的脉术难以精进，自己的信心以及与病人的交流能力也没什么进步，这是不行的。所以找师兄、师姐带自己，确实是一个捷径，就像宛金说的，当年就是小熊师兄带的她，帮她上了一个台阶。但师妹也说，当时师兄带了她一周就被老师叫去侍诊了，她也只好自己硬着头皮独自接诊了。后来想想，她说这对于她还真是一件好事，不然她会一直依赖小熊师兄，不会独自分析，所以她说这也是福祸相因吧。

今天我们要讲的是五行脉。五行脉，大家知道五行是什么？木、火、土、金、水。"五"是这五种物质，"行"是它们所展现出的特性。所以五行，我的理解就是五种最基本的状态，世间万物都能归类到这五种状态上。

哪五种状态？你去想象这五种物质给人的感觉。为了能更好地给大家这种抽象词汇直观的感觉，宛金师妹写了些文字，大家看屏幕，我代为朗读一下。

木，是一种植物，给人绿色的、青色的印象，很干净的颜色。树是生命，生命是一种希望，希望就是看到一棵幼嫩的青苗儿在阳光下一点点地吮吸着雨露，枝丫一点点伸展，虽然很慢，但它是新生命的象征，是希望的象征。所以木始终是蓬勃、舒展、条达、春天、婴儿、青少年、新事物的象征。

火，是红色的，是一种热量。红色，它给人一种冲动。想象那火红的嫁衣，绚烂而奔放，红得可以让你醉了，让你为之疯狂。家里的壁炉永远是温暖、温馨的象征，冬日里的寒冷被这片明亮的火光和家人围坐的温馨驱赶殆尽。所以火是夏天、绚烂、澎湃、恋人、鼎盛期的代名词。

土，是暗黄色的，带有赭石色的基调。想象黄土高坡那层层厚土，黄得让人沉甸甸，黄得朴实厚重。大地永远默默地让你踩在脚下，静静地给你那永恒的、极其重要的安全感。所以土色作为黄种人的肤色，它是一种沉稳、安详、从容、雍容、贵人、九五之尊的抽象色。

金，是一把锋利的匕首。它像父亲一样冷静睿智，期待尊重。它是一种完美主义，它的存在在于提取价值。但往往世间赤裸裸的现实使它哀伤，使它落寞，所以它习惯于独来独往，习惯于身着一身素缎，行走在深秋里，落叶踩在脚下的气味将是它的体味。空气中始终挥之不去的是那盛世繁华后，终将逝去一切的伤感。所以金，属秋，色白，味辛……

水，它真的是魔术师，变换的高手。无论那一弯小溪的清澈，汪洋海水的湛蓝，还是大洋深处那黑色的如死一般的沉寂，都是它的面目。它像一个执着而温柔，深情而沉默的伯爵。表面被动而懒散，没有定性，充满神秘感，夜夜在声色场里厮混，但那幽幽的眸子下却深藏着不可阻挡的力量和坚定的志向。尽管坚强而勇敢，但内心却深藏一种挥之不去的恐惧，所以它最能适应各种环境，与周围融为一体。水，属冬，向北，色黑……

读完这篇文章，我再提起这五个字——木、火、土、金、水。你有没有这种感觉，它们不是五个字这么单薄了，而是一个个画面，或者就是一种感觉，可能是视觉，可能是嗅觉，或者还是一种你习惯的味道，这就是我想让诸位感觉的。讲五行脉，必须要对这个五行有一个直观的感觉，不然在临床上是很难感受这种脉的。

我们中医讲阴阳、五行，初学者感到很乏味，甚至感到有一种迷信的色彩在里边。五行可以归结为五种状态，实际上阴阳也是这样的，只不过更加简练，是高度抽象的两种状态而已。这个需要悟，老师曾对师妹说过："你用哪种理论看病都行，就看你对这些理论哪一种理解得更透彻，每一种悟起来都是很深的，你愿意悟这个五，我就教你一个五行脉，实际上三也可以悟，十一也可以悟。"

同学们听到这些是不是感觉中医实际上还是蛮亲切的，那些中医名词实际上没有那么拗口，都是很生动的、鲜活的。

我们言归正传。五行这五种状态既然能把万事万物都概括进来，那么人体的状态自然也可以概括进来。"其大无外，其小无内。"往大了说，可以是人的一生——婴儿、少年、青年、中年、老年，可以是人的一年，也可以是人的一天。往小了说，是一个细胞的一生——生、长、壮、老、已，或者说是生、长、化、收、藏。你的身体就是这么在运动，生命不息，运动不息。世间一切都要符合这个规律，听好了，是"一切"。我们身体的气在每一时刻都是这么运转着，只有顺利地运转才能让生命得以进行。

这是万事万物都要遵循的规律，我们就给它起个名字——一气周流。我们接着讲，一气的原始点就是中焦这一团土气，脾升胃降，它由内向外升降斡旋，升的呢，我们起名叫木火，降的呢，叫金水。整个人体这一气周流是一体的。可以这么说，一气周流中木、火、金、水只是中焦土气的不同状态而已。

其实一气周流的图很像银河系的模拟图，你看屏幕中间的星团就是那个原始点，不断地旋转，不断地外扩。身体的每一处都是这样转的，但是它有不同的层次，在脏腑的层面上，肝升肺降，脾胃斡旋中焦。具体到有形的脏腑，它也有自己的一气周流，并不是说肝脏只有升，它仍然有自己的一气周流。再细分到每一个细胞，每一个细胞都有自己的一气周流。还是那句话，"其大无外，其小无内。"

一气周流在体内虽然可以分为不同的层次，但这些层次又是完全一体的一气。所以我们可以抛弃层次，直接就说这五种状态就可以了。在诊断时，不用区分是哪一层次的疾病，一看到那个外象，就知道是那种状态的外象就可以了，就知道身体处于这五种状态中的哪一种。记住，脉也是一种外象，和其他的三诊一样，都是这五种状态的外象。

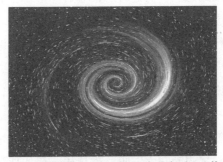

这张图要好好研究，记得老师曾经以这张图给我们留过作业，让我们好好悟。

正常人木、火、金、水这四种状态是不明显的，只显现出一种雍和的土气，不偏不倚。寒热正常，精神不过喜也不过悲，能知道饿也能晓得饱，能喝水也能撒尿……这么多的俗事，其实是身体这个高度精密的机器运转的结果。

当人体出现偏颇，可能少木火之气时，你会发现这个人从身体的深处透发一种沉郁之气。这种气是从内到外的，从细胞的深处，从骨髓的深处，甚至从灵魂的地方就开始了。因为这一气偏颇了，身体各个层面的外象也就全偏颇了。所以你会发现这个人怎么那么阴郁，从眼神中，从爱好中，从话语的音调中……很多，由于今天我们是讲脉的，这个扩展放到后边，讲到望神时再讲。他的脉感觉很沉，稍微有点软，皮肤按下去也有点软，感觉脉搏没有什么劲道，没有什么活力，不一定是波动幅度小，但就是给人一种不结实的感觉。

你问他的症状，你会发现，这样的人多是情感细腻，心思细，思虑多，易多梦，睡眠不实。平时不怎么运动，不晒太阳，体质不好，容易感冒，或者容易腹泻，不敢吃凉的东西，冬天手脚怕冷，皮肤往往偏白，心情抑郁，总体上给人一种弱弱的感觉。

少金水之气的人呢，一般都是那种比较亢的状态，小丽姐就是一个典型。他们往往都比较有精神，说话声音比较尖，比较响亮。一般人缘比较好，总能成为中心人物。脉象上一般双寸都会上越到鱼际，比较浮，有时偏滑数，有时浮大弹指有力，这是实证。但也有浮细，偏软的，这是一种虚亢。症状多是心烦，失眠，口舌生疮，脱发，脸上油多，长痘痘，口干口苦这一类亢的表现。

最后一种是少土气。这种有时和其他两种兼见，有时独立出现。土气是一种雍和、不偏不倚的特性。比如身体少木火比较多时，就会同时出现少土气的情况，同样的，少金水之气偏失太过，土气也会不足。这个时候脉象上除了上述讲的以外，还会出现一种躁动不安的感觉，这个要多体会。还有一种少土气，就是那种弦长的脉，脉象上给人偏硬的感觉。有这种脉的患者一般都会有长期腹泻、腹痛的症状，这都是由肝木克脾土引起的。

好，基本上五行脉介绍完了。如果大家听得有点糊涂，建议大家看看李玉宾老师的《破解中医治病密码——临证辨象》《四圣心源白话讲记》。这五行脉听起来好像有点玄，更多的说的都是感觉方面的。实际上有时候，我个人感觉中医也是一门艺术，而不仅仅是一门技术。你想想国画中的写意是什么感觉，那鸟儿，那人儿，就几笔，可能三笔就画完了，但画出来就是一只鸟，一个人。中医悟得深了，也是这样的。不是有一句"望而知之"吗？你想想，假如把脉能把出人的五种状态，那么扁鹊这样的大医一看就知道，又何尝不可能呢？

今天就讲这么多了，同学们，下课。

◎边学边悟

熊广华

之前和宛金师妹交流过《四圣心源》和李玉宾老师的一些医学观点，师妹对黄元御医学如痴如醉，经老师点拨，感悟五行脉法，可喜可贺。

这次再听完师兄对五行脉的解读，引起了我对一气周流的重新思考。《内经》有"脾主四时"一说，东垣独重脾胃，何也？清代黄元御给了我们答案，土枢四象，一气周流也。通过中土斡旋，流通一气，这流通的一气即是阳气，即是五行。五行即一行，一行即一气，就是这股中和的土气旋转到不同地方，有了不同名相罢了。中土斡旋，向外周化为四象，只要中气足，外边四象就能周流通畅。所谓五行相生，就是一气在按序周流不息。气从左路生发，由右路敛降，却始终不会摆脱中土这个核心。就像放的风筝，始终有根线在牵着。一直围绕中土在运行，所以升上去也会降下来，因为始终是围绕一个中心在斡旋周流，土气不绝，则周流不止，则生命不息！

所以对于气机升降出现问题，我们不能单纯去升或降，可能首先该顾及中土的虚实，中土才是气机升降斡旋之机。土枢四象，四象是外在的体现，一气周流才是内在的实质，辨象的本质是辨气。气的变化是及时的，双手诊脉，即是诊查一气周流这个整体，根据这股气的异常用药是最准确的，根据症状用药可能就慢半拍了。

木生于水而长于土，上行化为心火，左路阳生阴长，由水化气，由阴化阳，所以左路为血分。血中阳气生隆，现于左手之脉，故脉左手为候血中之气；心火散于九天，六腑尽发为阳，阳者，卫外而固也。固则收，收为阴，阴性凉。右路阳杀阴藏，胃降则肺降，卫敛金收，化为水之闭藏。金收水藏，由气敛聚为水，现于右手之脉，故脉右手为候气中之血。左路阴升化阳，阴随阳升，水散为气，是一个阳化气的过程；右路阳降化阴，阳随阴降，气敛为水，是一个阴成形的过程。这里的"水"是比喻一气敛聚流动时的象，非真的水也。

何谓阳？上升、发散、出使、卫外而固为阳；何谓阴？下降、敛聚、守定、藏精起亟为阴。阳是一个过程，阴也是一个过程，都是一气运行的象，因而阳不是气，是一气化散而似气；阴不是水，是一气敛聚而似水。

丁根立

在五行脉中，发现这个图很像先天图——河图。将一三七九、二四六八顺次连起来，从上往下看，就是这个图形。我们会发现一团之气在不断地旋转上升扩张。但这一团之气又可分阴阳。阳气左旋似乎又象征着我们的左脉，是一种上升的趋势；阴气右旋且下降，就像我们的右脉。

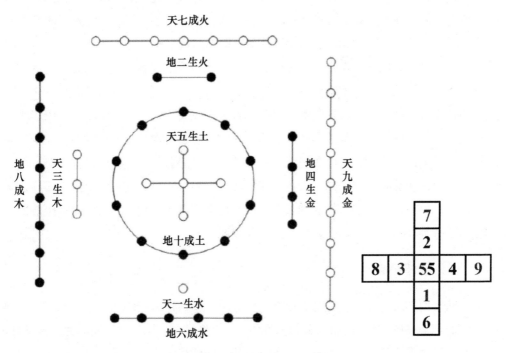

再有不论是一六、三八、二七、四九，都是一阴一阳（一、三、五、七、九为阳，二、四、六、八、十为阴），图中符合阴升阳降，且从一六、三八中，我们也

能看到阴随阳升，从二七、四九中看到阳杀阴藏的味道。中间是五和十，是中土之气，也是玄黄之气，正是这一气产生了木、火、金、水四气。

第七节　特色脉（一）

今天我们讲脉诊的最后一部分内容——特色脉。

任之堂常用特色脉

无神脉　少阴脉　太溪脉　躁脉　风湿脉　水冲脉　浊脉（时代病）

这部分内容有点多，我准备分两节课讲。同学们学了这些日子，基本上把任之堂的脉法学完了。如果你严格按照我教你的辨证顺序，先是寻找脉郁点，然后体会脉势，最后感觉脉性。若是脉势不是很明显，再看一下它在五行脉中的属性。这样一整套下来，基本上和老师诊脉相似度能达到十之六七了。但偶尔大家可能看不懂我们在问诊单子上写的躁脉、风湿脉这些字眼，并且老师开的方子好像和脉势、郁点对应不上，有同学经常来问我是怎么回事？我一看，这就是这节课要讲的内容。今天我就来细致地给大家剖析一下这些脉。

这些特色脉，在一般的脉学书里都没有过多提及，是老师在多年的临床实践中总结归纳出来的。这些脉象我们在接诊过程中的确非常常见，但在古书里还找不到相关的系统性的描述，所以我们就姑且取了个形象的名字，这样比较容易交流与学习。因为这些脉象是老师经过大量临床实践得来的，所以和病机的对应率很高，认识这些脉象有助于我们在把脉的几分钟内就能掌握其主要病机，这样对临床效果和看病效率都有很大的提高。我们先来讲无神脉。

◎ 无神脉

从字面理解，无神脉就是没有神采的脉象。那么什么样的脉没有神采呢？这种脉我们把上去感觉软趴趴的，脉搏跳动无力，脉象犹如一根没有伸缩能力的松紧带，没有任何生发之气，没有朝气。这种脉所代表的病机主要是气血不足。

《内经》曰："脉者，气血之先，气血者，人之神也。"由此可见脉有没有神和气血充足与否有着密切的关系。无神脉主要是由于气血不足，人体的物质基础不够，导致脏腑功能在一个较低的水平上运行。肾气不足，肝血亏虚，肝木不能生心火，导致心阳不振，心血亏虚，心血不能够濡养心神。所以无神脉是一个虚象之脉，治疗无神脉还得从扶正入手。

一般无神脉的患者大多数血压偏低，容易头晕，背心畏寒，这都和心阳不振、营亏卫弱有关。老师一般会开桂枝汤加红参、银杏叶、红景天，血压低的再加仙鹤草、黄芪收敛气血，补养正气。如果尺部尤弱，还得考虑补肾养精之药，从根本上改善体质。

有时候这类患者还有各种奇奇怪怪的症状，比如腿痛、腰痛、手麻、不易消化、睡眠差、心慌之类的，有可能从头到脚都是病。怎么办？实际上，不要看到病症这么复杂就怕了。像这类正气不足的患者，他的神是不定的，有可能是焦虑的，有点像神经官能症。倒不是说他有意骗我们，但是他说的病症，你应该留个心眼，有可能没有那么严重，很多是患者的心态问题。所以这个时候，你不要听他说个不停，你要掌握诊病过程的节奏，不然你会被患者的自述牵着鼻子走，可能如何辨证开方都不知道了。这时候你往往要更多地以心理治疗安抚他，用你的言语先把他的神稳住，这样再用药开方，效果就不一样了。这一点同学们需要注意。

◎ 少阴脉

我们接下来讲少阴脉，就是少阴心脉。少阴心脉指的是尺骨茎突桡侧端，就是靠手小指一侧，手少阴心经循行路径。一般判别妇人是否怀孕时会把此脉，因为怀孕时手少阴心脉会比较亢盛。

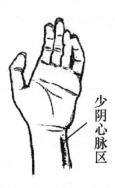

少阴心脉区

一般人的少阴心脉是不明显的，只有孕妇和心经有热及思虑过度，暗耗心神，导致心脉虚亢，心意识停止不了的人少阴心脉会才比较亢盛。严重的患者甚至不用把脉，用肉眼就能看到患者的少阴心脉在搏击皮肤。老师一般会在患者主诉心烦、失眠的时候把少阴心脉，以判断失眠是不是和患者思虑过度、心神耗损过度有关。

如果主症是心烦，小便灼痛，口舌生疮，舌尖红赤，加之少阴心脉亢盛，可以考虑用导赤散加减。

如果主诉是心烦，失眠，白天昏昏沉沉，晚上又睡不着，一闭上眼睛脑海里就像过电影似的停不下来，加上少阴心脉亢盛，就可以考虑用老师的经验，川芎克，麦冬克，配合其他主症治疗。重用川芎提振气血以供养过度消耗的心神，麦冬清虚火养心神，这组药对一上一下，让气机循环起来，有是证是脉用是药，病人反馈良好。

◎ 太溪脉

太溪穴是足少阴肾经的原穴，即内踝后侧跟骨上的凹陷处，此处的动脉就是太溪脉，即肾脉，是判断大病预后是否良好及肾气强弱与否的主要依据。《诊家正眼》说："盖水为天一之元，资始之本也。"临床上把两手脉对患者肾气强弱拿不准时，即脉证不符合时，常常需要再去把太溪脉来辅助判断。

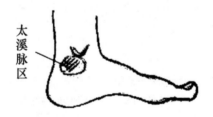

一般有两种情况：一是两尺部脉有力，然病人又有明显肾阳不足之证，面色㿠白，四肢畏寒，脉证不符，这时就需要辅助把太溪脉来判断肾气的真假，《内经》说："太溪绝，死不治。"我们虽然不用把这句话看得太绝对，但它确实是判断预后良好与否的重要依据。二是两尺部不足，然病人却没有任何肾气不足之证，反而精神略显亢奋，失眠烦躁，阳强易举，可能是相火妄动，壮火食气，伤了肾阴，这时也有把太溪脉的必要。

太溪脉弱，或者把取不到，则需要温补肾气，药用桂枝、附子、补骨脂、鹿角霜；如果太溪脉凹陷明显，说明已过多耗损了肾精，则需要血肉有情之品，缓补肾精，同时要减少同房，戒手淫等坏习惯，药用龟鹿二仙丹、五子衍宗丸、肉苁蓉、巴戟天等药；假若太溪脉亢盛，脉数，意味着已有相火妄动之象，药用封髓丹、知柏地黄丸等滋阴潜阳清相火之药。

◎躁脉

躁脉，顾名思义有躁动的意思。这种脉感觉有一种躁动不稳定之象。脉来有点急促，感觉跳得快，但实际上搏动频率并不快，并且微微有些搏指。一般这样的患者都稍微有点焦虑，反复失眠，多梦，头痛，他体内有一种郁火，这种火是由于郁阻引起的，所以它在脉象上就显得很躁动，因为身体想把它发出来。这时候就要用"火郁发之"的道理，在清热药的同时加一辛凉透表的药，这样把郁气打开，把这团郁气散出去，再把余火清一清，实际上气有余便是火。这团火就是一团郁滞的气，把它疏通开，让它流动起来，就没有火邪了。

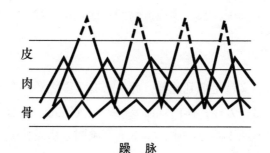

躁　脉

好，今天的课就上到这里，下课吧。

◎边学边悟

熊广华

特色脉，都是老师多年临证总结出来的，经师兄讲解，让我们更加体会到了任之堂脉法的全面而实用。关于无神脉，在任之堂8周年纪念日上，我曾请教过老师，今天再次聆听，倍感亲切，更加深了对无神脉的理解。无神者，神气不足也，脉来必无力，为虚，为不足。神气不足，阴气阴邪易侵犯，故可见诸多怪症。老师创桂枝汤加心三药治之，更辅以调心之法，甚是实用。

少阴心脉可定心之虚亢与否，我曾临床观察，此类人群舌边尖多有红点，左寸脉沉取不足，无小便黄、心烦之症。

太溪脉有助判断肾气是不是真正充足，以排除湿气郁滞下焦引起的尺脉有力之假象。从少阴心脉、太溪脉引出，十二经皆有脉动处可查，古有十二经候脉法，其临床指导意义也是值得深入思考和探究的。

躁脉者，躁动之象也，非常形象，为内有郁火，宜散，宜清透。此脉让我想起跟随志宏姐临证学习时，体会到的沉洪大脉象。沉洪大者，火郁于内，宜用风药散之、透之。究其成因，多数是北方人多年睡炕或电热毯，使得热邪深伏于内。名医李士懋结合历年临证经验，悟得"火郁发之"，其脉象多数是这种躁脉、沉洪大脉，著有《火郁发之》一书，发人深省；志宏姐撰有"沉取久候在脉诊中的重要性"一文，值得借鉴和思考。

第八节　特色脉（二）

今天要讲的特色脉呢，都是病理产物的一些显现。我们首先讲风湿脉。

◎风湿脉

风湿脉，顾名思义就是把到此脉，此人必有风湿之邪。有风，风邪鼓动，致使气血运行于体表，另一方面，体内气血妄动，阳气逆亢，变动生风，这两点导致脉是浮的。有湿，水湿属于阴分物质，血管里充满阴分物质，所以脉体粗大，脉性为涩，为不流利；体内湿气根源于脾失健运，土气不足，故脉中缓和之气不足，脉象偏于弦硬。

风湿脉的主证一般有四肢容易抽筋，下肢乏力，这是因为湿邪阻滞下焦，经络运行不通导致的一种假虚象。走路头重脚轻，头昏目眩，有时舌头感觉有点僵硬不灵活。这是体内有风邪的表现。风善行，风主动。想想狂风暴雨里海洋的怒啸，就是那个感觉。

治则总不离健脾祛湿通络，滋阴涵木息风，寒则温阳利水，热则清热兼顾护阴分。健脾祛湿，老师通常用苍术、白术、薏苡仁、茯苓、防风、防己；通络，老师用小伸筋草、通草、丝瓜络；滋阴涵木息风，用制何首乌、墨旱莲、钩藤、山茱萸、天麻、刺蒺藜；温阳利水，老师常用干姜、淫羊藿、附子；湿气化热，老师的经验是用知母、萆薢、天花粉、滑石。

这里只是简单地给大家说一下用药，以后会给大家详细讲的。

像这种病人，你不要以为他虚，就使劲用补药，这种病人现在是以实证为主的，可能会有虚的一面，但这不是现在该主要处理的问题。所以这类病人在用药时要斟酌，因为他的病机确实蛮复杂的，有时候开出的药可能是寒热错杂的，所以用量比例上一定要掌握好，并且这类病人的病情会随着服药变化蛮大的，邪气一点点地消散，体质的本相就会显露出来，这时候会出现一些其他症状，你也不用担心害怕，还是四诊合参，辨证用药。总之，这类病人，是需要长期调治的，急不得。

◎浊脉

好，我们来讲最后一个脉，浊脉。浊脉，现在非常常见，可以说十人五浊。为什么？因为社会的大环境、人们的不良生活习惯造成的。所以你其他脉不会把，把这个脉学会了，你的病人绝对少不了。

浊脉，意味着浑浊，不清晰。这种人的脉，一般都比较大，比较粗。因为吃了太多的肥甘厚腻之品，导致体内的阴分物质太多了。脉象除了粗大，一般脉形的边界感觉比较模糊，脉把起来不是很明朗，有时候觉得这个脉黏黏的，运行的不是很流利，有点吃力，或许有时候这个脉还带有砂粒感。这是因为阳气气化不够，长期堆积成为垃圾，可以说是一种阴毒，所以感觉脉黏黏的。因为气的运行必定受这个垃圾的郁阻，所以感觉脉气运行得很吃力。

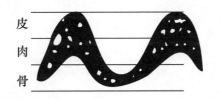

皮
肉
骨

浊 脉

像这样的病人，有一个诀窍，不用把脉，一看便知。一般这种人，体态偏胖，中年为主，脸上泛着油光，并且皮肤偏暗粗糙，因为体内堆积的垃圾比较多。多为男士。一般你问他应酬多吗？他保证说经常有，他的肚子肯定也蛮大的，也会有黑眼圈，说话口臭也蛮重的，经常吸烟，说话声音也不是很清亮。一般才三十五六岁，看起来却有些老了。可能一般女士保健意识要优于男士，所以这样的脉女士比男士少见。像这样的人，一问一个准，不用把脉，你就知道。常见的症状有嘴里感觉黏腻，吃啥都没味道，血脂高，脂肪肝，有时觉得身上没劲，睡眠不踏实，走路觉得腿沉，大便经常有拉不干净的感觉，晚上睡觉打呼噜严重。

为什么老师常开肠六味，就是这个原因。生活环境造成的，不是老师愿意开，而是人们真地需要它。所以说，存在即是合理，是生活环境孕育了肠六味。

好，今天的课就讲完了。下节课我们讲讲把脉的感觉，同学们可以回顾一下我这几周所讲的，提出些问题，我在下节课集体解答。

◎边学边悟

熊广华

风湿脉和浊脉现在确实挺多的，我在病房见到的"三高"、代谢综合征、痛风、颈肩腰腿痹痛的患者，多数夹杂这类脉。究其成因，不外乎饮食不节，起居不慎，劳逸失度。师兄对这两种脉的指感、内在形成机制、用药治法及形体兼杂症都进行了深入阐述，让我们受益匪浅，更重要的是引导我们去思考背后的生活环境问题。正如老师所言，现在有很多养生误区，这些才是万病之源，为医者有责任让大众树立正知正见！

丁根立

浊脉让我意识到，疾病乃是由于我们的衣食起居、性、运动、七情失调而致。肠六味并不能从根本上治疗疾病。治根的源头还是要从衣食起居、性、运动、七情上下手，方能痊愈。

第九节　脉法总结

好，我们开始上课。同学们，这两周我分别讲解了脉郁点、脉势、脉性、五行脉、特色脉。这些内容是任之堂脉法最关键、最基本的东西。我个人认为如果有了这整套的脉法技术，你的把脉水平已经超越很多人了。本来我是想接着讲望诊。但最近有同学向我反映她学了这么多，本觉得心里更有谱了，但白天把脉时反而不知道用哪个了，感觉有点晕晕的。所以我想拿出点时间给大家把这个脉法梳理梳理，争取帮大家把书"读薄"。

脉郁点和脉势的结合叫作阴阳脉。五行脉是与之平行的脉法。脉性是脉象的具体属性，阴阳表里寒热虚实都可以从脉性中探知。临床上我们应该如何应用，在短短的几分钟内还要选择、感受、辨证，确实不是很容易。下面我来说说这个问题。

首先，查病按脉先别阴阳，把脉我们要先学会辨别阴阳。凡是能量充足的，有力的，温热的，上升的，粗大的，流畅的，快速的，都是阳；反之，能量不足的，无力的，寒凉的，下陷的，细小的，堵塞的，缓慢的，就是阴。具体的分类如下：

阳：浮，数，疾，滑，洪，大，实，长，躁，弹指。

阴：沉，迟，涩，微，虚，短，细，结，代，弦，紧，无神。

然后，我们要先把心静下来，就是让心肾相交。把脉时要让头脑越把越清醒，而不是越来越热。实际上把脉时由于任之堂里的人有点多，所以有时候有点嘈杂。这虽然不利于静心，但却能锻炼我们把心收住。我们不能一边把脉，一边和人逗笑，不能东张西望，关注其他事情，这是必须的。然后要以自己最放松但又不能是无意识的状态来把脉，感受脉气的变化。因为这样你本人的气机是顺畅的、调达的，也是最灵敏的，所以你的气就能很好地感受到他的气。有时候不用把脉感受气，他往你身边一坐，你就能感受到这股气了。我很不赞成我把完脉后，好几个人再轮流把脉，这样你们每个人把的时间要短得多，没有办法把心沉下来，始终是不放松的。所以要尽可能的一个人独立完成一个病人的诊疗过程。要对自己有信心，不要老想着和我的问诊单子对得上。这样也会造成心不静，因为你只想着对上或没对上，这样你的注意点就不是我们应该关注的主体——病人。

然后当你把脉时，你要静静地守着这个脉，可以闭上眼睛，不要刻意去想是什么脉，不然你很有可能先入为主。你不能着急，而是要闭上眼，慢慢感受这个脉。你要感觉到手中的不是一个脉管这么简单。它是一团气，一个人的脏腑气机的升降出入，一个生命的状态在通过你的手指传达到你的心中。你不用非得很刻意地去找脉郁点、脉势……把我们学的挨个找一遍，而是去感受这团脉气给你的最深刻的印象。这就是最主要的辨证切入点。如果你要刻意地找每一个所学的脉象，就可能陷入了逻辑的思维，而忘了去体察这个脉给我们的感觉了。这样就相当于你离实物又隔了一层纱，这样哪里看得清楚呢？或者如果没找到，你还会反复思考，这样会耽误你的整体辨证，毕竟我们还要结合其他的辨证方法。我们的着眼点不是非要把出什么脉，而是要把证辨得精准。所以当你搭着他的脉时，你的第一感觉是，哦，中焦好堵，这时你就画一个中郁的脉卦，脉郁点写一个关部，就可以了。或者一搭脉，噢，这么细弱，这么无力，感觉软趴趴的。这时你可在单子上写无神脉、弱脉，或者是少木火。就是这样的思路。记住，不要刻意，因为一切有为法，如梦幻泡影。

在这个基础上，如果你在辨证上需要更细的、更全面的资料，你再去有目的地寻找一下，比如你已经很强烈的感觉是下陷，关尺郁大，这时候你的辨证基本上可以是气机郁阻在中下焦。这就是我上边所讲的主要矛盾，这也是你感觉最明显的那个，不是刻意想出来的。但你转念一想是什么导致气机郁阻在中下焦呢？你又一感觉，是左尺滑，右尺涩，关部郁大如豆，偏硬。这个是下焦肾阳虚，痰湿内阻，中焦是以气不顺为主。这时你的辨证就更上一层楼了。差不多就是这个过程和感觉。

老师也和我说过，不一定这些脉法你都擅长，比如你独善五行，或者独善阴阳脉法，都是可以的。好，不知道我这样给同学们描述我的把脉感觉和过程有没有帮到大家？当然，整个的辨证过程不单单有脉，以后等我们望诊、闻诊、问诊讲完，会给大家好好串一下这个过程的。今天就上到这里，下课。

◎边学边悟

熊广华

师兄这堂课为我们进行了一次脉法的总结，郁脉、脉势加上脉性，或者五行脉结合脉性，都可以形成一套完整的脉法。我接触任之堂医学以来，已经三年有余，跟随老师的脚步，一路走过，由一个中医学子当初的迷茫，到如今坚定地走传统中医之路，是老师点拨思路，才让我对中医树立了信心，才坚定了我成为一名铁杆中医的信念，感恩老师。我个人体会，学好中医，可以从脉法入手，由脉理而通医理，由医理而悟天地终始之大道！

丁根立

以前一直听宛金师姐说阴阳脉，现在终于知道什么叫阴阳脉了。这堂课说明了一点，持脉有道，虚静为宝。只有虚静，我们才能心神合一，才能把出脉来。脉是感受出来的，而不是想出来的。

◎课后交流

熊广华：建议师兄再详细讲解一下左脉上越与右脉上越，左脉下陷与右脉下陷的区别与指导意义，以及关于两手脉比较而差异的意义。

王蒋：左脉主要是肝胆、心的问题；右脉主要责之于肺、胃。

熊广华：我的一点不成熟总结，不知道对不对。左脉上越，属实，责之肝气偏旺、伤寒等，故症见头痛、心烦、失眠、目赤耳鸣、胸口闷堵等；右脉上越，属实，责之肺胃气逆、上焦实热等，故见胃、食管、咽部等相应病症。

左脉上越，属虚，责之肝肾阴亏，阴不涵阳，故见头重脚轻、腰软等上实下虚症，其人多熬夜、思虑或用眼过度；右脉上越，属虚，责之肾阳不足，虚火上越，故见上热下寒诸症，其人多喜食水果等生冷之品，或女子喜穿短裙。

左脉下陷，属虚，责之木陷土中，下元不足；右脉下陷，属虚，责之脾虚湿陷，清阳不升。至于左右脉下陷属实的区别，有待思考，请师兄指导。

王蒋：嗯。我觉得熊广华这个分类非常好。基本就是按照这个分。首分虚实，然后根据各部来定病位。这个上越和下陷的具体辨证类型，我以后会讲的。为什么我没有讲脉时分类，是因为我想把这一部分放到病机里讲。实际上这里面的知识点很多。我们讲脉，主要讲的是单一的因素。我想把各个单一的因素都讲完了，然后再把病机的章节串起来。比如这个上越脉，我们知道它是属气机升而不降，只能说明这一个问题。所以我在讲脉势时也没有展开讲。如果展开，得把很多因素放到里面。比如像熊广华说的虚实，这个得加脉性，还有病理产物，比如是肝阳上亢还是肝胆湿热，这个得靠脉象、舌象来确认。所以讲起来很复杂。以后我会在病机篇给大家整体归纳的。熊广华自己动脑筋，想到这一步，真的很不错。下陷脉肯定是有实证的，有阴必有阳嘛，如湿热困阻下焦，瘀血内阻胞宫，这些都是属实证的。还要具体结合六部说明病位。

彩玲：硬脉是不是也会由阴寒引起？在心内科时，见到一些急性心肌梗死的病人，舌苔白厚，脉弦紧硬，一派阴寒之象。如冬天的场景，天寒地冻，水管都冻裂了，当人体阴寒极盛时，何尝不会出现弦硬紧的脉象呢？

王蒋：嗯，这个问题，我想是这样的。我当时讲硬脉主要是两种情况，一是无胃气，二是失去阴液濡润。心肌梗死属于急性危重病，应及时观察抢救，不然有可能马上会有生命危险。如果按照你的辨证，可以初步断定他是体内阴寒极盛。这里的脉弦紧、舌苔白可以初步断定有寒。脉硬，我想说明一下，像这种病人如果按照中医辨证，应该算是胃气很少的了，因为这个病确实很重。还有一种可能就是，阴随阳生，阳随阴降。所以当体内阴寒如此之重的时候，他的阴液又是什么状态的呢？所以有时候可能在脉管上体现的还是阴液缺乏的一种象。只是有可能引起阴液缺乏的机制是阴寒内盛。这么说来，单一脉象上的因素不能反应一个疾病的全部，要综合起来看才行。

丁根立：特色脉中，少阴脉和太溪脉比较好理解。无神脉和躁脉在指下是什么感觉，还不是很明白。无神脉，尺脉强弱有几种情况？无神脉和无根脉有什么异同？望师兄指导一下。

王蒋：好，先来讲无神脉。无神脉是一种整体脉的感觉，不要按照寸、关、尺分部，是一种整体的感觉。无神脉和无根脉是有很大临床差异的。首先，脉的感觉就不一样，无神脉是软趴趴的，脉形是软软的，但是它沉按有根。无根脉，整个脉是往外浮散的，脉形浮大，重按近乎没有。整个人体的一气是只出不进，这是很危险的一种脉象。所以它们的临床意义有很大差别，无神脉只是人体的物质不足，就像燃料有点不足，而无根脉是整个气只出不进，这样严重的气机失衡是很危险的，所以它们两个还是很好区分的。

躁脉，首先要记住它的机制，是"郁"，我在讲课时描述的躁脉都是围绕这个字来进行讲解的。你脑海中想象一个东西被压住了，它在反抗，要出来，但是还挣脱不了，就是这种感觉。因为它被压住了，所以脉的整个波幅不是很大，并且很紧。因为它还要反抗，所以它有些搏指，指下感觉一戳一戳的，很不安分，就是这个感觉。

旭浩：师兄，我懂得了郁脉的脉理是气机郁滞不通，但对郁脉的脉形在临床上还是感觉不出来。

王蒋：郁脉，我说过，要总按，总按是不是要分浮、中、沉分别取一遍。所以郁脉就是在这总按的浮、中、沉感觉出来的。比如左手浮取三部时，感觉关部独大那么一下，这就是中焦不通的郁脉。

篇尾点点金

> 亲爱的读者们，脉法课已经完结，不知诸位感觉如何？脉法是我们任之堂最重要的一个特色，不知有多少英雄好汉为此竞折腰！在这一章里，我们主要讲的是两大线条——阴阳脉、五行脉，希望诸位可以在临床中用此尽情地大展手脚。掌握了脉法，可以说你已将任之堂的精华学到了手，但接下来的课程中，我们为了培养一个优秀的"将军"，就让我带你完成接下的将军培养之课吧，请通往第二关——三诊兼参。

第二关　三诊兼参

兵贵神速，中医亦如此。就像恩师在书中所讲，只要病人踏入这门槛，诊病的闸门已经悄然拉开，对，就是这么快！所以要在短短的数分钟里达到知己知彼，了然心中，这位将军的审时度势之能可谓是犀利如铂金，如此方可在接下的对垒中横刀立马，力压群雄，取得大捷。此篇里我们再来完善一位杰出将军的必修课，战前度势之能——望、闻、问。望读者欣然阅之，酣然畅快，诚然试之，不虚此学！

第一节　望形

同学们，大家晚上好！从今天开始我们来开启一个新的篇章学习，这个篇章我给它命名为三诊兼参，是因为我不想按照教材那样，把望、闻、问、切都串讲一遍。因为来任之堂的同学基本上都有中医基础，有的同学的中医基础学得比我好得多，并且大家来这里主要是想学老师的临床特色，而非教材中的常见内容。所以我只把任之堂的常用的特色三诊讲一下，内容可能会有点少，但这些都是老师平时常用于临床实战的，其宝贵程度不低于老师的脉法。

但我想说明一点，并不是教材里面讲的就没用，因为我讲的只是老师在教材和书中拾得的宝贝，适合于自己的，讲给大家就相当于抛砖引玉了，而中医书里还有无穷的宝贝，所以大家也不要轻视教材里的知识，要兼容并蓄。这一点也是老师常提醒我的。好，我们开始上课。

我们前一段时间所讲的脉诊在任之堂的四诊中的重要性自然是不言而喻的，

然而这不代表老师就不看重其他三诊。我曾经就犯过这个毛病，只注重脉诊和舌诊，其他的一律不管，老师也批评过我：不要光注重脉诊，这样太偏了，要圆融，中医是要讲求四诊合参的。什么都能诊病，有人光望诊就能诊病，所以不是说其他三诊不好，是你自己没学好。你记住，病人身上出现的任何症状体征都在反应疾病的本质，就是你自己还没有悟到这其中的联系。你需要慢慢悟，不要过早地给自己套上枷锁，贴上标签，否则你会走偏的，记住走中道。

这些是老师的原意，老师看出了我的毛病，我怕大家和我犯一个毛病，所以先和大家讲清楚。下面我们开始讲望诊。

望诊，按层次可以分为望形与望神两个层次。望形偏重于看得见摸得着的有形的物质方面；望神则偏重于无形的形而上的气、情志、性格，给人感觉方面的东西。

中医治病不仅仅局限在人的形上面，更看重调整病人的整体情志状态，两手都要抓，两手都要硬。西方医学则把器官疾病和精神疾病分开看待了，精神方面的问题患者要专门找心理医生看，器官方面的问题患者要专门找西医看。实际上物质决定意识，意识又反作用于物质，物质层面及精神层面任何一方出现问题都可以造成人体生病；另一方面，它们是一个事物结构的两面，是不可分割的整体，不能独立分开来看。情志问题，经过一定的时间，肯定会影响到气机，气机进而会影响内脏，所以情志病时间长了必定会影响脏腑，使脏腑发生器质性的病变，现实生活中长期心情不畅的女子中得乳腺增生、乳腺结节、乳房囊肿的比例是相当高的。所以，我想给诸位强调一下，不要忽视这个望神，更不要认为它是迷信的。

今天我们只能把望形这部分讲完，下节课我们再讲望神。

◎望手

一位患者坐下来，把脉前，我们先望他的手，包括指甲的月牙和颜色、指甲表面的光滑与否、手纹、青筋、丰盈度、手色，还要触手温、皮肤的触摸感。

手指月牙可以作为判断体内阳气多少的一个指标，通常无月牙的人体内阳虚寒湿重。月牙过大意味着体内有郁热，因为月牙过大，表明体内阳气过多，阴分物质相对不足。经曰：阳有余便是火。

肝为筋之府，开窍于目，其华在甲，指甲的状况大致可以看出人体肝血的状况。指甲有瓦楞状条纹的人意味着肝血不足，大多伴有眼睛干涩模糊、膝盖酸痛等与肝有关的症状；指甲乌暗泛白泛紫的人体内寒气重，肝部有寒；指甲淡白，按压易弯曲的人意味着体质较弱，气血不足。

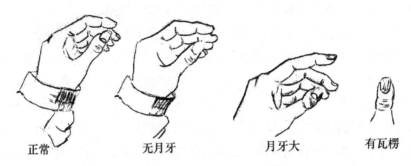

| 正常 | 无月牙 | 月牙大 | 有瓦楞 |

　　再顺势观察其手型，一般分为三种。第一种是整体细长型，手指长，手指尖偏尖的三角形。手掌的长宽比例明显是一个长方形的感觉。这种人性格敏感多疑，富有艺术家气质，所以得病多是焦虑失眠之类。

　　第二种，手掌丰满且给人以正方形的感觉。这种人性格强势霸道，有些固执，可能多是领导之类，但他们富于理性，所以可能生活方面很注重养生，但由于负担过重，思虑过多，可能一般都是以心神不得养为主，或者是操心过多，身体某一功能失调。但这类患者往往办事很认真，连吃药都很认真，所以只要他一心要治好病，他会是一个很配合的患者。

　　第三种是长宽适中，大小正好，厚薄正好，总之给人一种很协调的感觉。这个我也描述不好，可能美女就是这么来的吧，看着很舒服。这种人的脏腑之气也相对平和，性格很温和，没有什么过激的性格，所以得病也好治一些。

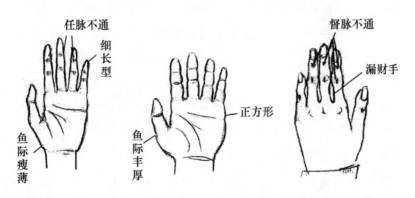

任脉不通　细长型　鱼际瘦薄　正方形　鱼际丰厚　督脉不通　漏财手

　　然后你把他的手掌轻轻地翻转过来，手上细纹的多少可以看出一个人心思的多少，手纹杂乱的心思乱，容易胡思乱想，杞人忧天，性格多敏感，可能肝气郁结的比例会高，失眠焦虑的比重会大，并且其病程可能会长，不如手纹简单的好治。手纹简单，无杂纹的人心思简单，思虑较少，相对来说气机比较通畅，没有太多郁结，所以病比较好调，并且这种人生病一般没有情志病的掺杂。

五指并拢，我们可以通过有无漏出指缝看出患者的脾胃功能如何，一般肠胃不好的人指缝较大，也就是古人说的"漏财手"。脾胃健旺的人则手指饱满，不会有漏出指缝的现象。如果第三指节较前两指节明显臃肿，则意味着此人下焦壅滞不畅。

大鱼际的丰厚程度可以看出一个人的体质强弱。你可以观察，经常劳动的人鱼际处都厚实饱满，而我们这些类似于书生的人鱼际处都比较瘪，体力就一望而知了。

结合取象比类和人体全息理论，我们把整个手掌取象比类成整个人体躯干，手掌面理解为人体阴面、胸腹面，手背面理解成人体的阳面、背面。一般手掌面和手指内侧青筋多的人表示体内的瘀积重，且多在身前部，或任脉不通。手背、指头青筋多表示背部积滞重，或督脉不通。

接下来按压病人的手，通常说手感柔嫩的，脏腑比较柔弱，耐药强度小。你看江南人的手按着比较柔嫩些，所以江浙一带用药大多都很平正轻灵。从性格上讲，手柔软的人性格较温柔和顺；而手感较硬，手指柔韧性差的人性格耿直，倔强，原则性较强。手掌丰盈饱满的说明气血充足，身体素质比较好。

手掌的颜色一般是红润偏白的，有人手掌偏黄，是脾虚，气血太弱了。杜姐的手就有点这种感觉。有人手掌很红，还隐约地从皮下透出红疙瘩、红点的感觉。这样的人的体内一般都有郁热。

通过以上的一系列侦查，实际上在未把脉之先，你就对他有一个相当深入的了解了，性格、体质都比较了解了。有时候病人觉得中医很神，我还没说呢，你怎么都知道了呀？或者说你还会看相啊？就是这样的，诊病诊于未雨绸缪之际。当然，讲了这么多，实际上这些只是我们在把脉之前的短短的几十秒做的事。

通过望、触手，基本上对这个病人的体质类型有了基本的把握，如正气的强弱、阳气的状况、阴血的程度、气机的通畅程度等，有时也能分析出病人的大致性格。可能大家刚开始没有这么快，这就需要在病人身上多多练习了。

◎望面、望体

然后抬眼看看病人的面部、体态。一个斯文的人和一个干体力活的人得的病是不一样的。类似于书生多用归脾丸，而体力劳动者用白虎汤的概率会更大一些一样。他们所得的病和他们的社会环境、生活习惯有很大关系。所以有时看他们穿什么衣服、干什么工作就基本上知道他们得的是什么病了。肥胖的人和瘦人体质也不一样，肥人多湿，瘦人多火，这是基础体质。

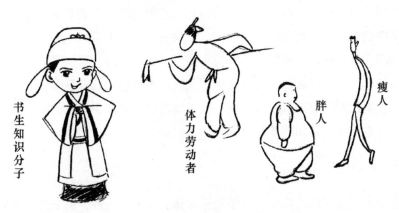

书生知识分子　体力劳动者　胖人　瘦人

　　下面再着重看看脸型，像瘦一点，脸部棱角多一点的都是性格有点硬气的，你就可以推断他容易得什么病。脸型比较圆润的，饱满的，性格就比较柔和。五官多向内聚的，一般性格多有点纠结，好思虑，有时候有点钻牛角尖。一般五官长得比较分散，大气一些的，性格也多大气敞亮，性格宽容厚道。同学们自己回去想想，这两种人分别易得什么病吧。

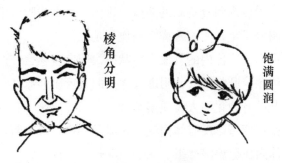

棱角分明　饱满圆润

　　看完脸型，你再看五官，眉毛的疏密决定肾精的多少，耳朵的大小决定先天肾气的强弱，眼睛的乌黑闪亮程度也决定肝血的多少。

　　面部的气也有很大的研究必要。你稍微离远一点看，眼睛微眯，不要盯着他看，这样是看不到气的，气只有在你心神合一的时候才会看到。有的病人满脸的浊气，表示体内的垃圾很多或肾虚脏色显露。有的人面色晦暗无光泽，就像《内经》中描述的那样，有生气的面色就像涂了一层膏脂一样，光彩润人，而没有那种膏脂的则脸色发白，就像盐的颜色一样，煞白煞白的，毫无生气。像这种病人一般都是久病重病，身体的元气很虚，精气不足了。任之堂也有这种病人，一般需要调理较长时间。像这种气色，可以去医院的重症监护室看一看，比较常见。

老师有时判断病人脾虚与否通常拉病人腮部的肌肉，若脾虚就是一拉一层皮，没有多少脂肪。就像我一样，很典型。上嘴唇主胃，下嘴唇主脾，下嘴唇鲜红的人多是脾滞化火化热，小孩偏多，因为小孩子多贪吃嘴馋，可能零食吃多了，不好消化，并且都是偏燥的东西，很容易郁积化火。小孩鼻根部青筋多为肠积。下眼睑布满血丝，血色鲜红意味着血分有热。下眼睑淡白、无多少血丝的病人多贫血，气血不足。基本上我们常用的就是这么多了。

◎望舌

接下来叫病人伸出舌头，舌象包括舌体、舌质、舌苔、舌下静脉的状况。以舌头全息图理解，舌尖部代表人体上焦即心、肺的状况，舌中部代表中焦脾、胃的状况，舌根部代表下焦及肠道的状况，舌边代表肝、胆的状况。

舌象也分阴阳，阳：舌红的，干枯的，瘦小的，苔黄的，苔躁的，无苔的，舌面有裂纹的，舌态躁动的，主实，主热；阴：舌淡的，水滑的，胖大的，苔白的，苔润的，苔厚的，舌态迟缓的，主虚，主寒。

舌体胖瘦取决于体内阴分物质的多少。舌体胖大多为脾肾阳虚，湿气内盛；舌体枯槁瘦小多为阴分不足，津液亏损，精血不足。

舌质的颜色可以反应体内的气血寒热状况。阳虚畏寒，气血亏虚，贫血的人舌质多淡白；内有郁热，肝胆有火，阴虚有虚火的人舌质多赤红；气滞血瘀，血分瘀滞严重，如脂肪肝、肝硬化的人舌质多暗紫。

舌下静脉曲张程度可以反应体内气血壅滞的程度。舌下两条静脉曲张严重、暗紫明显，意味着体内血分瘀滞严重。

舌苔是气在舌面上的表现形式，就好比天空的云朵，舌苔厚腻的时候就像大自然的乌云密布之时，表明此时体内湿气较重；假若舌苔厚腻，刮之不净，意味着体内不仅仅是湿气重的问题，还有浊气的问题，湿浊混合在一起，如油入面，就像大自然的雾霾天气；如果没有舌苔，就好像大自然的干旱天气，表明空气中的湿度很低，植被干枯，树叶焦黄，在人体我们理解为体内阴分物质不足，包括了津液或阴血不足；正常的舌苔是薄薄的一层，覆盖在舌面，不燥也不润，犹如蔚蓝的天空中飘浮着几朵白云。舌苔苔白代表正常，苔黄则表明化热。

舌边主肝胆，故舌边齿痕多为肝胆气机不畅，肝郁之人舌边多有齿痕。临床上看到很多的女性患者，舌体瘦小，但是齿痕明显，再一把肝脉，硬邦邦的，勒成一条线，这时就可以判断舌边齿痕是由于肝郁气滞引起的。

另外一种情况，就是患者舌体胖大，舌边齿痕明显，这时候的齿痕是由于体内湿气重，导致舌体胖大，塞满了整个口腔，舌头由于长期受到牙齿的挤压，就会在舌边留下痕迹，这种齿痕舌就可以判断为脾肾阳虚水泛引起的。

舌面裂纹意味着气机长期壅滞，瘀滞明显，且阴分不足，造成了舌面的断纹。

好，今天的课就讲到这里，内容有点杂乱零碎，实际上用起来不会像说的那么复杂，只要用惯了，就会觉得非常实用灵活。

◎边学边悟

丁根立

通过对望诊的学习，让我更加深入地了解了人体的整体性。人是一个多层次、多角度的阴阳共同体。其实只要我们精通一方面，其他方面自然而然也就通了。这叫举一反三，也叫作取象比类。如同前面所讲的五行脉可以对应不同的人群，同样，面诊、手诊、耳诊……也可以对应不同类型的人群。身形亦是如此。再有甚者，可以通过一个字，一个声音，就可以推断出我们是哪类人群，是什么性格，疾病处于哪个阶段。老师说，天地者，一大太极也；人身者，一小太极也。人与天地相参，脉之阴阳也是人之阴阳，人之阴阳亦即天地之阴阳。阴阳者，数之可十，推之可百，数之可千，推之可万，万之大，不可胜数，然其要一也。这是在强调天地万物的整体性、一元性。大伯也曾告诉我说，人面有三亭，以应人之上下。如在面部三亭的哪个位置有个黑痣，他身上对应的部位也一定有一颗黑痣对应着。我们学医的可以此找到病之所成，处于哪个阶段。刚刚只是说了一个面之三亭，当然在望神、望眼、望眉、望耳、身形等，各方面只要精通其中一个，其他比类亦可轻而易举地知道。

我一直认为这和气一元论密切相关。有个词叫同气相求。中医的角度来说，你的身体处于什么状况，在外界大自然中你就容易遭受什么外邪。比如你体内有寒湿，就会遭惹外界的寒湿。如果你身体正常，则外界的清净之气就会与你融合，也叫正气从内，邪不干正。不是真的邪不干正，而是邪来侵袭身体，它无落脚之地，只能丧气而去。还有一层含义，我们的内脏有什么毛病，往往会在相应的部位有所显现，这是为什么呢？其大无外，其小无内。前面说过，我们的每一个脏器也都算是一个小太极，一个小太极内气都是相互联系的，不可分割，构成一个整体。所以在这个太极内，某一点出现毛病，整个太极都会有相应的调整与反应，我们的身体则会显示出相应的症状。这只是我对气一元论的一丁点儿认识，还有更多的等待着我们去发现，以后等悟得更深一些了再和大家分享。

在望诊上还有一点体会，手指的月牙确实可以判断人体阳气的多少。前段时间练功，由于不断地往体内聚气排阴，发现以前手指上没有月牙的长出了月牙，已有的月牙也变大了很多。这也算是我的一点体证。

第二节　望神

同学们，今天我们来讲望神。中医教材里阐述的神，一是指生命活动的总称，二是指神志、思维等狭义的精神活动。并且从两目、神情、体态查看，分类有得神、少神、失神、假神。教材里讲的望神很对，只是太过标准化，有点不易应用于临床。所以今天我就不讲这些了，这些是基础，大家回去自己看书。今天我来讲点自己在临床上的望神体会吧，有什么不对的地方，大家提出来，咱们共同探讨。

我所说的望神，就是指分析人的性格来推测他易得的疾病。比如说一个性格比较压抑的人容易肝郁，就是这个道理。怎么看这个人的性格，从各方面，实际上前边咱都讲过了，比如把到五行脉中少木火，这个人肯定比较郁。比如上一节课的望诊中就有很多分析人的性格的内容。我之所以要把它单提出来用一节课的时间来讲，有两个原因：一是因为平时是分散开讲，今天给大家整体系统地梳理一下；二是想让大家知道在我们临床了解别人的性格是很重要的，不要忽视。今天我就围绕这两个目的来讲。我们平时主要分为神亢和神郁两大类。

神亢，就是整个气往外亢，静不下来，这个人特别喜欢消耗，给人一种永远都不累的感觉，这样的人通常都比较瘦。脉一般是上越，有时上越到鱼际，有的人少阴脉亢得厉害。他的嗓音一般比较高，性格比较外向，是个急性子，总是爱说话。他的病多是一种气血往上来的病，比如说头痛，梦多，心乱，手足心热，咽喉痛，牙龈出血。有时消耗过度，可能会出现心慌，失眠，短气。因为气无法敛降生精，所以总是腰痛，爱掉头发，月经量少等。记得前几天有个师姐就出现了这些症状，老师给她开了些生脉饮。他们总是爱上火，很容易交朋友，所以人缘很好。他们一般很爱操心，也很热心，爱管事，基本上属于在家是个当家的，在单位是个小领导……这些基本上都说明他的气是亢的，因为气亢所以会有这些情况，不论是性格，还是生活，抑或是病情，都是有决定性作用的。所以这个望神其实不难，但是要让大家都听明白了，还是比较困难的。它包括很多意象思维，很多感觉和状态，没法用语言定性，我也算是明知不可为而为之了。

下面我们来讲神郁。神郁的病人气肯定是郁的，一般这种病人的性格多内向，脸色有点暗。眼神给人一种很幽暗的感觉，并且和他接触时，你总感觉他在隐瞒什么，交流不是很顺畅。他的脉一般是下陷的，并且多关郁，五行脉中是少木火的。这种人给你的感觉始终不是很显眼，有时候会隐没在人群中，不愿意当群体的中心。并且一般多蜷缩着，给人一种没有精神的感觉。如果你是他的朋友，你会发现他虽然不爱讲话，实际上他总是在思考什么。他和神亢的人不一样，神亢的人虽然有时候也会说起话来停不下来，但是是乱的、激动的、自己不能控制的，所以思考没有深度，很爱表现。但是神郁的人就不一样，他们思考人生，思考恐惧，思考健康，思考未来等，他们总是在思考着，深邃的眼眸让你莫名地不安，他们总是缺乏安全感，与人交往总是保持距离，骨子里有种无形防御机制。

我只是想给大家展示这种人的感觉，实际上没有什么病的概念。我们在这里讲中医，实际上中医是什么？仅仅是看病救人吗？仅仅是开方把脉吗？我觉得在某种程度上它更像是识人，一个人什么性格，什么家庭，什么职业，什么地位……有时候就注定了他会得什么病，所以我想每个人都有自己独特的偏性，这能使自己区别于众人，但这种偏性成就了你的同时也会毁灭你。

不知道大家明白我的意思没有？所以就像神郁的人我讲的都是他的人生状态，并不是疾病。但通过这些你也会推理出他的易得病，他的气是沉下去的，所以上部清气不足，头晕，鼻炎，易疲劳；气郁于下，则纳差，腹胀，心情抑郁，妇女月经推后延长，乳房容易胀痛。有时候下焦气郁湿阻，所以男人容易出现前列腺的问题，女人易得妇科炎症。因为这种人的性格，所以这种人中焦郁滞得厉害，常出现肝脾不和，比如说肝经的地方会胀痛，口苦，胆囊炎，胃炎，腹泻等，脉有时会出现一种弦象。以上说的就是个人独特偏性带来的伤害。

神亢和神郁，我给大家分析完了，说白了，还是在分阴阳，所以说真是应了《内经》中的那句话，"阴阳者，数之可十，推之可百，数之可千，推之可万，万之大不可胜数，然其要一也。"

今天我给大家讲的望神真的是抛砖引玉，因为这个是我自己在临床上的总结，我主要想让同学们明白望神是在识人。识人那真的是仁者见仁、智者见智了，有人会算，有人会望，有人会观，有人会聊……我抛的这块砖头只是想引起大家对识人的重视，不要以为我们只管病人的疾病就可以了，没那么简单。所以大家可以自己总结经验，不要排斥什么手相、面相等，有时中医还真是半个仙儿。

今天就讲到这里，下课吧！

◎边学边悟

丁根立

关于神的方面，师兄说过得神，但是我们如何才能得神呢？中国有成语聚精会神、全神贯注、闭目养神等。以前也常有人说吃完饭后要闭目养神一会儿，但是为什么呢？后来才知道，是为了聚气，因为气能养神。我们总在不停地忙碌，一直都在耗神，包括吃饭时也是。我们的神不能只出不进啊，必须有出有进才符合阴阳之理，所以要闭目一会儿。现在很多人都有午休的习惯，这也算养神了，但效果不是很好。我前面说的闭目是聚气。为什么这么说呢？有句话是神不宁则气不聚，反过来就是只有神宁了，气才能聚在一起。气聚在一起，又反过来养神。还有气聚则成形，人之生为气之所聚。所以大家莫要忽视了这个小的养生方法。

再有一点，不知大家有没有体会，当我们全神贯注于某件事情时，工作效率是非常高的，而且很少出差错。这是其一。其二，道家有句话是五神齐成日，清虚是吾乡。这句话是说我们的神不只是一个心神，还有其他四神。当我们的心、肝、脾、肺、肾五脏神已成形时，我们就时时刻刻都能与天地同为一体，心中无杂念，一切都是那么安然自在。真所谓恬淡虚无，真气从之，精神内守，何邪敢侵？

第三节　问诊

同学们，我们开始上课。这节课不仅让大家对任之堂的独特问诊有一个了解，并且有一个很重要的工作，就是把前边的内容做一个总结，展现给大家，让大家脑海中形成一种"连贯""完整"的思维。四诊必须要完整，一气呵成，运用自然连贯才可以，这也是我最初讲课的初衷之一。连贯的中医辨证思路是离不开连贯的四诊收集的。但平时我们教科书里讲的都是以理论基础为主，活生生的过程我们只能在跟师中学到，学习后才发现和理论差距还是蛮大的。我本人有感于这两者的链接多么不容易，所以特地在课堂上帮大家完成这个过渡。这节课讲的问诊是一个重点，同学们再着重听一下四诊的连贯自然的过程，希望对在座的某些还没上临床的同学有所帮助。

问诊是我们讲四诊的最后一诊。可能有同学会有疑问，为什么没有闻诊？实际上我已经把闻诊穿插到我最近所讲的章节中了，所以我就不再单拿出来讲了。这是我要给大家讲的提纲。

> 问诊的必要性
>
> 问诊的意义
>
> 什么时候问
>
> 怎么问
>
> 问诊要达到的效果

说起问诊，各家真的是褒贬不一。现在很多人认为只有一把脉什么都知道的才是好中医。我们几个师兄弟在接诊中都遇到过这种情况，你问病人来看什么病的？他斜一下眼睛，把手一搭，你自己摸。唉，感谢当时有这样的人考我们，才让我们变得进步。但在这里我还是想要纠正一下这个错误的观念。

热则脉数，寒则脉迟，实则有力，虚则无力，这都是可以通过把脉知晓的，但是过往病史、得病原因、以前的诊治过程都不是单单靠把脉就能知道的，所以医生不可不问其由，病者不可不说其故。苏东坡说："我有病状，必尽告医者，使其胸中了然，然后诊脉，则疑似不能惑也。我求愈疾而已，岂以困医为事哉！"东坡可谓为病者做了表率，是个名副其实的好患者。

诊治过程是病者和医者互相配合的过程，好医生碰上好患者治病就事半功倍，好的诊疗效果是病者和医者共同努力的结果，绝不是医生单方面的问题。这一章我们会把在接诊过程中如何运用其他三诊来辅助辨证的要点写出来，让大家真正做到四诊合参。

说起问诊，大家可能会想起十问歌，"一问寒热二问汗，三问头身四问便，五问饮食六胸腹，七聋八渴俱当辨，九问旧病十问因，再将诊疗经过掺，个人家族当问遍，妇女经带并胎产，小儿传染接种史，疹痘惊疳嗜食偏。"这个版本是现代改良版。十问歌是明代大医张景岳首先提出来的，它基本涵盖了我们需要问诊的重要内容，现在的教材基本上就是按照这个模版写的，很规矩中正。我们来分析一下。

一问寒热。来确认患者有没有外感和表上的症状，通过寒热来判断表上症状的阴阳。怕冷怕风多为伤寒，表虚表寒；怕热多为热证阳证。

二问汗。通过出汗的与否与多少，以及出汗的时间和部位来判断患者津液在体表的输布情况。出汗多提示津液耗散；不出汗提示津液不足或者体表阴寒；夜里出汗则为盗汗，多有阴虚内热；白天自汗多为体虚；黄汗黏汗多为湿热。

三问头身。就是问头面体表的情况，包括头晕头痛，面部有无痤疮，身体表面有没有不适或者麻木，颈肩腰腿痛，皮肤是否干燥或者水肿，湿疹，手脚温度情况。以通过体表的情况，司外揣内。

四问二便。就是大小便的情况，包括小便的次数，小便的颜色，夜尿的次数，小便是否流畅疼痛，是否灼热；大便的次数，质地，颜色。通过大小便来分析患者的内环境以及津液气血情况。

五问饮食。包括口干口苦与否，想不想喝水，想喝冷水还是热水；胃口如何，饭后胃胀与否。通过饮食来判断是里虚里寒还是里热里躁。

六问胸腹。包括是否胸闷，肚子疼痛胀满与否，怕不怕风，有没有嗳气，反酸，打嗝。通过这些来确认胃肠胸腹情况。

七问耳聋。耳鸣与否，通过听力情况来判断患者肝胆和肾的情况。

八问睡眠情况。来判断气机升降和营血情况。

九问既往病史。以求对患者的身体有一个全面的把握。

妇女还得询问月经情况，包括月经周期是否稳定，月经量，月经期时间长短，月经质地、颜色、有无血块、痛经；白带情况，有无异味、瘙痒等。

综上，我们发现十问歌实际上是非常实用和必要的，以这个系统问下来，我们对患者的表里气血脏腑情况会有一个清晰的认识。但是我们在现实生活中很少看见有中医是这样问诊的，逐条逐句的，从头问到尾，只怕还没有问完，患者就已经不耐烦地走了。再者，有时候一套问下来，我们可能一点也辨不出证，不知从何下手。学校教的模式一般是先问主诉，然后围绕主诉问最密切的问题，最后再根据十问歌逐一过一遍，以免有什么疏漏的症状没有察觉到。下面我来聊聊如何问诊，既可以完整地收集患者信息，又可以让患者对我们产生信任，做到双赢。

首先，我们要知道问诊的价值。问诊是我们了解病人病情、症状、既往病史、现病史的重要手段。毕竟最了解病人的还是他自己，很多问题不是望诊和把脉就可以知道的，例如引起症状的原因、症状持续的时间、家族病史，这些信息都需要依靠问诊来达成，可以更全面地收集患者的信息。但是现在很难让每一个病人都很配合，所以我们会用一些引导的方式。

第二，我要强调的是中医的问诊更加侧重于它的验证性，也就是说我们是通过问诊来验证在把脉和望诊过程中做出的分析诊断是否正确，所以中医的问诊是结论导向性的，不是漫无目的从头问到脚。这一点对刚上临床的中医大夫非常有价值。这样你就不用等到病人反馈疗效时再检验自己的水平了，这时你已经可以检验出你的四诊和辨证的水平了，所以有一种教学相长的意味在其中。

第三，可以大大拉近医生和患者的心理距离。老师的问诊穿插在整个接诊的过程中，或是在诊脉的过程中，边把脉边问，或是在诊脉之后，或者根本就没有问诊，直接将病机告诉给患者，是非常灵活多变的和有艺术性的。

跟老师抄过方的同学就会发现，老师的问诊都是有的放矢的，例如：你腰痛吧？你头晕，脖子不舒服，背心发凉吧？病人就会很惊讶，我什么还没说呢，大夫怎么都知道了，老师真是太厉害了。其实老师在诊脉过程中已将望诊、闻诊巧插其中，心中对病人的基本病机已经胸有成竹了，使问诊变成了向病人发问：我说的以上症状对不对？你看还有没有什么要补充的？在和病人的交谈中，既补充完善了四诊内容，又可同时在心中迅速辨证分型，达到立法用药的目的，整个诊断过程一气呵成。病人无形之中就对老师产生了信任感。这就是漫无目的地问"你哪里不舒服呀"和这种有根据性的问诊的截然不同。要知道取得病人的信任也是治疗成败的关键之一。

那么接诊过程中要怎么问才能在短时间内达到验证诊断、完善信息、取得病人信任的多重效果呢？一般情况下，一个病人坐到我面前，我会先望诊，就用我上几节课教的那些，对他有一个粗线条的判断，然后是静息摸脉，再根据摸脉和望诊收集到的信息做出基本的病机分析，这时脑海中会出现此病机大概会出现的一些症状。比如当时讲下陷脉时我会讲出一般病人的常见症状，基本上每一节都会讲到四诊所对应的常见症状，实际上就是为了这个问诊做准备的。然后我们根据病人的实际情况，把此病机最有可能出现的症状说出来，然后通过病人的反馈，我们来二次分析所得到的诊断正确与否，另外一些模棱两可，即望诊与脉诊不一致的情况，我们也必须要问病人，以期得到正确的诊断。

这样我们就完成了对自己的检验。若对不上，你马上再着重把脉或者问诊，查看是哪一环节出现了疏漏。如果你问到点子上，病人是很高兴的，接下来他们会非常信任你，这样你就达到了通过问诊来拉近医患距离的目的，这时候他就变成了一个非常可爱的病人了，可以说就接近东坡居士的心境了。这时你再问一些基础生理情况来完善你的信息，就非常容易了。同学们，这样就达到"一石三鸟"的目的了。

下面我举几个例子，这是今天我问诊的案例，我找了几个有特点的医案，把我的问诊过程也详细写出来了，让大家对怎么问诊有个更加直观的印象。

案例一

盛某，男，35 岁。

脉势下陷，脉性为弦、濡、欠流利，舌质红，舌体胖大，齿痕，舌苔白厚，中间苔淡黄，舌下静脉曲张严重。面色偏灰暗。性格沉静。

我的思路是这样的：脉势下陷意味着整体气机都郁在下焦升不上来，那么可能出现的症状就会有头晕，记忆力减退，人容易昏沉，打不起精神。

脉弦意味着肝胆少阳气机郁结，而濡、欠流利进一步提示引起郁结的病理产物很大可能是水湿。脉性具体含义我在以前的讲课里都提过，在这里就不赘述了。

舌质红，中间舌苔淡黄，提示有化热的趋势；舌体胖大，整个舌苔白厚，意味着患者体内水饮较重。想象一下，如果一坨肉整天泡在水里，是不是会发胀？同样的道理，舌体胖大是因为体内水湿多。舌边齿痕则提示肝胆气机长期不畅，也就是平时我们说的肝郁气滞。为什么肝郁气滞会引起齿痕舌呢？大家知道，衣服不挂起来，堆放时间久了，就会有皱褶。说到这里，大家应该可以理解为什么舌边出现齿痕的原因了吧？

病人的精神状态也给我少木火的感觉。所以会出现在神郁那里讲的一些症状。

好，结合上面我的分析，就可以得出病人是水湿下陷，肝胆气郁，稍有化热，清阳不升的病机。这个病机容易出现头晕，晨起头重如裹，四肢乏力，纳差，胃胀，下肢困重，水湿困腰则腰部困重，大便偏溏，体内水湿内阻，一般口不渴，就是口渴也不会喝很多水，可能只是想润润喉咙，因为气机郁在下焦，水液不能上承，喉咙会有点干。

好，我今天就是这么问的，请往下看。

医：你平时是不是经常有头晕、四肢乏力、提不起精神的情况？

患：对呀，白天总是昏昏沉沉的，头也晕。

医：（已经取得患者的初步信任了）你的腰有困重情况吗？

患：对，你不说我倒忘了，腰确实不太舒服，特别是早上起来，腰部僵硬。

医：平时胃口不好，饭后也容易胃胀吧？

患：是的，不太想吃东西，不容易饿。

医：（饮食、二便一起问，进出二端是一个完整系统）平时大便怎么样？成形吗？每天都有吗？小便黄不黄？

患：大便大都不成形，每天都有的。小便有点黄。

好，到这里的问题都是针对水湿下陷、清阳不升问的，得到了基本肯定的回答，说明我先前的判断没有错误。我们接着看。

医：平时睡觉怎么样？梦多不多？

患：睡得不太踏实，半夜容易醒，梦也挺多的。医生，我到底是什么问题呀？

患者的回答可以确认病人确有肝郁化热扰心的情况，所以我的回答也就很明晰了。

医：你体内湿气很重，所以四肢乏力，整个人都昏昏沉沉的。再者，你平时心情也不是很好，不良的情绪都憋在心里，导致这个气机都郁阻在肝部，所以睡眠质量不好。

患：医生，我该怎么办呢？平时应该吃点什么呢？

医：少吃点生冷水果，少喝冰冻啤酒，这些东西都是助长体内湿气的。平时喝点小米粥，养胃又祛湿，还有就是不要老是待在室内，多到户外活动，接触大自然，多爬山，可以排出你体内的郁气、浊气。

好，这个案例分析完了。我平时也都是这样问诊的，这样问诊比较符合我的性格，我这样问，自己很舒服，患者的反馈也还不错。大家可以找适合自己的问诊方式，不过大的原则都是一样的。

这就是我的脉诊和望诊的整体思路，然后将我推导出来的症状反馈给患者，确认患者是否存在我说的这些症状，如果病人的反馈和我们说的差不多，说明我的诊断没有错误。再问患者有什么需要补充的没有，完善四诊信息，整个接诊过程就算结束了。假如病人的反馈与我们的推断有很大的出入，我们就需要反思问题出在哪里，再回过头来认真望诊和把脉，当然也经常存在我们说的症状在病人身上还没有反应出来的情况，这在临床中还是蛮常见的。因为脉诊其实是有一定的前瞻性的，身体内部出现问题要反应在外部还是需要一定的时间的。所以说好的中医可以做到治未病，这也是其中一个很重要的原因。

好，我们接着讲下一个案例。

案例二

张某，男，24岁。2014年7月就诊。

体型清瘦，两手脉势上越，脉性为浮弦滑，沉取无力，两尺尤弱，舌尖边红，舌苔薄白，舌根苔稍腻。两眼神足，说话较快。

我来分析一下他的基本病机。两手上越意味着气机上升太过。脉浮有三个机制：一是邪气犯表，正气与邪气相争于体表；二是内风鼓动，致使气血运行体表；三是阳气浮越于表。结合尺部弱、整体跳动无力的情况，很有可能是虚阳上越。弦脉主肝胆气郁，肝风内动。滑脉主痰，主气分有热，主食积。食积的滑脉，右关部特别明显。这个患者脉滑，但是关部并没有任何郁滞，所以排除食积。那么气分有热呢？气分有热的滑脉滑而有力，多兼数脉或疾脉。这个病人脉滑而无力，所以也可以排除气分有热。

两眼神足，说话较快，意味着神气有一些浮越。

舌尖边红，意味着中上焦有热；苔薄白，根苔稍腻，结合脉跳动无力和滑脉，意味着气虚，但是下焦有痰浊郁阻。

目前通过望诊和脉诊可以确定的病机有气虚，肾气不固，虚火上冲，肝郁痰阻，不确定的病机有邪气犯表，肝风内动。然后我们就问患者是否有失眠多梦、腰酸腿软、气虚、情志不舒、怕冷或怕热等症状。

医：你平时是不是有腰酸腿软、气不够用的情况啊？

患：对，医生，你看我是不是特别虚呀，你知道吧，我工作压力特别大，但是我目前这个状态工作都有点力不从心了。你说我该怎么办呀？

病人确实有点焦虑，这时候我们要安慰鼓励他，让他对生活充满信心。我们中医既要治病，更要治心。每每老师看着年轻的患者，由于身体的不适，到处寻医问药，甚至一蹶不振、自暴自弃的时候，都会特别痛心，他们还这么年轻，未来的路还很长，忍不住都会给他们多说几句，根据不同的病人，不同的性格，或鼓励，或指责，或安慰，或呵斥，方法不同，但目的只有一个，让他们对生活重新充满信心。这个病人我觉得先得让他把心理包袱拿掉是第一位的。引导也是有技巧的，首先必

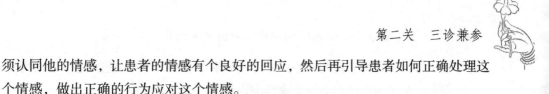

须认同他的情感，让患者的情感有个良好的回应，然后再引导患者如何正确处理这个情感，做出正确的行为应对这个情感。

医：嗯，我以前身体不好的时候情况和你类似，白天工作也没有什么精神，后来运动加上中药调理，现在这个问题已经完全解决了。你还这么年轻，身体不会差到哪里去的，吃几剂药，配合运动，就会好转的。我们人体的自我修复能力是很强的，关键是以后不要再做对身体有害的事情，你说呢？好了，我们先谈你的病，毕竟你来这里的首要任务是治病嘛，你这次过来主要是想解决什么问题？

患：嗯，我主要是失眠，闭上眼睛脑子里就像放电影一样，停都停不下来，一晚上可能也就睡一两个小时，梦还特别多，还有就是我遗精很频繁，每次遗精之后，第二天就提不起精神，非常累。

根据他的主诉，我们可以知道他的脉浮、无力，是由于肾气不固、相火妄动引起的，失眠、多梦是由于肝气郁结、化火扰心引起的，加之思虑过度，导致虚火上冲，就更加睡不着觉了。

医：那你平时痰多不多？
患：这个倒没有，没有什么痰。
医：那你大便怎么样？一天几次？成形吗？黏不黏？
患：大便黏马桶，臭，一天一次，感觉解不干净。

病人说没有痰，但是我们的分析他是痰阻，这个会不会冲突呢？我们需要明确，体内有痰不一定会表现出来。怪病多由痰作祟，痰这个病理产物，可以说是神出鬼没，脾胃、肺部有痰的时候，可以表现为咳痰的症状，但是当它伏藏在经络、肌肉、血管等地方时，就没有咳痰的症状了。病人自己不知道体内有痰，但是病人的脉是不会骗人的，所以我通过问他的大便情况来确认体内痰湿的情况。

综上所述，这个病人最后给我的反馈是他工作压力大，焦虑，失眠，阳强易举，容易遗精，白天头昏，心胸憋闷，打嗝，没有任何怕热怕冷症状。根据他的反馈，我们分析病人主要由于工作压力加上遗精次数多造成精神方面的负担过重，进而影响到睡眠质量，睡眠不好则白天精神困乏，工作效率低下，如此恶性循环才出现这些症状，所以可以确定他的病机是肾气不固，相火妄动，下焦湿热，虚火上冲，肝郁痰阻。他现在肝郁严重，焦虑得很，所以错综复杂，真是不好下手。当务之急还是首先要解决睡眠和遗精的问题，才可以从根本上解决他的问题。这个案例我们就分析完了，至于治疗以后会给大家详细讲解的。

案例三

谢某，女，47岁。

中等体型，双关郁豆，两手上越，脉性弦濡无力，舌尖有瘀点，舌体胖大，齿痕，舌苔浊腻。

这里跟大家说一下舌苔浊，很多人分不清这个浊苔和厚苔，但是实际上浊苔和厚苔的临床诊断意义是不一样的。浊苔并不意味着舌苔就厚，大部分时候浊苔是伴有厚苔的，但有时候薄苔也会出现浊苔。总之，浊苔和厚苔是两个维度的属性。

浊苔，顾名思义就是污浊、浑浊、不干净的意思，给人黏黏糊糊的感觉，看时间久了内心会泛起恶心感。那么浊苔的形成机制是什么呢？我们想想雾霾天气是怎么形成的，首先得先有雾，雾就是湿气，然后就是被污染了的空气、灰尘，两者碰在一起"纠缠"，雾霾就形成了。同样的道理，浊苔的形成，首先意味着体内湿气较重，或是有痰，然后体内堆积了很多"垃圾"没有排出去，垃圾堆积久了就会在体内释放出浊气，这些浊气和体内的痰或湿混合，在舌头上就表现为浊苔。现在的浊苔很多，这和很多人不良的饮食及生活习惯息息相关。

好，知道了浊苔是怎么形成的，我们接着看这个案例。双关郁豆说明中焦郁滞，如果偏寸关之间有郁滞，女性会有乳腺增生，双手上越说明整体气机往上走。脉弦主肝郁，脉濡主湿盛，脉搏跳动无力主气虚，舌尖有瘀点说明上焦，特别是心包络瘀滞，舌体胖大和濡脉结合起来进一步印证了体内湿气重。齿痕舌和弦脉结合说明肝郁明显，舌苔浊腻意味着体内堆积的垃圾太多，浊气太重，湿浊瘀滞，双关郁滞也从侧面印证了这一点。

综上所说，基本病机就是湿浊内阻中焦，肝气郁结，伴有气虚，可能的症状就是乳腺增生、胃胀、气虚、口臭等。然后病人又补充了月经量少，梦多，咽喉有异物感。结合病人的反馈，我们可以进一步确认病机为湿浊内阻中上焦，肝郁伴有气虚，治法自然就出来了：疏肝通络理气，芳香化湿。待到舌苔退后，再根据病人当时的情况具体用药，需要注意的就是湿气阻滞时先不要急着用补药，恐有留邪之弊。

由于时间的关系，我就不给大家展现临床现场了，和之前的问诊大同小异，关键是要掌握这个问诊的大体思路。

案例四

郑某，女，36 岁。

中等身材，脉势上越，左关部郁豆，左脉弦滑粗，右脉弦弱，舌质红，舌苔厚，中间淡黄，舌下络瘀。

我们来看一下这个案例。脉势上越说明气血偏走于上，左关郁豆意味着肝郁气结，有形的病理产物已经形成，类似胆囊壁毛糙、乳腺增生、乳腺结节之类的。两手脉都有弦象，左边粗滑说明痰湿郁滞在肝胆，郁滞在血分，因为左边主血，右边主气。右关偏弱，跳动无力，意味着脾胃的功能较差，脾气不足，所以右手脉跳动无力。从脉上可以推导出肝胆气郁、痰湿阻滞、脾胃虚弱的病机。

苔厚说明体内痰湿较重，中间淡黄提示有化热的趋势了，舌质红提示气分的湿热已经影响到血分了，舌下络瘀意味着体内气机郁滞较重。综合舌脉得出的基本病机就是肝郁脾虚，痰湿瘀阻，略有化热。那么这种病机经常表现的症状就有乳腺增生，胸闷，情志不舒，纳差，眠差多梦。

我们把推导出的症状，挑选几个典型的反馈给患者，得到了病人肯定的答复，病人又补充有腰酸痛的症状，我们就可以分析腰部酸痛的病因在哪里，然后就是最后的辨证分型了。

今天就以这四个病案来让大家明白四诊和病机怎么完美融合的。现在因为没有讲病机，可能同学们串起来的能力还不完善，后面我们还会讲病机。今天同学们主要关注的是这个四诊的问题：第一是脉诊、望诊怎么和问诊巧妙结合；第二是问诊的艺术性。这两点是今天需要注意的。本来不想带出病机，但是那就实在没法讲了。

整个步骤说出来有点繁杂，但是临床的时候也就是几分钟的事情，所以中医看病，看似轻描淡写，不动声色，实际上从病人进来的那一刻，我们整个大脑都已经在快速运转了，眼睛、耳朵、鼻子都在紧张地工作，捕捉病人的每一个细节。有句话叫细节决定成败，做医生是不能投机取巧的，因为我们的粗心可能导致对疾病的诊断出现偏差，所以，没有聪明的医生，只有细心谨慎的医生。

好，今天的课就上到这里。到今天为止我们的四诊就讲完了。不知道同学们感觉如何？从下节课开始我们就要讲任之堂常用病机了，下课吧。

◎边学边悟

丁根立

通过师兄的脉症合参，以及问诊、望诊的检验，有种感觉，自己似乎找到了能将所有知识点串联起来的那根线，使它们不再零碎，而成为一个整体。现在正在不断地磨合中，也使我对中医有了更深的认识。

篇尾点点金

这两节我主要是讲解任之堂的四诊，每日任之堂的患者达到 60 人，这么多的患者，老师是凭借其高超的、熟练的辨证思路才拿下这个阵仗的。我们讲了这么多课，可以说已经相当于一个任之堂特写，让读者能 360 度感受任之堂的细节，犹如亲历，相信通过和同学们一起这么多节课下来，不用我说什么过多的言辞，任之堂这个每年平均接待学生达到 150 人的小讲堂，平均患者约 1 万人次的小诊所，这个"小"字的意义，想必谁心中都有一份感慨，对于我们这些在任之堂驻足过的学生来说，都有一份牵挂。所以在书中宛金师妹将这份人文情谊用她的画笔描摹出来，也画出了我们每个人心中的那一个任之堂……

第三关　病机用药

亲爱的读者，这一关我们将为你奉上任之堂的又一宝贝——病机用药。

想必你觉得这病机很简单，大家都说辨证论治，似乎是司空见惯之事。但这一关的病机非普通中医书里说的病机，是我们任之堂平时诊病用药常用的病机，可以说是在数以千万的患者身上看到的、验证过的。其真实性可知，其疗效可知，其宝贵的程度可知⋯⋯

本关里所写的方子也是老师临床反复实践过的方子，可以说是准确病机与高效处方完美的结合。我们是本着老师的教导，"非真不传"的教学态度，来写下这些内容的。愿我所写的能完整真实地展现出任之堂治病的精彩，希望你阅读后能有所收益，为你在临床上增添一法宝，为患者尽快解除病痛之苦，那我的付出也算值得了！

第一节　浅谈精气神

同学们，我们开始上课。这节课我们开始讲病机和用药。

病机可以说是起到一个承上启下的作用，需要把前面学到的脉诊、望诊、问诊，以及病人的症状，都归拢到一块，进行筛选、整理、分析，最后要得出一个病机，而这个病机是直接指导开方用药的。所以说这一关是相当关键的，是整个课程的重中之重，掌握的好坏是直接影响临床效果的。

病机对于我们来说，是在临床上从搜集四诊到处方用药的桥梁，这种连接工作的重要性，就像每个交通要道都是兵家必争之地一样。对病机的研究有多深，你的中医境界就会达到多高。当然四诊和方药也很重要，但它们的侧重点是不一样的。

四诊像是情报部，病机就像是司令部，中药就像是前线作战的军队，就是这种感觉。所以同学们一定要重视对待这个病机。

病机有时候就是一句话的事，点明白了，就那么简单，没点明白，你就是天天跟着老中医抄方，也不会有任何进步，就是这么神奇。所以不是有这么一句话吗？真传一句话，假传万卷书，就是这个道理。同学们，对于病机，可以这么说，我们是要研究一辈子的。有时候需要向人请教，但大部分是需要自己开悟，每一个阶段我们对人体的生理和病理都会有一些新的认识，中医就是这样，不断地学，不断地悟，不断地提高，急不来，这是一辈子的事！

为什么我们这些学生总感觉永远跟着老师的后边追，永远觉得不能完全摸准老师的思路，因为我们学到的东西都是老师悟出来后喂给我们的，喂我们多少就吃多少，不喂就饿着了，没有自己找食物的本领，换句话说，自己不会悟，悟中医，悟天地，悟道。所以有老师带诚然好，在初级阶段需要老师带，但是作为学生，当我们已经初步建立了自己的诊疗体系，把老师的东西基本学到手后，我们也一定要跳出来，跳出来思考老师是如何悟的，这个过程是怎样的，并且尝试建立自己的思维模式，学会自己悟，这样中医才不会一代不如一代，这样老师才会感到欣慰。我想这叫"学之以鱼，不如学之以渔"吧。所以为什么老师往往不是喜欢最乖的学生，而是喜欢最有灵性的学生，也是这个道理。独立之思考，自由之人格，我个人觉得这也是我们学生最缺的能力，跳出来自己思考，所体悟到的哪怕只有一点点，也是我们自己的东西，我想这也比从他人那里学到一大堆不甚理解的知识，在某种角度上来说更有意义。

这一关我们起名叫病机用药篇，为什么要用这么大篇幅把病机和用药放到一起讲呢？我是想单讲病机和单讲处方，但这不能很好地展现完整的中医辨证思维。一般我们看病的时候基本上病机就出来了，随之就是立法用药处方，要求一气呵成。所以我每讲一个病机就连接与之对应的老师常用的立法处方用药，这样比较方便大家临床应用。

言归正传，我先来讲一讲这一关我要怎么讲，让大家知道整个脉络。教材把各种辨证方式分列开，如《中医诊断学》，有气血津液辨证，有脏腑辨证，有三焦辨证，有六经辨证等。不是说这样排列讲解不好，但不知道大家有没有和我一样的想法，就是学时好像清晰明了每个辨证思路，但用起来却不知道选用哪种辨证思路。我当时学时就有很大的困惑。后来接触临床，我根据老师所授，并结合个人的思考，想到一种把它们囊括在一个大的圈子中的辨证思路，这样就不会产生分裂的辨证思维，辨证时自然就通顺一些。这段时间我就把这个感悟成果向大家汇报一下，但这只是我的个人体会，若是同学们有不同的意见，下课后一定要和我探讨，好让我们共同进步，我这也算是抛砖引玉了。

我在临床上一般都是分三步走的。首先要看物质的充足与否，若四诊时直接辨证出物质不足，那么就不用多考虑了，直接就补肾填精或者补气血。其次，如果物质充足，也就是阴精充足，那么我们就看这个气机，也就是这些物质的运动状态，这就是我要讲的升降出入。最后，若是这个人情绪神志方面的症状明显，那么先来处理神志这一块，但是精气化神，最终还要以气血为基础、为体，以气机升降出入为用，所以调神和前两步有很大的关系。我们讲病机就按照这三个板块讲。精气神，精乃物质，气乃气机，神乃精神。这和大家传统所学有一些差距，实际上也没有必要纠结这个名字。首先，我们要先弄清楚精气神三个字的含义。

> **精**：是物质，包括所有营卫气血津液。
>
> **气**：是物质的运动状态，名以气机。表现形式：升降出入。
>
> **神**：意志，情志。

精，我这里强调是物质。物质，如果换作中医的概念，包括营卫气血津液。也可以理解为五脏精华，五脏皆藏精。但是我们还是强调肾精和气血。对于肾精，重点强调：一是肾藏先天之精与部分后天之精；二是五脏之精的本源来自于肾精，肾精是诸精之本，肾精足则五脏之精皆足。对于营卫气血，强调：脾胃是人体的能量来源，诸脏之精都是由脾胃气血化生的。

这里和大家把营卫的概念弄清楚。《素问·痹论》："卫者，水谷之悍气也，其气慓疾滑利，不能入于脉也，故循皮肤之中，分肉之间，熏于肓膜，散于胸腹""荣者，水谷之精气也，和调于五脏，洒陈于六腑，乃能入于脉也。故循脉上下，贯五脏，络六腑也。"《灵枢·本脏》："卫气者，所以温分肉、充皮肤、肥腠理、司开阖者也""卫气充则分肉解利，皮肤调柔，腠理致密矣。"这两句话是对营卫概念的最好阐释。

卫就是饮食水谷中比较慓悍的气，悍者，勇敢，强悍，悍勇，它循行于脉外，具有抵御外邪、温煦腠理肌表的作用，相当于我们现在理解的抵抗力。

营就是饮食水谷中比较精华的气，精者，精细，精密，精致，精选，它循行在脉内血管里，具有营养、荣养、滋润脏腑的作用。

那么营卫的来源是哪里？《灵枢·营卫生会》曰："人受气于谷，谷入于胃，以传于肺，五脏六腑，皆以受气，其清者为营，浊者为卫，营在脉中，卫在脉外，营周不休，五十而复大会。"尤在泾说："中者，脾胃也，营卫生成于水谷，而水谷转输于脾胃，故中气立，则营卫流行而不失其和。"综上，营卫化源于中焦脾胃所运化的饮食水谷精微。所以，脾胃功能正常则营卫和。

那么营卫和气血有什么关系呢？大家发现没有，我们谈卫，必说"卫气""卫阳"；谈营，必言"营血""营阴"。营卫主要体现在功能作用方面，气血主要体现在物质基础方面。通过气血的运行，发挥营卫营养脏腑、卫外温煦肌表的作用。所以《素问·阴阳应象大论》说："阴在内，阳之守也；阳在外，阴之使也。"

《灵枢·营卫生会》："黄帝曰：老人之不夜瞑者，何气使然？少壮之人，不昼瞑者，何气使然？岐伯答曰：壮者之气血盛，其肌肉滑，气道通，营卫之行不失其常，故昼精而夜瞑。老者之气血衰，其肌肉枯，气道涩，五脏之气相搏，其营气衰少而卫气内伐，故昼不精，夜不瞑。"气血是营卫的物质基础，气血盛则营卫和，人体就白天很精神，夜晚睡得香；反之，气血不足，则营卫不和，人体就精神不济，吃不饱，睡不香。

接下来，我们来谈营卫气血和脾胃的关系。营卫气血都离不开脾胃。脾胃为后天之本。气为血之帅，气可以生血、行血、摄血；血为气之母，血可以养气，可以载气。气血互为基础，可以相互化生，气血可以说是人体精微物质的不同存在形式。而脾胃是气血的生化之源，脾主运化，胃主受纳，共同完成对饮食水谷的消化和吸收。这些精微物质皆可化气血，布散于各脏腑经脉，成为人体气血的主要来源。

我们理解了营卫气血的概念以及和脾胃的关系，那么精气神具体指什么？

精：《素问·金匮真言论》："夫精者，身之本也。"《素问·厥论》："胃不和则精气竭，精气竭则不营其四肢也。"《素问·汤液醪醴论》："五阳已布，疏涤五脏，故精自生，形自盛，骨肉相保，巨气乃平。"

气：《素问·脏气法时论》："气味合而服之，以补精益气。"《素问·生气通天论》："阳气者，精则养神，柔则养筋。"

神：《灵枢·天年》："黄帝曰：何者为神？岐伯曰：血气已和，营卫已通，五脏已成，神气舍心，魂魄毕具，乃成为人。"《素问·汤液醪醴论》，"帝曰：形弊血尽而功不立者何？岐伯曰：神不使也。帝曰：何谓神不使？岐伯曰：针石，道也。精神不进，志意不治，故病不可愈。今精坏神去，营卫不可复收。何者？嗜欲无穷，而忧患不止，精气弛坏，营泣卫除，故神去之而病不愈也。"《素问·刺法论》："是故《刺法》有全神养真之旨，亦法有修真之道，非治疾也，故要修养和神也。道贵常存，补神固根，精气不散，神守不分。"《素问·针解》："神无营于众物者，静志观病人，无左右视也。"《素问·针解》："必正其神者，欲瞻病人目，制其神，令气易行也。"

综上，精气神定义如下。精：构成生命的本原精微物质，包括营卫气血津液。气：精的运行存在状态、表现形式，即能量。神：精的功能作用，即注意力。所以我们分析关于精的病机的时候，包括营卫气血津液。

气，这里谈的"气"不是特指气与血，而是物质的运动状态，即能量，我们给它名以气机，也就是我们前边讲的脉势及五行脉的主要作用。气的升降出入正常通顺，一气周流，才可以衍生出物质。这也是中医为什么那么重视气的运动，那么重视"通"这个字的原因。流水不腐，户枢不蠹，就是这个道理。所以在这里，在物质匮乏不是主要矛盾的时候，我主要从气机的升降出入考虑。将人体的气血运动调到自己能顺畅运转，那么身体就可以自己生气生血，无须再用补药。这也是为什么很多老中医的方子显得那么中正平和，以后我会逐条给大家讲气机的辨证。

人体的这个神，我们可以定义为注意力，但五脏的神是什么？心藏神，肝藏魂，肺藏魄，肾藏志，脾藏意，我们该怎么理解？

注意力是没有属性的，你把注意力放在眼睛，就能看到事物，把注意力放在耳朵，就能听到声音。同样的道理，注意力在五脏上各有偏性。生活中我们会发现，有些人胆子特别大，遇事不发怵，冷静果敢，那是因为他的肝气足，肝为将军之官，谋略出焉。注意力在肝气足的人身上表现就是冷静勇敢。将军之材，必然是肝气足的人，典型的人物，关羽关云长，《三国演义》描述关羽：身长九尺，髯长二尺，面如重枣。关羽身材修长，胡须茂盛，面色红赤，这些都是木形人，肝血足，肝气旺的表现，天生就是当将军的料，留下了千里走单骑、过五关斩六将的美名。

有些人做事情特别有魄力，那是因为这种人肺气足，肺为相傅之官，治节出焉。想象一下，作为丞相阁老，治理国家，没有力挽狂澜的魄力哪行？注意力在肺气足的人身上的表现就是雷厉风行，有魄力。

肾藏志，志者，志气，志愿，愿力，那些格局大，胸怀大志，博闻强识的人，表现为肾气足。肾者，水脏也，水形人，面黑腰圆，拥有大格局。这让我想起了民国中医大家张锡纯先生，其脸圆面黑，膀粗腰圆，是典型的水形人，其格局之大，在他的《医学衷中参西录》的序中可窥见一二："人生有大愿力，而后有大建树。一介寒儒，伏处草茅，无所谓建树也，而其愿力固不可没也。老安友信少怀，孔子之愿力也；当令一切众生皆成佛，如来之愿力也。医虽小道，实济世活人之一端。故学医者，为身家温饱计则愿力小，为济世活人计则愿力大。而此愿力之在锡纯，又非仅一身之愿力，实乃祖训斯绍也。"注意力在肾气足的人身上的表现就是志向远大，格局宽广。

我们也可以把精气神放到三焦的角度理解，下焦是主藏精的，中焦是气血生化之源，上焦则主精神情志部分。下焦是根本，中焦是基础，上焦是外在表现。就像我们练拳一样，底盘一定要稳，所有的力量是根于下盘的，这就是练武要求站桩练气的原因。这个底盘就类似我们说的精，精是越充足越好。腰腹部要灵活，出拳的力量是由腰部发出的，腰部就好像力量的传输带一样，腰马合一的精粹是让腰部能对力量的收发做到自如。这个腰部就类似于我们的脾胃，脾胃是气血生化之源，是交通精与神的枢纽。而上肢则要求灵活多变，"天下武功惟快不破"，其实说的是对武术外在表现的要求。这个外在表现就类似于我们中医讲的神，神采是只可意会不可言传的东西。下盘稳，腰腹灵活，动作迅速，必是高手。精足则气血充盈，自然神采奕奕，器宇轩昂。

说了这么多精气神的关系问题。接下来的课我就开始按照这个结构系统给大家逐个讲解。

◎边学边悟

丁根立

古人云：读万卷书不如行万里路，行万里路不如仙人指路。今看到师兄不辞辛苦为学医之人点明前行之路，使之能很快登堂入室，甚感庆幸。在此愿更多的人也能将此接力棒不断地传递下去，使更多的人早日踏上行医之路。

今天感觉这节课讲得真好，很重要。师兄说："我们一定要跳出来，跳出来思考老师是如何悟的，并建立自己的思维模式。"这句话让我想到了老子。老子是我们很好的一个榜样，他不光自己悟道、行道，还告诉了我们他悟道的方法。所以我很佩服他、敬重他。他的方法是"致虚极，守静笃"。

第二节　浅谈神

《内经》说："心者，君主之官，神明藏焉""主明则下安，主不明则十二官危。"所以我们谈关于神的病机的时候，主要是以心为主。

讲神之前我们先来看老师的一篇文章：

一碗白糖水引发的思考

精神狂躁的患者，常常心意识静不下来，就好似在高速路上行驶的汽车，刹车坏了一样，这样的患者常常半夜起来，或哭或笑，胡言乱语，精神亢奋，其实这就是"心主神明"出现了障碍，能让患者的心静下来，就算只是静下来一分钟，身体也会自己修复自己，重新回归到平衡。

国不可一日无君，人不可一日无心。这碗糖水，看起来很普通，但却将中医理论"焦苦入心""甘能缓急"运用得非常妙。通过焦苦之味，引药入心，借助甘味来缓急，这样服用之后，患者心就不急了，心为君主之官，心静下来，就开始发挥君主的作用了。

传统上对于精神狂躁的病人，认为"重阳必狂，重阴必癫"，常常会使用泻下的药物，折其阳，泻其热，大黄、芒硝，常常是首选的药物。其实患者表现为一派阳盛的背后，往往是一派阳虚，阳气向上向外发散太过，运用泻法之后，患者必然呈现出虚的状态，而不是平衡的正常状态，虚实常常是相伴而行。不从患者表现的阳亢入手，而是直接从心主神明入手，通过心的君主作用，让身体建立一个新的平衡，的确是高招啊。

白砂糖炒焦黄后，自然不会有抗焦虑的成分，却能起到镇静安神的效果，是不是就如我上面分析的这样呢？如果其他疾病，只要是心意识控制不住的患者，都可以运用呢？除了白砂糖，其他的药物可不可以代替呢？

我开始借用中医理论，借用自身体会，借用临床案例来一一验证。

前一段时间，我由于晚上看书太久，反复思考一些问题，大脑静不下来，入睡困难，如是我便自己给自己煮了半碗焦糖水，没想到喝完后，心很快就静了下来，也不着急了，不停地打哈欠，想睡觉了。

体会了白砂糖炒焦后的效果，我开始琢磨，用甘草炒焦黄，炒出焦苦味，利用甘草的甘味缓急，利用焦苦来入心，是否也有上述的效果呢？

通过实践，果然和想象中的一样，焦苦入心，甘能缓急，只要嚼上一两片焦苦味的甘草，心神立马安静下来，中医理论，诚不我欺……

有个外地来学习的学生，多年来常常心神无法控制，消耗体内精血太过，常常心慌气短，深夜因气短、心悸、心慌，无法入睡，授之服用焦甘草，当晚服用一片后，自觉心脏跳动非常有力，心神得以回归，此后常常含服焦甘草，同时配合服用五子衍宗丸，身体逐步康复。

长期失眠的患者，心意识控制不住，彻夜难眠，重用焦甘草，患者服用三天，病情大为改善……

这是老师在悟创立焦甘草时所写的文章，其中还有老师精彩的医理论述。大家感兴趣可以上老师的博客看一下。老师就是根据神的理论创立的这个方子。

今天我来谈一谈神。神就是情志，就是心情、思想，就是注意力。我们不能不关注它，它对于人体的健康有着很重要的影响。有时候你的处方没有效，很可能是它影响的。所以说诊病真的没那么简单，很考验医生的综合实力。

《内经》里说："人有五脏化五气，以生喜怒思忧恐。"精气化神。这句话怎么理解？人的神，它的物质基础是脏腑的精气。精充足，它就会生发有力。精化气，一气周流；气化神，就会神采飞扬，人就很有精神，这是一个正常的状态。所以精气是神的物质基础。换句话说，情志是以脏腑气血的气化功能为物质基础的。

基于这个理论，我们在治疗情志病的时候，可以从脏腑气机入手。也就是我们讲，治疗神病，要看到精和气的问题，然后要从精和气去入手。

比如我们任之堂总是问患者有无梦到死人，这是代表心阳不振。我查了一下，《内经》里就有关于梦和疾病关系的论述。

> 黄帝曰：有余不足有形乎？岐伯曰：阴气盛，则梦涉大水而恐惧；阳气盛，则梦大火而燔焫；阴阳俱盛，则梦相杀。上盛则梦飞，下盛则梦堕。盛饥则梦取，甚饱则梦予。肝气盛，则梦怒；肺气盛，则梦恐惧、哭泣、飞扬；心气盛，则梦善笑，恐畏；脾气盛，则梦歌乐，身体重不举；肾气盛，则梦腰脊两解不属。凡此十二盛者，至而泻之，立已。

梦是我们的情志的一种。所以有时候根据梦我们也能推断身体中病变部位、性质等。这个也是基于我们脏腑气机的变化影响了我们的情志。

再比如我们看到一些患者，眼神发亮，神光外散，情绪容易激动，稍有不如意就大发雷霆，乱扔东西，就知道他体内的气机是向外发散的。神郁的人没有正常的欲望，没有食欲、性欲，悲观消极，心情抑郁。由此我们就知道他体内的阳气生发不上来了。这些都是相当于看到神志病背后的根源了。肾精亏虚，肾气不足，肾的收藏能力失司，下焦就失去了封藏气机的能力，神可能会因为无所承制而出现亢盛，例如躁狂症。也可能会因为肾气生发无力，郁陷而不发，出现神郁，例如抑郁症。脾胃斡旋中焦，中气衰则升降失常，肾水下寒而精病，心火上炎而神病，神失去脾胃缓和之气的固护也会出现神亢或是神郁。

再比如《金匮要略》里的百合病就是心肺阴虚导致的精神状态不正常，故而出现如有神灵者；还有小柴胡汤的一个适应证：妇人经水适来或适断，又感外邪，热与血结于血室，形成昼日明了、暮则谵语的如见"鬼"状。

讲到这里，我想同学们应该知道一些精神疾病的治疗思路了，以及为什么可以用中药来治疗情志病，它的理论依据在哪里基本上我已经讲到了。但是一个事物是有两面性的。有时候确实有某些病，这里不一定就是精神疾病，处方的方向也是对的，用量也精准，病人也吃了不少药，可效果就是不显著，这时不知道你有没有感到困惑？开始怀疑自己的医术水平。还有类似神经官能症的病人，他一会这里不舒服，一会那里不舒服，可以说全身都不舒服。这种病人很让人头痛，我们不知道该从哪里入手。还有像王凤仪、刘友生这些前辈通过讲病能把人给讲好了，这又是为什么？这些问题我平时总看到，所以也很留心，今天我们接着来探讨这一方面的问题。

神御精、气。《内经》里说："恬淡虚无，真气从之，精神内守，病安从来。是以志闲而少欲，心安而不惧，形劳而不倦。"这句话说明情志是影响人体健康的根本原因。大家会看到一些电视镜头：一个中年男子，或是因为自己的女儿和别人私奔了，或是因为自己的公司倒闭了，然后就怒发冲冠，满面通红，浑身哆嗦，吐出一口鲜血就不省人事了。这个按照中医来看就是暴怒伤肝。所以说情志非常影响脏腑的气化功能，有时候甚至是起决定性作用的。

下面我来举几个情绪在疾病的治疗过程中起决定性作用的例子。一女子夫妻感情长期不和，工作又累心耗神，孩子老人又全是她来操心。像这样的女人，她身体怎么会好呢？基本都是肾精亏虚，肝血不足，或者是肝郁脾滞。有时候你接诊时她真的是满肚子苦水全都向你泼来，有时候你会觉得自己真心无力，自己都会怀疑我开这个药能改变她满脸的愁容与憔悴吗？所以我现在非常理解为什么老师要大家背《道德经》《清静经》。在这个时候我也认为要以心理治疗为主，药物治疗为辅。

但是我还想提醒大家，劝导不是一味地倾听、怜悯和迁就，要恩威并用。古人早就教我们了，"人之情，莫不恶死而乐生，告之以其败，语之以其善，导之以其所便，开之以其所苦，虽有无道之人，恶有不听者乎？"在老师旁边侍诊的同学们会看到老师有时候对患者特别和蔼，有时又严厉指责，有时又特别温情，有时候又什么都不说，有时候话语又像滔滔江水。不知道的同学还以为老师是在随着自己的性子走。实则不然，老师的这些表达实际上都只有一个目的和情感：就是想让患者的病尽快好起来，至于方法就"因材施用"了。所以老师的道行真得很高，这个是我跟师三年的真实体会。

还有一种病人，让我们医生真是又爱又恨。他们的确很热爱中医，因此自己也学了不少治病养生的知识，但是他们不是真正的大夫。这些人往往身体也不是很好，到处看病，但是病总也没看好，导致这类病人是又爱中医，又不信任大夫，但自己还开不了方子，像这一类病人是很难治的。先不说他的疾病有多怪异，就单凭这心态，真的很让人着急。李士材对他们有一个真实写照：硝黄尚未入口，已魂飞魄散；参术尚未下咽，心先痞塞。的确是这样的，这一类患者我天天都能见到，老师对待他们往往就是先建立信任感，不然下方子是没效果的。

还有一类病人和精神因素也有很大的关系，并且还都是难以启齿的事情。比如古人记载一些待嫁侍女、幽尼、寡妇因所欲不遂形成经闭，男子因独身多年引起的梦遗。我见过一个案例是这样的：一位阿姨，大概 40 岁，看上去有些苍老憔悴，头发也白了，而且掉了很多，闭经半年，又是扎针，又是吃中药，但是效果不好。后来我才得知她的老公在两年前得了暴病去世，夫妻俩的感情非常好，她由于精神打击太大了，所以才会这样子。这是几年前我看过的一个病例。这种情况吃药效果就显得很无力，只有患者自己从伤痛中走出来，走出那段阴影，重新寻找人生的美好，然后用这种幸福和满足感滋润自己，比吃多少剂四物汤都要有效。像这样的病，一般都是女子比较容易得。有时候比如工作压力，或者是一些不好说的事，就容易使女子产生郁病，这些病有时候吃药效果很慢，也不是没有效果，但是如果在心理方面加强疏导，可能药的效力就会大大提升。否则，那真的就是医生和患者的不良心态在做一个拉锯战。

神御精、气，这里我讲了蛮多的。但是在用药方面直接通往神的药貌似很少，调神一般都是走心性修炼和心理调整。前几天我看过李辛医生的一篇讲稿，他提了一下这方面的内容，说《神农本草经》的上品药多有作用于神这一块的，所以才有久服通神明、久服轻身不老的言论，这不是迷信之谈，大家可以多关注一下。

通常我们看一个人有没有神采，通过眼睛就可以看出端倪，眼睛是心灵的窗户，眼神是眼睛里面藏着的神采。眼神之间的交汇其实是神与神在交流。老师讲过眼睛其实耗散的是我们体内最高级的能量，是人体的第二命门。老师一直强调少看电视、电脑，少用眼睛，其实是让大家不要过度耗用自己的能量，闭目才能养神。

神的辨证，基本分为两大类：神亢、神郁。神亢的人眼神明亮，神光外散，情绪容易激动，稍有不如意就大发雷霆，乱扔东西，躁狂症是神亢的典型症状。一般神亢的病症大多与气血上逆有关，比如说头痛，梦多，耳鸣，心乱，手脚心热，牙龈出血。有时消耗过度可能会出现头晕，心慌，失眠，短气。气逆是因为肾气不足引起的，所以总是腰痛，爱掉头发，月经量少。神亢的人表现为躁动，坐立不安，声音高亢洪亮，语速快，语气咄咄逼人，问一句话能回三句，有点得理不饶人的意思，稍不随意就大发脾气，特别易被激惹。

神郁的病人性格多内向，脸色灰暗，眼神暗淡无神采，言语不多，羞于见人，给人一种没有精神的感觉，对生活没有美好的憧憬，做什么事情都提不起兴趣。阳气陷于下，清阳不升则头晕，鼻炎，记忆力减退，颈项不适。心阳不振则背心冷，自汗，恶寒怕风。心主欲望，神郁的人没有正常的欲望，没有食欲、性欲，悲观消极，心情抑郁。神郁的人表现为没有欲望，做什么事情都提不起精神，觉得活着没有意思，类似于现在的抑郁症患者，不想与人打交道，甚至害怕见到人，害怕黑暗，想法消极悲观，常常梦到过世的人，常有自杀的想法。

这节课主要是强调我们在治疗这样的病人时，既要想到脏腑精气物质基础和气机的运动状态，又要想到神本身方面的问题。我们接着看有关神方面的用药。

> 桂枝汤　焦甘草　黄连　肉桂　麦冬　川芎　首乌藤　合欢皮　酸枣仁

神方面的用药都和心、肝两脏有关，心藏神，肝藏魂，古人常用神魂颠倒来形容一个人的心神出现了问题。

◎桂枝汤

心主欲望，没有欲望的人，他们的左手寸脉沉取无力，甚至微弱。面对这些病人，老师首选桂枝汤加减来帮他们强心，提升欲望。桂枝汤通阳强心调神，心阳足了，人自然就有精神了。

桂枝汤的组成大家都很了解，桂枝、白芍、甘草、生姜、大枣，这是《伤寒论》的第一方。历代医家都对它有很高的赞誉。徐彬说："桂枝汤，外证得之，解肌和营卫；内证得之，化气调阴阳。"可以说是对这个方子极高的评价。桂枝、甘草辛甘化阳，温通气血，强心通脉；芍药、甘草酸甘化阴，滋阴护液；生姜、大枣滋补营卫。桂枝汤实际上是阴药、阳药的配合问题。方子整体阴阳双补。若想让它调肌表的营卫，就加大桂枝的量，让整个药势往外走，如桂枝去芍药汤；若想让它养脏腑的阴阳，就多加芍药，因为芍药有内收之势，如桂枝加芍药汤、建中汤系列。当然了，这只是我个人的理解。

老师这里用桂枝汤也是调脏腑阴阳用的，主要是调心阴心阳。芍药养心阴，桂枝温心阳。生姜、炙甘草、大枣运脾胃，和营卫，生气血。所以人体的正气（偏阳气）足了，就把神养住了，把阴霾化开了，人的精神就从整体的阴郁转变成灿烂。

◎焦甘草

焦甘草就是把生甘草放在锅里直接炒到焦黄，口感以甜中带苦为好。焦甘草这味药古书里没有记载，是老师在机缘巧合之下悟到的一味药，前面老师的文章里就谈到过焦甘草。碰到病人焦虑不安，心意识停不下来的，以及由此引起的失眠多梦、情志问题，老师都会用焦甘草30～50克，病人喝上三五天，症状就大为改善。

焦甘草之所以能有如此效果的原因是什么呢？我们还是要从中医基础理论入手，"甘能缓急""焦苦入心"，这八个字就把焦甘草的秘密都说出来了。甘草味甘甜，性平和，炒焦之后焦苦之味入心，可以把药效引到心脏去，就起到了缓心急的作用。心主神明，焦虑不安，心意识停不下来，是心神出现了问题，心太急了，欲望太多了，而焦甘草可以让快速运转的意识慢下来，让心神得到休息，心静下来了，君主又回来执政"，身体自然就舒服了。这个主要是调神以安身的思路。

◎首乌藤、合欢皮

我想大家或多或少都有失眠的经历，我们回想自己失眠的时候，大多数情况是前一天晚上做了比较激烈的脑力活动，诸如看了一部情节跌宕起伏的电影，想了一个很复杂的问题，抑或是刚刚和别人吵了架，心情难以平复，或者是第二天有很重要的事情让我们牵挂、紧张……总之在思维处于紧绷、活跃的状态下，人常常会失眠。这也是为什么心理医生建议大家睡眠前听一首舒缓的轻音乐，喝一杯牛奶等，这些建议的目的也只有一个，就是让我们的心处于一个平静松弛的状态，这样才有助于我们的睡眠。

按中医理论来讲，失眠不离"阳不入阴"这一基本病机，正常情况下，早晨阳气生发，万物复苏，人体的阳气也从体内生发出来，人就醒来，开始新的一天；夜晚，万籁寂静，人体的阳气也内收，有了困倦的感觉，很快就进入了梦乡。可是现在夜生活丰富，看电影，K 歌……夜晚大家心神还处于兴奋状态，阳气被强制调用出来，长此以往，阳不入阴，也就形成了失眠。

首乌藤、合欢皮这组药对是老师经常用来治疗失眠的经典药对。它主要用于精神长期处于紧张状态以及阴分不足的失眠病人，这种病人特别容易焦虑，一件小事都可以让他们思来想去分析半天，脉象弦细，手纹杂乱。首乌藤，苦涩微甘，性平，苦入心，甘能缓急，所以可以缓解情绪紧张。因为它夜晚时两藤会缠绕相交，故又名夜交藤。失眠的病机正好是阴阳不相交，中医最大的特点就是天人相应，首乌藤本身具有养血安神的作用，加之夜晚相交的特点，临床上重用首乌藤治疗失眠效果明显。

合欢皮，味甘性平，甘能缓急。《神农本草经》说其"主安五脏，和心志，令人欢乐无忧"。嵇康《养生论》云："合欢蠲忿，萱草忘忧"，说明合欢皮、合欢花有安神解郁的作用，另外，合欢叶有朝开暮合的特点。合欢皮和首乌藤配伍，药效可以互补，所以这组药安神助眠特效。

◎麦冬、川芎

这两个药也是老师常常用来治疗失眠的。大家可能会有疑问，都已经失眠了，怎么还用川芎这么燥的药呢？不知道大家有没有关注过酸枣仁汤，这个方子里也有川芎，而麦冬这味药又是天王补心丹的药物组成之一。

失眠一般都和"阳不入阴"这个病机有关，不过也有例外，老师在接诊失眠病人的时候，在一般四诊之外，都会把一下手少阴心经的脉搏，看脉搏跳动是否有力。如果手少阴心经亢盛，意味着这个人的心意识一直处于运转的状态，也就是神一直都不静。而老师又发现有些人偏偏左手寸部脉沉取无力，本身也应该因神亢而跳动得很亢的脉象却不足了，这意味着心血已有不足之象。犹如一辆一直在高速路上开足马力的车，而油箱的油已经所剩无几了。面对这种情况，一方面我们需要给车加满油，让车能尽可能久地开下去，不要在半路抛锚了；一方面我们要让车速降下来，让发动机处于一个适宜的状态，尽量减少油的消耗。同样的，面对这种一直处于紧绷状态，头脑长期处于超负荷工作状态，白天精神困乏，晚上又失眠的病人，老师想了一个什么办法呢？全身气血都很充盈，脑部气血才能充足，因为人脑处于人体最高的部位，把气血输送到巅顶是需要有足够能量的，就像住在高层的住户在水压不够的情况下往往是最容易先停水的，楼层越高，水泵的功率就要越大。

基于这些原理，老师用川芎将气血引到脑部，古书里说，川芎辛散之力强，能上行头目。著名的川芎茶调散就是以它为主药，可见川芎上达头目的作用也是很强的，川芎就相当于这个向上的动能。用麦冬入心经，清心安神，这样就相当于让汽车开慢点。麦冬又是养阴的药，也相当于加油。这样二药配伍可以说既可养心神，又可以使它安静下来。这对虚亢的病人是很适合的。

如果按照脉象分析的话，左手是血脉，川芎从血分往上升，使左寸脉强大起来；右手属于气脉，麦冬从气分往下降，形成一个循环，身体的整体气机又正常运转起来，可以使阳既可以出于阴，又可以入于阴。当出则出，当入则入。这样夜晚失眠、白天困乏的症状就得到了缓解。这是从气机的层面上来调动气血以达到安神的目的，这样是不是完美地结合了精、气、神这三个部分了呢？

◎酸枣仁

酸枣仁这味药的独特之处在于它对睡眠有双向调节作用，《本草纲目》认为"其仁甘而润，故熟用疗胆虚不得眠、烦渴、虚汗之证，生用疗胆热好眠"，也就是说酸枣仁炒用治失眠，生用可以治嗜睡。

酸枣仁作为种子本身蕴含着酸枣的所有精华物质，加之酸枣仁质润，所以有益肝养血安神的作用；另一方面，种子为了物种的延续，都有生根发芽的本性，所以它又有很强的生发之气。这里举个例子，在任之堂，冬至前老师都会组织大家去山上采女贞子，这时的女贞子味道甘中带涩，补性最强。采得太早，味道苦涩，滋补肝肾的力道还不够；冬至后的女贞子纷纷落地，又太老了，所以我们都是在冬至前几天去采，这时山上满山遍野都是女贞子，一般我们采两三次就够药房用上一年的。采回来的女贞子还要开水烫过，晾晒干才能使用。记得有同学问老师为什么不直接洗干净拿去晒干呢？老师笑着说，他之前也是这么做的，发现没有烫过的女贞子怎么晒也晒不干，后来才知道含有生机的植物及其种子本身带有一种自保机制，即使在太阳下暴晒也会储藏住一部分水分，以求自保，所以没有经过烫制的女贞子特别不容易晒干。后来老师每次晒女贞子的时候都要在开水里烫一会儿，去掉女贞子的生机再拿去晾晒，很快就晒干了。

　　古人也发现了种子类药物的这种双重特性，故用炮制方法来强化它的某一特性。酸枣仁生用，则生发之性强，在补益肝血的同时也有疏发肝气、升达阳气的作用。而嗜睡好眠归根到底还是阳气升发不利造成的，生酸枣仁养肝阴，升肝气，阳气得升，嗜睡好眠自然迎刃而解。酸枣仁炒用以后，生机全无，只留存了它的精华物质，补益之性得到了加强。血虚不养神的失眠，用炒酸枣仁大补阴血，阴血充足，阳入阴分，心神自安，岂有不眠的道理？

　　这个酸枣仁也是难得的直接作用于神的好药。类似这样直接作用于神的药物，我们了解的还有生龙骨、茯神、朱砂、磁石，这些药物基本上都归在《中药学》安神药的章节。以前觉得没什么，质疑它安神的作用还能有西药安定厉害吗？但现在把这个精气神的层次分出来后，觉得这样的药真的很可贵。也许真的像李辛医生说的《神农本草经》的上品药基本都和"神"有所关联吧。

　　好，有关"神"的内容我基本讲完了，下节课开始我们就讲精的部分，下课。

◎边学边悟

丁根立

　　老师能不断地在生活中体道、悟道、行道，将道为我所用。为我们建立起一个非常好的榜样，而且还在不断地引领一个个有识之士进入中医的殿堂，他们也像老师一样，不断地体悟道，体悟天地自然，拥有天人一体观和中医的思维，这不只是在教我们行医，更是在教我们如何体道、悟道、行道，教我们如何生活。

　　我们常说全神贯注、聚精会神、凝神聚气等，都是说的一些神的作用。道家说神不宁则气不聚，这和我们说的凝神聚气不是一回事吗！以前也常有人说，饭后要闭目养神一会儿。为什么会有这个说法呢？我们长时间的体力劳作或是脑力劳作，都在不断地耗我们的精气神，甚至是吃饭时都在耗。这种有出无入的状态不符合天地之道、阴阳之道。所以我们也要有入，吃饭是一个入的状态，但是还不能即刻转换为精气神。我们可以借助闭目或者冥想这个动作，让心意识知道我们要养神安神，所以饭后闭目一会儿很养神。现在的人多是以午休的形式以达到安神养神的目的。

　　我们刚说了闭目可以养神，另外，宁神还可以聚气。人，是由气之所聚而成。

我们宁神也是一个聚气的过程，道家经常用打坐冥想意守来达到这个目的。我们知道，在注意力集中、全神贯注地做某件事时，我们的工作效率是非常高的，而冥想打坐是可以让注意力集中的一个很有效的方法。这样我们就能让病人不仅可以通过药物得到外补，还可以让患者通过打坐冥想去内补，双管齐下，效果岂不更好？

第三节　精——肾精的辨证用药

一般我们任之堂在精方面用得最多的是肾精亏虚和气血不足的诊断。我先来讲肾精亏虚。

> 精亏症状：发育迟缓，早衰，性功能减退，不孕不育，无精症，健忘，耳聋，脱发，白发，两足痿弱，消瘦，面色黧黑无光。双尺脉虚弱无力，可兼有涩象，甚者无脉。太溪脉凹陷。五行脉表现为少木火或少金水。

好，我来解释一下。肾精亏损，髓海不充，在婴儿期、青少年期可影响生长发育，出现发育迟缓、脑瘫等症状；在壮年期可导致早衰、性功能减退，重者患有不孕不育、无精症。肾精不足，不能上充脑髓，轻者记忆力减退，重者健忘。肾开窍于耳，肾精亏虚则听力下降，耳鸣，虚甚则耳聋失聪。肾主骨，为技巧之官，肾精不足而见脑髓空虚时，可见智力减退，反应迟缓，动作迟钝，腰脊疼痛，不耐久站，两足痿弱。肾其华在发，精亏之人毛发枯槁无光泽，严重者脱发，头发早白。

精亏人的形态，肢体羸弱消瘦，面色黧黑无光泽。精不足无法化生气血，气血不能充盈身体则身体消瘦，气血不能上润头面则面色萎黄，没有光泽。

精亏的脉，一般来说双尺脉虚弱无力，可兼有涩象，甚至严重者无脉。太溪脉凹陷。五行脉上看少木火生发之气。精亏的人，正气不足，所以脉呈虚弱之象，尺部主肾，所以尤其明显，严重者尺部脉微细若无。另一方面，肾精亏虚，元气耗散过多，推动气血无力，气为血之帅，气不足则血行无力，血液流动速度减缓，所以伴有涩脉。我们在讲特色脉的时候提过太溪脉，依据太溪脉的凹陷与否来判断肾精是否亏虚。如果只是肾气不足，没有耗损到肾精，太溪脉多跳动无力，摸取不到，但是不会凹陷，只有有形的物质基础出现了亏虚，也就是肾精出现了亏虚，太溪脉就会凹陷下去了。五行脉呢？是因为精不足，人体的收涩之气不足，所以多处是少金水的收涩，体现一种浮散但又软弱的感觉。但有时，如果体内长时间不收涩，导致体内的精极度不足，那么它没有东西用来生发，有时候就体现出少木火的那种沉弱涩的感觉，这个是蛮灵活的。所以需要四诊合参。

我这里没写舌象，因为舌象比较灵活一点，在舌头上，有时是那种胖大的，虚胖的，颜色也偏暗淡一些，感觉没什么神采。这是因为精亏收涩力量不足，所以导致水湿上泛，出现了壅滞之象。但还有一种，瘦小得很，看上去干巴巴的，这就是一种没有阴分濡养的象。这两个舌象都是精亏可能呈现出来的舌象，大家在临床上要注意。

我们接着讲肾精不足的用药。对于肾精不足的患者，老师通常都会用到桂附地黄丸、五子衍宗丸、龟鹿二仙丹之类的方子。下面我们来逐一来分析。因为历代传下来的补肾方子那么多，老师独选这几首，想必这些方子还是很有一些门道的。

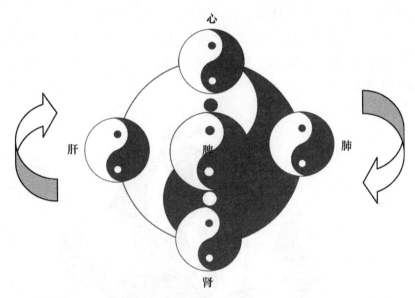

为了让大家便于理解方剂和方中的每一味药物在脏腑的作用位置及其升降的方向，我们尝试着把方中的药物放在太极图里。这个太极图由六个太极组成，最大的太极代表着身体的大升降，五个小太极分别代表着五脏的升降，左为肝，右为肺，上为心，下为肾，中间是脾胃。其中各个太极的阴阳鱼所代表的意义是一样的，左边白色的阴阳鱼代表着升浮的、向上的、发散的趋势；右边黑色的阴阳鱼则代表着沉降的、向下的、收藏的趋势。例如，同样是入肝的药物，柴胡发散，轻浮向上，放在肝太极的白色阴阳鱼里；白芍收敛养血，放在肝太极的黑色阴阳鱼里。另外，有些药物同时作用于两个或两个以上的脏腑，我们只标注在一个脏腑太极图里。例如阿胶，滋阴润肺，养血补血，入肺、肝、肾经，我们一般标注在肝的黑色阴阳鱼里。入六腑的药，如火麻仁，取其通利胃肠道的作用，一般会标注在大太极的黑色阴阳鱼里。

最后要指出的是，这个太极图只是一种理解药物和方剂的方便法门，不一定全面，因为同一个方剂可以有不同的理解，同一个方剂里的药物也不一定就仅仅在一个脏腑发挥药效。我们权且当作是抛砖引玉，此图如果在理解方剂、药物方面能对大家有一点助益，我们就很开心了。

◎五子衍宗丸

第一首方子是五子衍宗丸。以下是老师的常用剂量。

枸杞子15克，菟丝子15克，覆盆子15克，五味子5克，车前子10克。

五子衍宗丸是著名的补肾良方，之所以叫作"五子"，是因为此方选择了五种以"子"为名的中药，即枸杞子、菟丝子、覆盆子、五味子、车前子。之所以叫"衍"，是取繁衍生息的意思。"宗"是传宗接代。

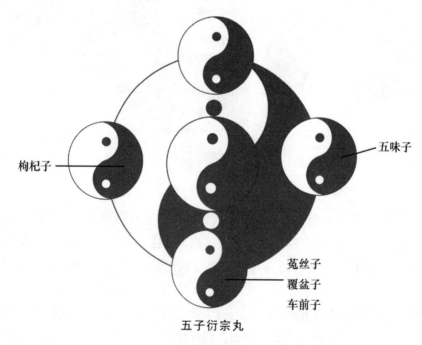

五子衍宗丸

使用这些"子"的中药，一方面植物的种子是植物精华之所在，另一方面种子本身蕴含着无限的生机，有发芽生根的本能。而由肾精亏虚引起的不孕不育症正好可以选用五子衍宗丸，一是取以子补子之意，既补其精华，又可利用植物的生发之气，象征着孕育。男性不育症，称为"无子""无嗣"，因而一语双关，别有意味。早在唐代，五子衍宗丸就成为宫廷贵族养生保健的秘方，为历代医家所推崇。它对男性不育症有较好的疗效，被誉为"古今种子第一方"，还被誉为"补阳方药之祖"，有"五子壮阳，六味滋阴"之说（六味即六味地黄丸）。

本方皆为植物种仁，味厚质润，既能滋补阴血，又蕴含生生之气，性平偏温，善于益气温阳。方中菟丝子温肾壮阳力强，它是一种寄生类植物，寄生类植物本身没有根，不能从土壤中吸取养分，所以它们寄生在其他植物上，吸取其他植物的营养以供自身生长。菟丝子具有吸取精华的特点，它的补肾填精的药效就是这种特点的体现。

枸杞子以填精补血见长，尝起来甜中带一点涩的感觉，具有很好的填精收涩的作用，所以枸杞子对于肾精亏虚的人是一种不可多得的保健营养品。民间流传甚广的"君行千里，莫食枸杞"的名言，就是讲枸杞子具有很强的激发性功能的作用，对离家远行的青年男女不宜。但是，对于在家的男女和那些因为肾精不足而性功能减弱的人来说，多吃枸杞子或其制品，又是非常有助益的。

五味子五味皆备，其中酸味最浓，尝一尝还有一种很强的涩味，所以是补中寓涩，敛肺补肾填精，实际上精亏有很大的原因是肺金不敛造成的，金不生水嘛，所以使肾精缺乏来源。家里边没有进项，只有出项，哪有不亏的道理？五味子入肺、肾二经，所以它不仅是填精，更有一种恢复身体自主生精的功能。

覆盆子甘酸微温，固精益肾。覆盆子名字的由来也和它能强肾补肾有关系，古人发现吃了它之后，起夜次数少了，最后连尿盆都用不着了，用不着了，就把它扣着收在床下吧，再加上它的形状很像一个盆子的形状，所以起名覆盆子。

最后是车前子，实际上这个方子妙就妙在车前子这味药上，泻而通之，泻有形之邪浊，涩中兼通，补而不滞。为什么有些补药易上火，那是因为补的力量太大，导致气机反被壅滞了，郁而化火，所以就上火了。还有就是患者体内有垃圾堆积，你不疏通这些垃圾，单用补药，那就清浊不分了。所以车前子用得实在是妙极了，既宣通了气机，又清理了体内的垃圾。

整个方子药性平和，而偏于温涩。故老师只要摸到两尺沉按无力，男女久不生育，或阳痿，或遗精早泄，或腰痛，或尿后余沥等为主证，同时兼有头晕耳鸣，面色无华，腰膝酸软，或手足不温，畏寒怕冷等，而且没有湿浊内阻，辨证为纯虚无邪，舌苔干净，无浊腻苔，就会加减用之。秋冬两季，使用最为频繁，也最为适宜，借着大自然的收藏之气，用五子衍宗丸顺势而为之，帮助身体贮藏精气，来年开春，孕育出生命的概率就大为提高了。

◎桂附地黄丸

好，五子衍宗丸讲完了。我们来讲的第二个方子就是大家所熟知的肾气丸。肾气丸又名桂附地黄丸。

炮附子 10 克，干地黄 30 克，山药 20 克，山茱萸 20 克，桂枝 10 克，牡丹皮 10 克，泽泻 10 克，茯苓 20 克。

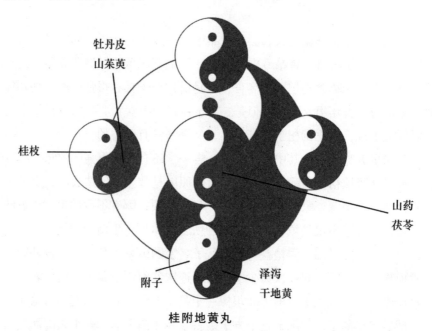

桂附地黄丸

同样是补肾精，五子衍宗丸重在以子补子，以植物种子之精华来补人体之精，而桂附地黄丸则是另一个思路，是通过补肾阴肾阳来让其化生肾精。我们知道肾气分为肾中阴气和肾中阳气，而肾精可以气化生成肾气，肾气反过来又可以通过阴阳和合产生肾精。桂附地黄丸又名肾气丸，就是这个思路。方中以补肾阴为主，温煦肾阳为辅，因为水为火之基础，水火和合，阴阳和合才生精嘛。想一想生物的繁衍不也是这个道理吗？

油尽才是灯枯的主因，即所谓的"壮火食气"，这里的气是指阴气而言，壮火不仅食气，也食血、食精。所以肾气丸的临床症状多见烦热、口渴等上火的症状。《金匮要略方论》记载："问曰：妇人病，饮食如故，烦热不得卧，而反倚息者，何也？师曰：此名转胞，不得溺也。以胞系了戾，故致此病，但利小便则愈，宜肾气丸主之""男子消渴，小便反多，以饮一斗，小便一斗，肾气丸主之。"

大部分人的肾虚都是由于阴分不足，即油不够了引起的，桂、附只是起到点火的作用，所以不宜大量使用。只有体内有沉寒痼冷的寒实邪时，才会考虑用四逆汤等方药，否则就会有"点火耗油"之弊。肾气丸用于由肾阴不足，最后导致肾阴阳两虚的病机，以肾阴不足为主，肾阳亏虚为辅而致的种种虚劳病症，补足肾水，水能生木，使水火均衡，阴平阳秘。

我们怎么来理解肾气丸的组方含义呢？《伤寒论》说："少阴脉不至，肾气微，少精血，奔气促迫，上入胸膈，宗气反聚，血结心下，阳气退下，热归阴股，与阴相动，令身不仁，此为尸厥，当刺期门、巨阙。"这段话的意思是，肾虚的人因精血虚少，肾气收藏失司，致使肾中精气奔脱，沿冲脉上逆，导致胃气不降，心火因此也不能下潜温煦肾水，心火不降，肝气就不升，因此肝气郁于下焦，不能上达，而肝中相火与肾阴相搏，就会发为尸厥（类似于现在说的下焦炎症，如前列腺炎），这时就需要刺期门（肝募穴）、巨阙（心募穴），让肝气升达，心火下潜。肾气丸的组方大意和"升肝降心"有着非常密切的联系。

肾气丸重用干地黄、山茱萸补肾水，收肾气，佐以泽泻、牡丹皮去相火，排浊阴，浊水得去，肾水得补。就如同排出脏东西，水才得以清澈甘甜一样。这样肾气得固，则下焦得以封藏，冲脉岂有上冲的道理。

肺被火刑，肺失清降，所以用山药、茯苓补脾肺阴，利水，固中焦，这样中焦枢纽就可以健运，升降正常，后天气血之源就有了保障，后天给养先天，肾中精气有化生的保障。且中焦斡旋健运，对于调整整个人体的气机是一个很好的枢纽作用。大家还记得老师自创的两个轮子吗？中间的小轮若被拨动，对于两边大轮的运转是一个很好的辅助作用，有四两拨千斤之效。加上桂枝，升达郁于下焦之肝气，炮附子则温煦肾水。并且桂、附二味药与众阴药合用，有阴阳和合而化精的含义。

大家看上图，干地黄、山茱萸、泽泻、牡丹皮这四味把下面的肾水养足了，浊水排干净了。山药、茯苓转动中焦气机，生气血，助运动。附子是从圆的底下点一把火，桂枝是从左路肝木的位置推了一把。这两个阳药所用的原料就是其他几味药化出的阴性物质。这样这个圆又重新转了起来，既有原料，又有动力，人体的功能自然逐渐恢复正常，自产自销了。

方子分析完了，下面我就借这个机会给大家分析一下生地黄、熟地黄这两味非常有名的药。桂附地黄丸重用干地黄大补肾水，可以说它在这里算是一个主药。地黄呢，又名地髓、地精，取意此物吸收了大地的精髓，种地黄的土地不能年年种植，种一茬，需要休耕几年甚至几十年才能恢复地力，因为种了地黄之后，土中的精气都被它吸收了，必须要等若干年后才能恢复，否则地力匮乏，药效递减。地黄吸取土地精髓的能力由此可见一斑。

我谈一下地黄这味药，以及鲜地黄、干地黄、熟地黄之间的区别。首先我们要知道，它之所以叫地黄，是因为新鲜的地黄是黄色的，等干透了之后才变成黑色。我刚刚提到了地黄能吸取土地中的精气，所以得土气那是理所当然的事情。当它离开土地就慢慢变黑了，说明在没有土气可以吸收的时候，它自身有一种很强的收藏能力，这种收藏能力正好符合肾主收藏这种特性，加之地黄本身含有大量的阴精物质，所以干地黄补肾的作用是很强的，这大概也是张仲景在肾气丸中重用干地黄的原因吧。鲜地黄，大家都知道它主要是用来清热凉血、养阴生津的，它并没有什么补肾的作用，古人用鲜地黄是取它性味甘寒、阴液充足的特点，例如清营汤、增液汤、炙甘草汤用的都是生地黄来大补阴液。

《伤寒论》中没有提到熟地黄这味药，所以我们推断熟地黄是在汉代之后才出现的。熟地黄是用鲜地黄和黄酒经过屡次蒸晒而成，据说九蒸九晒的熟地黄补肾效果最好，熟地黄经过反复蒸晒之后，性温味甘而不苦，明代医家张景岳对熟地黄大为推崇，擅用熟地黄，世人称其"张熟地"，他说："诸经之阴血虚者，非熟地不可。""阴虚而神散者，非熟地之守不足以聚；阴虚而火生者，非熟地之重不足以降之；阴虚而躁动者，非熟地之静不足以镇之；阴虚而刚急者，非熟地之甘不足以缓之。"我个人认为此言未免有夸大之嫌，不过由此可以看出熟地黄补血养阴的功效之宏。还有一个很严重的问题，就是现在熟地黄的质量堪忧，很多都不是古法炮制，九蒸九晒的几乎没有，所以自然难以达到神奇的功效。我们这些中医大夫也是很无奈啊，只期冀有一天我们亲自做这道工序了。

接下来我再给大家讲一下泽泻这味药，大家都知道泽泻有利水之功，但是它的独特之处在于"去旧生新"。我们可以把体内的水分为两种：一种是可以供我们使用的水，如津液、血、精；一种是我们不能利用的水，如水湿、痰饮等，这些水饮作怪往往能引起眩晕、呕吐、口渴、胁肋疼痛等，而泽泻的作用就是利出体内的这些浊水。这些浊水都是些比较污秽的水，泽泻在排出这些浊水的同时顺便从内部把机体打扫了一遍。《名医别录》说："止泄精，消渴，淋沥，逐膀胱、三焦停水。"说的也是泽泻能除体内污秽之水的意思。现代研究还发现泽泻可以降血脂，血脂可以理解为血液中的浑浊之物，属于旧水，所以泽泻也可以降脂。我们从泽泻的名字也可以看出泽泻去旧水以生新水的功效，泻者，泻浊、泻污也；泽者，润泽也。所以泽泻去久生新的功效可谓名不虚传。但是要注意，泽泻终究是一味"泻"药，没有补益的功效，和地黄、山茱萸配伍可谓补中有泻，补而不滞。

◎ 龟鹿二仙丹

我们接着讲龟鹿二仙丹，方由鹿角、龟甲、人参、枸杞子组成。

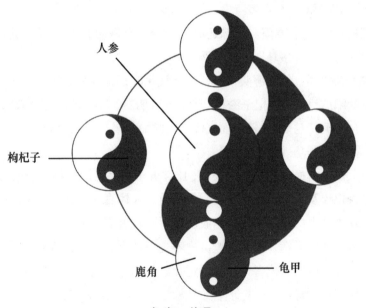

人参

枸杞子

鹿角　　　　　龟甲

龟鹿二仙丹

鹿，喜居山间，古人称之为阳兽。鹿角长在鹿的头上，是阳中之阳，鹿角在春天开始生长，到了夏至开始退角，鹿角是顺应着天地的阳气而生，所以鹿角可以通督脉、补气、养阳。

龟为水兽，色黑味甘咸，龟甲又为龟之阴面，《本草纲目》说："龟首常藏向腹，能通任脉。"所以龟甲能壮肾水，潜虚阳，通任脉。鹿角与龟甲这组药对，一善补肾助阳，温养阳气，一善滋养阴精，且均为血肉有情之品，善补人之真气，此非草木之类能比的。二药相配伍，阴阳双补，任督二脉得以滋补。

人体的任督二脉堪称人体的小周天，小周天，为什么这么神奇？任脉起于胞宫，下出会阴，沿腹部和胸部正中线上行，一直达于目眶下。督脉亦起于胞中，下出会阴，沿脊柱上行，经头顶、额部、鼻部、上唇到上唇系带处。任督二脉总督人体阴阳经脉，调节人体众经之气血。这就是为什么老师如此重视任督二脉。我们任之堂每天用的通此二脉的药的用量都是很大的。老师认为若是人体任督二脉这么大一个通道没有通，还有时间管那些细小的经脉通道吗？所以老师临床常用乌梢蛇通督脉，白果仁通任脉。这个对药我有机会再给大家好好讲，今天它们不是主角。此二脉都起于胞宫，故对人体的生殖功能有很强的调节作用。为什么方中选用这两个药为主药？因为肾主生殖，肾气不足所致的生殖系统的疾病很多。督脉行脊里，入络于脑，故脊背与脑的疾病多考虑此脉。老师一般用升督脉的方式治疗颈椎病、头昏等，用的就是这个道理。督脉还有一个分支是联络肾的。可以说鹿角与龟甲的配对组合具有"一石多鸟"的功效啊。

人参大补中气，气之源头得助，自然气化改善，气血调畅，补气以生精，最后达到滋阴壮阳的目的；枸杞子滋补肝肾，养肝明目，滋补精血的力道就更加显著了。四味药相合，填精益髓，"精生而气旺，气旺而神昌，庶几龟鹿之年矣。"达到补养精、气、神三宝的功效。

龟鹿二仙丹由血肉有情之品组成，比起五子衍宗丸的植物种子来讲，补力更强，用于放疗、化疗及大手术后，气血亏虚严重，人体真元大伤，两手脉虚微，面容枯槁，头发脱落之人。临床多用鹿角胶和龟甲胶代替之，方便，花费少，效果也很不错。不过本方纯补无泻，而且用胶类，不免有些滋腻，所以脾胃虚弱、食少便溏、痰湿阻滞的病患慎用，或者佐以帮助运化的药物加减使用，如焦三仙、鸡内金、砂仁等。不然造成中满，对于本身体质大虚之人，又是一大打击。同学们一定要注意，不要认为这个药好，就一味蛮用。有句话叫人参杀人无过，大黄救人无功。我们应避免有这样的误用。

好，方子就讲到这里。我在讲方子时，是带着理、法的，大家应该着重学这个理法思路，而不是死背方歌用药。

下面介绍几味对于肾精有很大用处的药，这也是任之堂常用的。

◎玛卡

玛卡是近些年市面上流行起来的保健食材。原产于南美，是秘鲁人不可缺少的食物材料。玛卡，又称安第斯人参，据说是寻找"伟哥"替代品时发现了这种植物，它提高性功能的功效显著，神奇的效果让玛卡成为保健食品和药品中的一颗"新星"。老师也是在一次逛十堰花鸟市场的时候，和一位当地的草药医生聊天，才知道玛卡这味药的。这位草药医生说玛卡这味药堪比"伟哥"，壮肾助阳的效果显著，而且没有不良反应，非常难得。老师当时闻了闻，酸酸的，又带有一点骚味，质地很润，捏起来很有韧性，有点像实心橡皮球，觉得很有意思，就决定买些回去试试药性如何。回去后老师亲自试药，当天晚上吃了一点，第二天老师和我们说，吃了之后晚上睡觉的时候全身热乎乎的，感觉有股热流在全身流转，很舒服，早上起来精神状态特别好，看来玛卡确实有壮肾助阳的功力。而且它质地温润，富含油脂，所以温肾阳又滋补了肾阴，不像附子那样燥烈，助阳却有伤阴之弊，玛卡确实是味好药。从那以后老师碰到阳痿早泄，精子活力低，性冷淡，性功能障碍，特别容易疲劳的患者，辨证后确实是由于肾虚引起的，老师都会酌情用玛卡这味药。之后我们任之堂的药方上就常常能见到玛卡的身影。不过现在这个药已经被过度营销了，假货、次货泛滥成灾，市面上很难买到正宗的好玛卡了。

◎肉苁蓉、巴戟天

肉苁蓉这味药很有特点，可以说和玛卡有点相似。《中药学》是这么描述它的功效的：补肾阳，益精血，润肠通便。补益药中既能温肾阳又能益精血的药着实不多，一般温阳之品多有燥性，而益阴之药又无温阳之功，所以肉苁蓉就显得难能可贵了。《神农本草经》说："……养五脏，强阴，益精气，多子……"加之它质地温润，说明它还是偏于补益精血。老年人大多精血不足，肠道失去精血的滋润就会大便秘结。老师一般用于精血亏虚，阴分不足，伴有大便干燥的病人。大多时候都会和巴戟天配伍使用。巴戟天，甘润又不燥烈，温补肾阳为主，略有益精血的作用。肉苁蓉阴中有阳，巴戟天阳中蕴阴，两药配伍，相得益彰，共奏温煦肾阳、补血益精之功。很多古今名方都能看见它俩配伍的身影，如地黄饮子、金刚丸等。

以上基本就是老师治疗肾精亏虚的方药。我本着有是证、用是方的理念来给大家做一个梳理。今天的课就上到这里，后天我们接着讲精的辨证中的另一分支——脾胃气血。好，下课。

◎边学边悟

丁根立

我觉得精气神是体与用的关系。体是物质（肾精和气血，还有其他的一些有形之物），用是气的升降，开合聚散，神也蕴含其中。说到体和用，让我想到了整体。体是阴而用是阳，阴阳是一个整体，体和用是在一个整体内体现出来的。《内经》中也说过，"阴阳者，数之可十，推之可百，数之可千，推之可万，万之大，不可胜数，然其要一也。"这个一也是强调一个整体。也就是说我们看病先要找到一个整体，然后再去分阴阳、分体用，就不会有什么差错了。这个一，我们也可以理解为一个角度，一个层面。我们可以从气血的角度，脏腑的角度，气机（升降出去）的角度，经络的角度……去分阴阳，然后找出病机。

桂附地黄丸这个方子让我想到了一点，我们要将阴阳时刻贯穿于生活中。道不可须臾离也，可离非道也。道产生了万物，同样万事万物中亦存在着道。在这里同样也有体现。滋阴是补水，山药、熟地黄补的是体是阴，桂枝、附子补的是身体的用，调整气机的升降出入，合起来就是一个整体，体用都有，很清晰地将一气周流运用起来了。

第四节　气——脾胃气血的辨证

今天我们开始讲物质的第二个分支——气血。我前边讲过，这里谈的精是物质，物质有形，属阴，故有时候属阴精。实际上，这个阴精也就是物质，应该不只有我要讲的这两个。按照中医的归类，包括气血、精、津液。但为什么我要这么分？我说过中医是靠自己悟的，理论千百年都搁在那里了，但凭借个人的悟性却成就了多少风格迥异的医家。我在临床上发现这样的分法非常便捷实用，所以就这么分了，这么想。我并不否认传统中医知识。大家先清楚这一点，以免接下来的讲课把大家的思维弄乱了。

我们讲人体的又一大物质——气血。气血的化生主要以中焦脾胃为主。老师一般辨证为气血不足。这样的病人其实还蛮多的。先看一下气血不足的症状。

> 气血不足症状：四肢倦怠，头晕目眩，面色苍白无华，气短懒言，贫血，饮食减少，伴有心悸，失眠，下眼睑血色淡白，恶风怕冷，自汗，月经量少，精神委靡，血压偏低，食少纳差。

气血是机体正常运转的最基础物质，失去了基础物质的保障，机体处于低水平运转，气血不足，无法传输到四肢末端，就会四肢倦怠；脑部气血供应不足就会头晕目眩，面色苍白；肺气不足就会气短懒言；血不养神，气血难以滋养心脏就会心慌、失眠；气血不足则卫气不固，机体失去了卫气的保护，就失去了抵御外邪和固护气血的屏障，气血难以固护就容易有自汗，外邪难以抵御就容易感冒，怕冷恶风寒。这样的病人感觉就像《红楼梦》里的林黛玉那样弱不禁风。这些人的舌淡，苔薄白，脉细弱或虚大无力，伴有涩象，双关沉取无力。

气血不足，一个是由于失血过多，一个是由于脾胃功能虚弱，化源不足，血不足就会脉细，气虚就会脉弱，脉搏无力，阴血不足，阳气无处归藏，虚阳外越脉就会虚大，气血无力推动血液流动就会脉涩。

临床上看到这样的患者，一般就会直接考虑补气血，很少考虑气机的问题，所以这里就很少用到脉势、脉郁点。同学们要灵活处理。这就是我为什么自己归纳的系统里首辨物质，若物质发现有不足的时候，马上再想是肾精为主，还是气血为主，这样调理还是蛮明了的。

一般这样的情况下老师多用小建中汤、四君子汤、四物汤、当归补血汤、补中益气汤、炙甘草汤之类的方剂。我今天就剖析一下比较基础的四君子汤和四物汤吧。其他的方子基本上都有异曲同工之妙。

◎四君子汤

气血用药以中焦为主，脾胃是气血生化之源，上充肺气，下资元气，可以说是一身之气的主要来源，所以谈到气血就不得不提脾胃中焦，而谈到补气就不得不提补气基础方——四君子汤。

四君子汤出自宋代的《太平惠民和剂局方》，方由人参、白术、茯苓、炙甘草组成。它是由《伤寒论》中的理中汤衍化而来，把理中汤中的干姜替代为茯苓。不要小看这一味药的改变，干姜温中散寒，茯苓淡渗利湿，它改变了理中汤温中祛寒的性质。四君子汤加上茯苓，功效上以健脾益气为主，适用于脾胃气虚之证；理中汤配以干姜，则以温中散寒为主，适用于中焦虚寒之证。

四君子汤以人参甘温，大补元气为君，人参是补气要药，能够通过补脾肺之气，补益后天元气；白术苦温，健脾燥湿为臣；茯苓甘淡，健脾渗湿为佐。燥湿利水的药很多，为什么这里用茯苓呢？因为茯苓的作用点在中焦，直接作用于脾胃，而车前子、猪苓、泽泻是作用于下焦的。像完带汤这个方子，治女子脾虚气陷引起的白带增多，傅青主在众多补脾胃之药中只用了一味利湿的车前子，他之所以不用茯苓，是因为湿气已经下陷到了下焦，这时候用茯苓从中焦渗利水湿反而容易加重气机的下降，加重病情，所以傅青主选用了车前子，从下焦把已经形成的水湿渗利出去，中焦重用白术、苍术、山药等药大补脾胃。所以什么时候用什么药，我们心中一定要知道药作用的部位，这是起码的要求。炙甘草性平益气，调中为使，帮助人参益气，又能调和诸药，缓和药性。

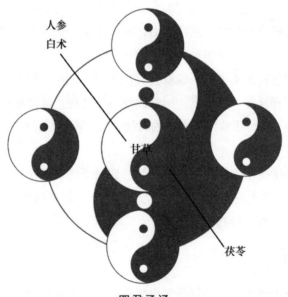

四君子汤

四药相合，补而不滞，温而不燥，是平补脾胃的基本方剂，有"君子致中和"之意，故取名四君子。四君子是补气的基本方，气虚一般以脾肺气虚为基础，基本症状为食少便溏，面色㿠白，语言轻微，声低息短，身体赢瘦乏力，面色萎黄，舌淡苔薄白，脉细弱或沉缓。临床上见到的气虚就没有那么简单，因为五脏皆可气虚，所以我们用药就要学会加减。如果患者还有食少便溏、四肢畏寒等症，那就是还有脾胃虚寒之证，我们就要加上健脾温阳之药；如果患者有心悸怔忡的症状，那就心气虚，心阳不振，或是心血失养，我们就要兼顾心脏；如果患者表现为自汗恶风，易患感冒，打喷嚏，流鼻涕，那就涉及肺气不足的问题。肺气虚，卫阳不固，我们就要加强补肺气的药。总之，我们讲气虚，主要是讲脾胃之气的虚衰，这个是所有气虚证的基础，然后临床上要知道各种类型气虚的区别和分型。

◎四物汤

补气用四君，补血用四物，只要对中医稍微有些了解的人应该都很熟悉这两个方子。四物汤由熟地黄、当归、川芎、白芍四味药组成。张山雷说："本方实从《金匮要略》胶艾汤而来，即以原方去阿胶、艾叶、甘草三味。"本方最早见于唐朝蔺道人著的《仙授理伤续断秘方》，《伤寒论》的胶艾汤本来是治疗妇人冲任虚损、阴血不能内守导致的多种出血证而创制的，蔺氏减去了其中暖宫调经、养血止血的阿胶、艾叶和甘草，将生地黄易为熟地黄，芍药定为白芍，保留原方中的当归、川芎，并名之为"四物汤"，从而使养血止血、调经安胎的方子变成了治疗血虚血滞证的方子，这个就是它大概的发展过程。从中大家可以看出，方剂的组成往往差一味或者两味，它的主要方向变化就会差别很大。所以一些传统老中医往往对一味药的加加减减都拿捏得非常有分寸。有时候看中医大夫的功力就看他的加减药味，好的中医大夫是把每一味药都发挥到极致，不会有一味药是多余的。

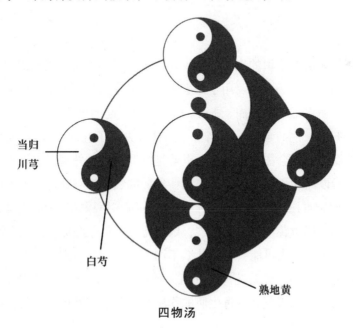

当归
川芎

白芍

熟地黄

四物汤

从四物汤的组成来看，其病机是血虚血滞为主，血虚可以导致体内瘀血壅滞，而血瘀又反过来加重血虚的症状，而四物汤既有补血养阴的熟地黄、当归，也有活血化瘀的芍药、川芎。脉弦细，症状以月经不调，量少，闭经，面色无华常见。

四物汤被后世医家称为"妇科第一方""妇女之圣药"，"调理一切血证是其所长"，之所以有这样的说法，和女人生理特性有直接的关系，妇科疾病大多和月经有关，月经不调大多与血虚血瘀的病机有关，肝为藏血之脏，血虚血瘀又和肝脏有密切的关系，而四物汤正为入肝调肝的方子，补血活血，所以才有了以上的说法。

我们还可以取象比类来理解这个名方。当归甘温和血取象春天，川芎辛温活血取象夏天，芍药酸寒敛血取象秋天，地黄甘凉补血取象冬天，四物本身就蕴含着生长收藏之用，大家看，又是一气周流，就像我前边讲的其大无外，其小无内，这回这个四物汤的圆圈是画在肝脏这一独立的脏上了。但还是一样，也要分气的不同状态。一个好的方子，基本上都符合这个一气周流的状态，也就是都能动起来。如交泰丸，一升一降。很多流传千古的方子，你们自己去琢磨，都是这样的。

此方的配伍非常精良，所以能使荣血安行于体内，并且化源不断。如果气虚可加人参、黄芪，血结可加桃仁、红花，血闭可加大黄、芒硝，血寒可加桂、附、乌药、小茴香，血热可加芩、连，欲行血可减少酸敛的白芍，欲止血可以减量辛温的川芎，随证用之，不必拘泥于这四味药。

◎当归补血汤

我们接下来讲李东垣的当归补血汤，这个方子的方义应当和四物汤对比来讲。

东垣的当归补血汤，主要用于血虚阳浮发热证，脉虚大，重按无力，治虚人，女子经期或产后血虚发热头痛、烦渴。用于血虚引起的血不载气，阳气浮越的发热。阴血是气的归属，阴亏血虚，相当于一部分气失去了它的"家"，气无处归藏，由于气的阳性属性，就会往上往外跑，也就是所谓的阳气外越。这时候把气先固住是第一位的，所以需要用大量的黄芪来固住外散的气。当归补血汤中黄芪与当归的比例为5：1，此方重用黄芪主要有两个作用，一则东垣深知气为血之帅，有形之血生于无形之气，故用黄芪大补脾肺之气，以资化源，使气旺血生。这个刚才我已经分析过了。接下来有些人可能会问为什么不用人参、党参之类的补气药呢，偏偏选用黄芪？《神农本草经》说黄芪"主痈疽久败疮，排脓止痛……补虚，小儿百病"。前面两个症状意味着黄芪有脱毒生肌的作用，后面的"补虚，小儿百病"用现代的话来讲就是黄芪有增强小儿抵抗外邪能力的作用。这两个作用意味着黄芪一方面可以补气生血，扶助正气，促邪外出，生肌长肉；另一方面可以充养卫气，固护肌表，而这一点是其他补气药所没有的。正所谓"有形之血不能速生，无形之气所当急固"，就是用黄芪补气固脱、固摄浮阳的特点，再配以少量的当归养血和营，则浮阳收敛，阳生阴长，气旺则血生，血生则虚热自退，此方是东垣甘温除大热的表法之方。很多虚胖面白，皮肤松弛，容易出汗，动则气喘，经量多的妇女就是典型的黄芪体质。

妇女崩漏，大量失血，面色无华，气血乏力，这时候应当先把气固护住。因为四物汤纯阴无阳，没有补气药，这些大量偏阴性的药进入身体后反而没有能力去运化，壅滞一处，这样就更不利于疾病的恢复。这个时候需要来画一个以脾胃为中心的大圆，运健脾胃之气以生血。而四物汤是以肝为中心的小圆，清代医家柯琴说："此方能补有形之血于平时，不能生无形之气于仓卒，能调阴中之血，而不能培真阴之本，为血分立法，不专为女科套剂也。"说的就是这个意思。

◎ 生脉饮

人参，麦冬，五味子，这三味药就组成了生脉饮。这个方子，老师在临床上很常用，也是一个很平和的保健方，老师在伏天的时候经常会开这个方子。因为夏天三伏天，大家出汗多，容易耗伤机体津液，而生脉饮益气生津，敛阴止汗，正好适合暑天人体的普遍状态。如果按照一气周流来说，夏天的大气正好是浮散的，中上热，中下寒，这是天气，我们的人气受天气的感应也是一种浮散之气。虽然这是正常的，但是太过则会得病。生脉饮则有收敛整个一气的作用。

生脉饮的病机是气阴两伤，感觉患者的气机很浮散，软绵绵的，脉浮大，重按又很细，很软，脉搏跳动无力，舌苔薄白。气阴两伤，本质上是一个虚证，所以会出现无力脉、软脉。但由于整个身体是一个虚热之象，所以脉是浮散的。除了气虚的普遍症状外，还兼有汗多神疲，提不起劲，咽干口燥，伴有心悸心慌。

病机是气阴两伤，所以生脉饮的君药是用人参以大补元气，如果气虚症状明显就选用白人参；如果阴伤为主，脉细数，汗多，口燥，有热象就用西洋参；如果心悸心慌、怔忡明显，背心怕冷，寒象明显的，就选用红参。夏天保养选用党参就可以了。麦冬滋胃阴，润心肺，和人参相配，气阴双补。五味子收敛浮散之气，以达到益气敛阴止汗的目的。孙思邈说："夏月常服五味子，令人延年。"三味药，一补、一润、一敛，三管齐下，特别适合在气阴两虚，正虚无邪状况下使用。这三味药有那种清凉下引的作用，非常适合在夏天使用，夏天出门前喝点生脉饮有避暑的功效。

◎ 小建中汤

我们接着讲《伤寒论》的名方小建中汤，这个方子只是比桂枝汤多了一味饴糖，但是芍药的量加倍了。用于中焦虚热，津亏里结，肝脾失和之证。

与桂枝汤相比，小建中汤把白芍的量加倍，又加了大量的饴糖，大家可以体会一下两味药的变化之后，小建中汤的作用点和桂枝汤比较会发生什么样的变化？

白芍养血敛阴，柔肝止痛，作用点在肝，左关。饴糖是麦芽经过发酵糖化而成，麦芽本身具有化食消积、疏发肝气的作用，经过发酵糖化，增加了其温中缓急、健脾益气的作用，是一味补中带消的药，非常难得。再看小建中汤，加了这两味药可以说是把桂枝汤整个方子的趋势往里层往中焦收了进来，变太阳之方为太阴之方。桂枝汤是以肌表为作用靶点，而小建中汤通过这两个药的变化，这个药势的半径就向内收了，直接在中焦内部就开始运转。

我们再来看《伤寒论》里的另一个方子，桂枝加芍药汤，这个可以佐证我刚才讲的芍药的作用。桂枝加芍药汤，就是桂枝汤倍芍药的用量，用于太阳病误下伤中，导致脾胃虚弱里结的腹满腹痛症，和小建中的病机没有实质的区别，倍芍药让桂枝汤入阴分，变太阳之方为太阴之方，之所以不加饴糖是由于本症有腹满，为里结实证，饴糖味甘有增中满之弊。

小建中汤，《伤寒论》说："伤寒，阳脉涩，阴脉弦，法当腹中急痛者，先与小建中汤。不瘥者，与小柴胡汤主之。"阳脉与阴脉，历代注家有不同的解释，有的医家认为阴阳是指沉浮，有的医家认为是阳是关上，阴是关下。我们看仲景的相关条文，"太阳病，发热而渴，不恶寒者为温病。若发汗已，身灼热者，名风温。风温为病，**脉阴阳俱浮**，自汗出，身重，多眠睡，鼻息必鼾，语言难出。"《金匮要略》："师曰：夫脉当取太过不及，**阳微阴弦**，即胸痹而痛。所以然者，责其极虚也。今阳虚知在上焦，所以胸痹、心痛者，以其阴弦故也。"综上，我们可以判定，阴阳是指关上、关下。阳脉是指关上寸脉，上焦心胸；阴脉是指关下尺脉，下焦腹部。那么这句话的意思就是寸脉涩，尺脉弦。涩脉，我谈过主要有三个形成机制：一是湿气阻滞气机；二是瘀血凝滞，气滞血瘀；三是气血亏虚，推动无力。

仲景对涩脉的解释，《金匮要略》："师曰：寸口脉迟而涩，迟则为寒，**涩为血不足**……阴阳相得，其气乃行，大气一转，其气乃散。"所以说，涩脉是阴脉，是不足的脉，针对阳脉涩，小建中汤用桂枝、炙甘草强心阳，润心液；阴脉弦，腹中痛，是里结，兼有虚证，重用芍药甘草汤，缓急止腹痛，因为患者的所急所苦在里位，不在表上，所以把芍药的量加大，让药势在里位发挥作用。血亏又有里结证，仲景用饴糖，也就是麦芽糖，甘能缓，能温，能润，既大补脾胃津液，又进一步增强止痛的效果。

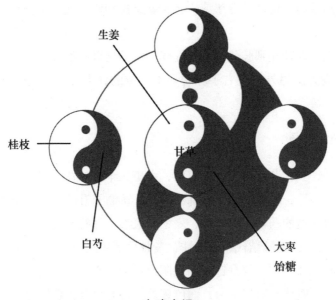

小建中汤

我们再来解释一下小柴胡汤，柴胡、黄芩、半夏、生姜、人参、大枣、炙甘草，7味药组成小柴胡汤。同样是阳微阴弦，腹中痛，用小柴胡汤的的理由是什么？

柴胡，《神农本草经》："主心腹，去肠胃中结气，饮食积聚，寒热邪气，推陈致新。"说明柴胡可以散结清热。黄芩，《神农本草经》："主诸热，黄疸，肠澼泄痢，逐水，下血闭，恶疮疽蚀，火疡。"综合上面的主治，我们可以总结黄芩的功效为清热燥湿。柴胡、黄芩清热散结燥湿。半夏、生姜是小半夏汤，降逆止呕散结。人参、大枣、炙甘草和中补虚补津液。脉弦，所以用柴胡、黄芩清热散结，用半夏、生姜降逆祛湿散结。脉涩，所以用人参、大枣、炙甘草滋养津液营血。

那么我们思考一下，关于这个条文，仲景为什么说先服用小建中汤，如果没有缓解，再服用小柴胡汤？《伤寒论》可以说是仲景师徒对医案的总结对话实录，所以方中的条文医案针对的都是一个个鲜活的生命。这个条文，此人主诉腹痛，仲景把脉为关上涩，关下弦，虚实错杂。小建中汤和小柴胡汤都符合病机。小建中汤为虚劳方，整体偏温偏补。小柴胡汤为半表半里的少阳方，整体偏凉偏泄。从气血津液出发，仲景认为固护气血津液是第一位的，所以考虑先用小建中汤最为稳妥，如果服用后病情没有缓解，再服用小柴胡汤。

从这个条文我们可以看到仲景诊治病患时，时时以固护患者的津液气血为第一要义。陈修园总结为保胃气、存津液，其实就是这种诊疗观。这是我们在临床中必须要遵循的原则。

在临床上，老师碰到脉弦细，脉涩弱，主证又以中焦脾胃虚寒为主的，经常用到建中汤系列方。另外，左右手脉明显不一致的，老师就会用生姜、大枣来调和营卫。

◎ 炙甘草汤

炙甘草汤，炙甘草四两，生姜三两，大枣三十枚，桂枝三两，人参二两，麦冬半升，生地黄一斤，阿胶二两，火麻仁半升，黄酒七升。全方由桂枝去芍药汤，加入大量补阴血津液的药物（生地黄、麦冬、人参、阿胶、火麻仁），再加黄酒而成。

《伤寒论》："伤寒脉结代，心动悸，炙甘草汤主之。"结代脉有虚有实，从炙甘草汤的组成我们知道它主要是针对阳气阴血虚弱、心脉失养的病机而设。除了心悸心慌的症状，一般伴有短气乏力，面色萎黄，舌光少苔，舌体瘦小。脉除了结代之外，由于病机是阴血亏虚不能濡养心脏，心阳心气不足不能温通心脉，所以脉还可见细数无力。

炙甘草作为君药，一是因为在《伤寒论》中炙甘草汤是张仲景用炙甘草量最大的方子之一，用量是四两，另外一个甘草四两的处方是甘草泻心汤。这两个处方有一个共同点就是里虚严重，炙甘草汤里虚，出现了心悸，脉结代；甘草泻心汤里虚下利十数次，所以仲景大量使用炙甘草益气补中，温胃生津。炙甘草甘缓，还有缓急止痛的作用，可以缓和心动悸，配合桂枝，辛甘化阳，也增强了人参的益气作用。

炙甘草汤是桂枝汤减去白芍，加上一组养阴补血之品组合而成，偏重于补有形之阴。去掉白芍是仲景的用药习惯，只要碰到胸闷、心悸的症状仲景都不会用白芍，白芍酸收敛阴，不适合阳气的输布。生地黄重用一斤，大补阴血，注意这里用的是生地黄，不是熟地黄，这个方子的目的不是补肾，而是要尽快大补阴血，补给心体。生地黄补阴不像熟地黄那么滋腻，容易被机体运化吸收。麦冬、阿胶滋补肺胃之阴，阿胶由驴皮熬制而成，皮与肺联系密切，所以阿胶能补肺阴。大枣重用三十枚也是强化大枣补营血的功效。纵观这些药物都味厚质醇，熬出来的药液黏稠滋润。火麻仁这味药，很多人都有疑点，怎么在益气补阴剂中加入一味润肠通便的药呢？后来通过了解老师的用药习惯，我们才恍然大悟，只怪平时没有好好钻研中医基础理论，正所谓"心与小肠相表里"，老师在治疗心脏病的时候，特别是西医检查心脏没有器质性病变的时候，往往会从肠道入手，以下治上，很多时候肠道瘀滞会牵扯到心脏，造成心脏的不适，这也是任之堂通肠六药的理论基础吧。仲景这里用火麻仁就是意识到这个问题，所以用火麻仁润肠，减轻心脏的负担，上病下取治心悸。最后是煎煮的时候用了七升黄酒加强药力的输布，《药性赋》说"酒有行药破血之用"，行药力，助血行，使全方补而不滞。

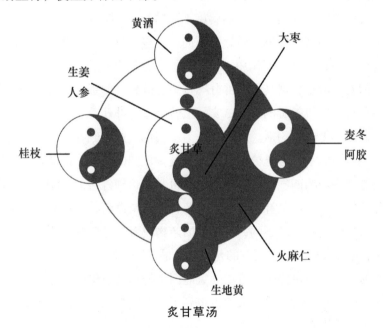

炙甘草汤

纵观炙甘草汤原方，用大量的阴药补养精血，用桂枝汤去芍药的结构来振奋阳气。就像先填灯油、再点火一样，这样严重的心阴阳两虚的症状才有希望治好。而且论到补血的效果，炙甘草汤可谓是古今补血第一方，遇到血枯、血虚的患者，大家不要忘了炙甘草汤。

◎生姜、大枣

下面我来讲一下生姜和大枣这两个在生活中我们都常见的食物。大家不要小瞧了这两味药。生姜和大枣作为一组药对，在斡旋中焦气机、调养营卫气血方面有不可小视的作用。大家可以查一下《伤寒论》，用到生姜、大枣这一组药对的方子基本上可以涵盖全书方子的一小半。

生姜味辛气温，归肺、脾、胃经。大枣甘温，归脾、胃经。生姜的作用是辛散，而大枣的作用是敛和。这又是一阴一阳。大家看，这又是一个小圆，这又是一个活起来的药对。并且它们都主要作用于中焦脾胃，所以对于斡旋脾胃，使脾胃的气机运转起来，从饮食中自动化吸收化生气血，这样就达到生气血的目的了。为什么桂枝汤要用到它们？小建中汤也要用到它们？小建中汤大家都知道主要是温中补虚、和里缓急，所以当然要用到主要作用于中焦的药对。但桂枝汤呢？桂枝汤不是治外感的吗？这是我初学时的疑问，不知道同学们有没有这样的疑问。实际上我个人认为桂枝汤的整个方义就是从中开始斡旋不断向外，一直到达肌表，祛除外邪的方子。这一气从中焦开始就没停下来过，不断向外转着。就是这个意思。所以我个人很喜欢这组药对。便宜易得，但作用不小于其他补健脾胃的药。

同学们看，虽然我把气机的部分准备主要放到气的那一部分来讲，但实际上根本避免不了这个气机斡旋的存在，实际上就是这些补药都是气机斡旋的道理。还是其大无外、其小无内这句话。所以我认为一切都是这个圆在转，这团气在转，只是圆点和半径不同罢了。若是分下去，那真是一片圆的海洋，圆的世界。服药就是调阴阳。通过这些药的四气五味影响人的气机，来达到各自的作用。所有药在某个维度上都是调气的，不论是补药，还是气药，抑或是血药，都在同一个或是不同的圆上转着，只是圆心和半径不同，所得到的产物或者说是象是不同的。有的是在血的层面，有的是在气的层面，还有的是在津液的层面。好，今天我们把精的这一部分，也就是物质这一部分讲完了，希望大家能回去把这几节课的思路理顺一下。这样等我讲完所有的病机课时，希望大家也得到了一个完整的、大的辨证体系。好，今天先讲到这里，下课！

◎边学边悟

丁根立

正如前面所说，气血精液是体，升降出入是用。我们的体足了，升降出入才会运行顺畅。所以在保证升降出入运行正常的时候，一定要考虑物质是否充足。如果物质基础不充足，还去调动气血，那是很不明智的举动。就像我们有一桶水，气血很足，我们可以给四肢一瓢，使之不再倦怠；给头部一瓢，使头脑清晰；给体表一瓢，使之正常运行，来护卫机体……而如果我只有一瓢水，却要给你一瓢，这不是自掘坟墓吗？

第五节 调气——上越（一）

我说过要给大家一个大框架，这个大框架是以精气神为纲领的，前边我已经讲完了精和神的部分，今天我们开始气的学习。

大家都知道中医书里关于气的论述很多，并且有各种各样的名称，如宗气、中气、元气、脏腑之气等。不知道大家刚开始接触中医有没有被这些名词搞乱。我就来谈谈今天要讲的气到底是怎么一回事？

大家可以这么理解，前边讲的精是物质基础，今天所讲的气就是物质的运动状态，而神就是物质运动所展现给外人的一切，即注意力。举个例子，精就是木柴燃料；而气就是燃烧与否，燃烧的状态；神就是燃烧的光和热，或者是没燃烧的冷和暗，这些都是能被我们五官所能感知到的。

精、血、津液、气都是物质，它们不停地运动，通过升降出入的形式在体内有各自的生长化收藏，这就产生了气机。正常的生理状态就是这样安稳平和地运转着，直至精气用完，寿终正寝。在生命的后期机体仍然是阴阳平衡的，但是处于低水平的一个状态。大部分人之所以不能用完上天给他的寿命，是因为在这期间还没等物质用完，气机就失衡到了极致。就像柴火还没有烧完，火就被瓢泼大雨浇灭了一样，再也不可能有燃烧的可能了。我今天就是要讲这个气机失衡的问题。

气机失衡的状态可以归为三种：上越、下陷、中郁，这个在脉学上我有强调。今天我讲的这些知识都是来源于教材的。老师告诫我们，要走正道，要走大道。什么是大道？即中庸之道。我讲这些实际上根基都是来自于教材和经典，之所以给大家讲任之堂的东西，是因为想给大家引荐一个方便法门，但大家进了此门，学了任之堂的法门，最后还是要回归教材，回归经典。要不然，没有根基的建筑，不成了海市蜃楼吗？我刚来任之堂的时候，有一位师姐和我说过这么一句话，"你们来到这里，学老师的东西，你看，这么多学生有几个真正把老师的东西学去了，都是在学一些皮毛，你们只看到老师用的这些东西，感觉不是很多，是吧？你不知道老师这些东西的背后，积淀着多少经验和知识……"师姐这句话确实发人深省。这是我刚来的时候，对我受益匪浅的一句话，从此我就不再抱有投机取巧的心态学老师的东西了，而是踏踏实实的，把它当作自己的大学专业来学。

好，言归正传。我们说看一个人先看他的物质充足与否，然后是气机的运转，基本就这两大角度。一个人坐到你面前，找你看病，你要知道你要看什么？当我要讲这一章的时候，老师对我说过一句话，"讲病机要从两个角度，一个是疾病的角度，一个是自身的角度。从这两个方向推演能衍生出很多病机。"让我去悟，但我愚钝，没有马上理解出来，今天和大家说说我的理解。

首先一个人为什么会得病？我们都知道三因学说，六淫为外因，七情为内因、饮食劳倦、跌仆金刃及虫兽所伤为不内外因。虽然病因很多，但最终都会导致一个结果，就是使我们得病。我们身体的这团火不能正常地燃烧，也许是柴火不够了，就是我以前讲的精不足了；也许是有风把火焰给吹歪了，也许是有雨把火给淋得很小，这个就像是我们的气机，不能好好地运转而得病；还有一种就是有东西把火光挡住了，我们看不到了，这个就类似于"神"的病。

我们治病一般都是从精、气、神这三方面入手，拨乱反正，最终目的是让这团火正常地燃烧。但是老师的话又提醒了我，老师让我们从两个角度去思考病机。我讲的其实都是从自身的角度，忽视了疾病的角度，也就是病因。所以我们在看这一个病人时，不仅仅要看到他的"进行时"的身体状态，更要看到他得病的原因，加以告知劝诫，使他改正、小心，这样才能真正治好这个病，真正帮到这个人。所以中医是因人、因地、因时制宜的，千人千方，非常灵活！

现在开始我们今天的正式内容。今天要讲的内容基本上是在确定物质基础和神志基本不是主要矛盾的时候进行的辨证，我称它为气机辨证。

气机失衡有三大类：上越、下陷、中郁，而导致这三种气机失衡现象出现的原因又有很多。你不能见到上越的脉，就一味地用下降的药，看病开方没有那么简单。我今天要讲的，也是老师当年给师妹讲气机的时候提到的。当时老师只说了上越这一种，我们随着老师的思路又将其引申补充。

上越首分虚实，我们先谈虚证上越的病机。

◎血虚，虚火上冲——黄连阿胶汤

第一种是血虚，虚火上冲。每种上越脉都有它的特点，我们要学会抓住关键点，这样在临床中才不会茫然失措。先看大屏幕上我给大家列出的几个辨证点。

> **血虚，虚火上冲**
> 舌脉：上越脉，脉性为细数无力。舌质红，苔薄黄或剥落，有裂纹。
> 症状：多见失眠，心烦，口燥咽干，手足心发热，口舌生疮。

血虚意味着阴分物质不足，所以脉细。血虚则阳气相对有余，脉就会有数象。但是这种有余只是相对的，这种脉细数是由于气血不足引起的，是处于一个低于正常水平的状态，所以脉是细数无力的。

阴分不足，所以舌体瘦小，苔薄黄或有剥落，严重的甚至无苔，舌面有裂纹。整个阳气的状态是一种虚亢型，大家要在这"虚亢"上下功夫，这样才不会弄混。

阳气是藏在血里面的，血不够了，阳气就无处藏身，阳气"无家可归"，就会在体内表现出一种"上火"的症状，虚火上扰心神，失眠多梦，心烦，晚上辗转反侧，不管以什么姿势睡觉总觉得不舒服。心火虚亢，又舌为心之苗窍，故舌尖红，口舌易生疮；夜晚阳入于阴，但由于血亏阴虚，阳不得入于阴，故夜间发热；咽喉部为足少阴肾经循行部位，肾水不足不能上济心阳，就会出现口燥咽干的症状。所有的症状都和"虚亢"有关。若说得正规一些，叫肝血不足，肾水亏虚，心火虚亢，心肾不交。所以治法也要围绕这些病机展开，以滋阴清热、交通心肾为主。

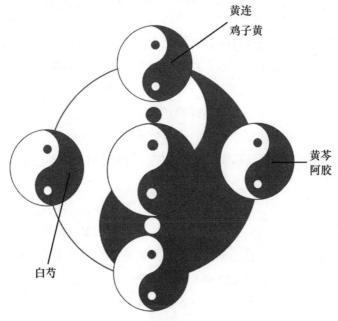

黄连阿胶汤

一般遇到这种情况，老师都会处以黄连阿胶汤加减，黄连、黄芩、阿胶、芍药、鸡子黄，总共 5 味药。

黄连、黄芩苦寒清心火，从左路把虚亢的心火收敛下来；白芍凉血敛血柔肝，肝木生心火，肝木得敛，自然就断了虚火上亢的来源；阿胶补肺阴益肾水，取金水相生之意，让心火从右路下降以下济肾水；妙在鸡子黄这味药，大家都知道它有滋阴润燥之功，老师认为鸡子黄还有安心神，引阳入阴之效，把浮亢于外的阳气收回来归位。所以整张方子就像要敛收一团火，黄连、黄芩往下清降；阿胶、白芍补水养阴；鸡子黄养心阴，安心神。

◎肾气不固，虚阳上越（上热下寒）——济生肾气丸

下面来讲肾气不固，虚阳外越的病机。

> 脉：虚大无力，不耐重按，左尺有濡象，双尺脉微弱，整体脉偏浮。
>
> 舌：舌体胖大，舌质淡，舌尖偏红，舌根部苔白厚。
>
> 症状：腰痛脚软，腰部下肢畏寒明显，常伴有下肢水肿，小便清稀，夜尿频繁，上半身又常伴热象，吃辛辣之品，容易口舌生疮，平素口干舌燥，多梦，月经颜色清稀，量少。

肾气不固，肾的收藏功能失司，脉虚而无力。肾阳不足，不能运化水湿，水湿内停，肾水太寒，不能上济，故左尺部有濡象。本证始于素体亏虚，或贪凉喜冷，肾阳亏虚，寒湿困于下焦，阳气因下焦太寒，无处归藏，浮越于上，呈上热下寒之象，故脉势上越，两尺微弱，整体脉偏浮。

舌头伸出来也是上热下寒之象，舌体胖大，舌质淡白，苔白厚，舌尖微红。肾阳不足，则舌质淡白；肾气不固，水湿内阻，则舌体胖大，苔白厚，根部尤其明显；虚阳上扰心神，则舌尖微红。

寒湿困于下，则下半身畏寒，腰腹冷痛，下肢水肿，小便清稀；虚阳上越，难以归藏，则咽干口燥，然不喜冷水，饮水也不多，大多只是润润喉咙，一吃生冷瓜果，就容易腹泻，一吃辛辣的东西，又容易口腔溃疡，脸上长红疹。

面对这种情况，老师说要给病人的全身造一个冬天的场，冬天是什么场？你看当皑皑白雪覆盖大地时，为什么河里的鱼儿没有事？为什么动物要冬眠？也就是阳

气藏于土下的这个状态，就是冬天的这个场。要让身体以自身之阳温煦自身之寒，把上身的虚阳引到下焦。

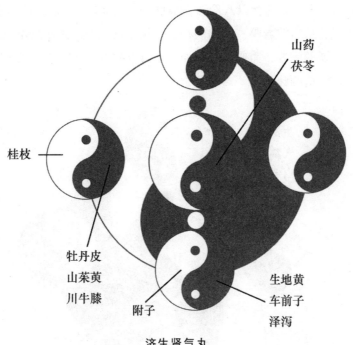

济生肾气丸

济生肾气丸就是桂附地黄丸加川牛膝、车前子。可以说是专门为上热下寒的病人量身定做的。桂附地黄丸就是在下焦建造地热，化掉下焦的阴寒水湿，温煦肾阳，补养肾阴，而车前子把水湿寒浊通过小便排出体外，川牛膝引上越的浮阳下行，让阳气"归宅"。可以说这张方子真是温补泄引理法兼备，所以济生肾气丸比桂附地黄丸的临床应用范围更加广泛，更加符合现在人的上热下寒体质。

◎气血不足，虚火上冲——八珍汤加半夏、砂仁

舌脉：无力，脉微细或虚大偏涩，右手脉上越。舌淡苔薄白，舌尖略红。

症状：多见面色苍白或萎黄，神疲乏力，气短懒言，时有心悸心慌，蹲下站起头晕目眩，下眼睑血色淡白，怕风怕冷，自汗，容易感冒，月经量少，精神委靡，血压偏低，食少纳差，多梦，心烦，脱发，面部长痘疹，打嗝反酸。

这些症状是以气血虚和虚火上炎为主要表现。大家应该都会和病机对应上，我就不多说了。我想说一下现在有很多这种情况的病人，它们很想吃凉东西，总觉得

烦躁，但是一摸脉却虚得很。所以这种病人越吃不下去饭，就越想吃凉东西，越吃凉东西，脾胃越差，气血化生越不足，导致恶性循环。

遇到这种情况，老师会以八珍汤加半夏、砂仁加减。气血虚弱，属于阴阳两亏，四君子补脾气，从右路着眼；四物汤补血，从左路入手，两方合并，气血双补。还有一个肺胃上逆的问题，需要给右路加一个肃降的力，让整个气机运转起来，老师就用半夏、砂仁这两味药。

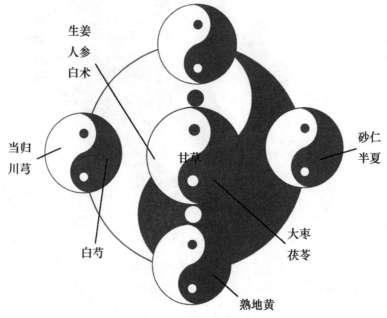

八珍汤加半夏、砂仁

半夏降逆止呕，消痞散结，犹如一名将军，从上往下扫除障碍，在右路开出了一条肃降之路。半夏之所以叫半夏，还是因为半夏在阳历六月的时候就会结子成熟。六七月正是阳气最旺的时候，它相当于把最旺的阳气给收藏了，可以看出其收藏之力有多大，所以老师用它来收藏在上焦的虚火。

砂仁温中燥湿行气，入脾、胃、肾，可引上焦虚火从脾胃绕一圈归于肾中，封髓潜阳丹中就用砂仁，所以不要小看砂仁这个药。但大家要用好的砂仁，老师进的都是好砂仁，我们也亲眼分辨过这砂仁的好坏，差别很大。

不要小看这个肃降的力，它给八珍汤注入了生机，让八珍汤活了起来。气血亏虚之人，脾胃功能尚差，八珍汤气血双补，未免过于滋腻，恐难以开胃，有加重脾胃负担之嫌，少佐半夏、砂仁，一方面可以引虚火下潜，一方面舒畅脾胃气机，则补药更加容易消化。所以这两味药属于此方的点睛之笔。

好，今天的课就上到这里。我们下课吧。下节课接着讲上越脉。

◎边学边悟

丁根立

师兄不仅将脉、症、证结合得很好，还给我们分析了病机，并将治法方药也写得很明白，而且还对其中重点内容加以详细论述，在很多地方都体现出了天地是一大太极，人是一小太极，天人合一的思想。通过内容讲解，使我们一眼就能知道上越脉的种种情况，使所学之人在心中能有一个完整的构图，很容易想起全部病机，而不会遗漏其中的某些部分。

第六节　调气——上越（二）

今天我来接着讲气机的上越辨证。上节课讲的是虚证的上越，今天我们讲实证的上越。

◎风热，上焦郁火——银翘散

舌脉：上越脉，脉浮数，轻取、中取皆有力。舌尖边红，苔薄黄。

症状：以上半身不适为主，发热，咽痛咽痒，伴有口干，咳嗽，下眼睑布满红血丝。

这些症状可以是气郁上焦，郁而化热而引起的，亦可以是风热犯表引起的。风热的病机分析我想大家应该是很熟了。下面我以气郁上焦为例来分析。

正邪相争于上焦体表部位，病又由热邪而起，故脉浮数。气郁于中上焦，有向上的趋势，故脉轻取皆有力。中取有力是因为此证是实证，不是虚证。

邪上于头面则发热、头痛；热邪伤及咽喉则咽痛咽痒，口干舌燥；热邪迫肺，肺失宣降则咳嗽；热邪易动血，伤及荣血则鼻衄，下眼睑布满血丝。

临床上如何区分是外感风热还是风寒，虽然书上写得很明确，但我很长一段时间里都弄不清楚。后来问了老师，老师说，一个是从脉上分别，寒邪主收引，热邪火邪主发散，同样是浮脉，风寒表证的脉就有紧象，而风热表证的脉就相对外散，两者指下的感觉是不一样的。另外从症状上也可以区别，风热表证一般会有咽喉肿痛，舌尖红，苔白黄，口干口渴，下眼睑充满血丝等热邪上攻的表现，而风寒表证重点是有恶风恶寒的症状，苔白，不口渴，这些都可以作为区别的重点。

既然有郁热在上焦，那么治法也就很明确了，顺势而为，用辛凉之品透热外出，少佐凉降肺胃之品，恢复气机的正常运转。

方用银翘散，取效快速，有金银花、连翘、竹叶、荆芥、牛蒡子、薄荷、淡豆豉、芦根、桔梗、甘草。银翘散主上焦疴，竹叶荆牛薄荷豉，芦根甘桔凉解法，清疏风热煮无过。

方中金银花性甘凉，气味芳香，药性平和，没有伤胃气的弊端，既能宣透热邪，又兼清热解毒之效，所以金银花最适合这种郁热了，既散又清。

连翘清热散结。徐灵胎说："连翘之气芳烈而性清凉，故凡在气分之郁热，皆能已之。"说明气郁、气闭、气分之热，连翘都可以散之，连翘相较金银花有散结消疴之功，也就是说它开破之力更强。气郁则血聚，连翘之所以能消疴肿，作用机制还是它散开郁闭之气，气散血自消。与金银花相须为用，郁结上焦之气机岂有不消之理？连翘、金银花二药可以说将郁气从气分到血分都打通了，并且又将热气给散一部分，清一部分。好好理解这两味药，可以说这个方子你就彻底明白了。因为此方的其他药的功效实际上都是这两味药的功效的一部分。

不信我给你们分析看，有专清热的，如竹叶、芦根；有专攻郁热的，淡豆豉、荆芥穗；有两者兼备的，如薄荷、牛蒡子、桔梗、甘草。但它们各自有各自的特点，这个在讲每一味药时，会有强调。

荆芥穗和淡豆豉是第一小分队，主要是发散郁气。荆芥穗相比荆芥，气味更加芳香浓郁，辛温发散之力更强。在诸辛凉之品中少佐辛温之药，既有利于透邪外出，又不违背整体的辛凉之旨。淡豆豉同样也是宣发郁热，不过它入肺、胃经，是从中焦宣发气机，银翘散证中舌苔多黄厚是由于气机壅滞中焦化火所致，淡豆豉正好从中焦宣散郁结之气机。

牛蒡子和薄荷、桔梗、甘草是第二小分队，和金银花、连翘的作用差不多，清散结合。牛蒡子属于种子类药物，正所谓诸子皆降，牛蒡子走右路气分，有宣降肺胃，祛痰清咽利喉之功。不过牛蒡子有它特异之处，其味辛中带苦寒，辛味宣散，苦寒之性又能清热邪，故又有疏散风热的功效。所以牛蒡子这味药进入体内是一边往下降气祛痰，一边又在宣散气机，很是难得。薄荷入肝、胆经，从左路疏散风热，清利头目，性辛散，又善宣透，入阴而达阳，能入于肝经血分而转出于血分郁热。桔梗、生甘草来源于《伤寒论》的桔梗甘草汤，利咽排脓止痛。诸药相合，具有散郁结、清热毒、利咽喉、宣降肺胃的功效，以疏散气机为主，清热降逆为辅。

　　第三个小分队是竹叶、芦根，此二药就是以清为主。甘辛淡寒的竹叶清心火，使热邪从小便而出。芦根中空，有通降之性，气清味甘淡，走右路气分，祛痰排脓；又因为生长于水边，所以能养阴生津，但是可贵之处在于其气清透，清热不伤胃，养阴又不敛邪。纵观整个方子，惟清、散二字而已。

　　关于风热的分析，基本上和教材中没什么两样，所以我就不在此重复了。

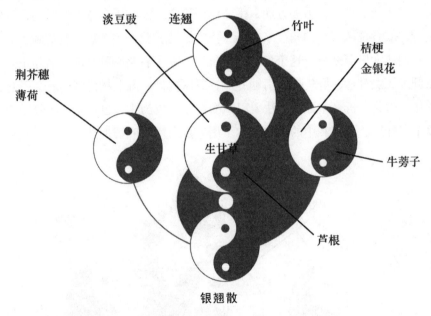

银翘散

我将银翘散的药物放在太极图中，便于大家理解。

◎风痰上扰清窍——半夏白术天麻汤

　　舌脉：双手上越，右手脉上越明显，右脉弦滑，中取有力，左脉弦滑偏浮大。舌苔白腻。

　　症状：眩晕频作，头痛，胸闷，痰多，恶心呕吐。

　　本证缘于脾失健运，水湿无法代谢出去，聚湿成痰，湿痰壅滞肺胃，就会胸闷，痰多，恶心呕吐。痰湿上泛，肺气的正常宣发肃降的通道被痰湿阻滞了，气机不得下降，就会被郁在中上焦，所以脉弦滑，右脉上越。从正邪的角度来看，我们要从脉中取、沉取的时候有没有力道来判断。脉有力说明正气尚足，要以祛邪为主，扶正为辅，化痰药、理气药都可以用上去，稍稍用一些健脾祛湿药就可以了。

看病开方，首先要知道层次。疾病发展到什么层次，接下来该怎么走，分几步走，心里都要清楚，正所谓"善弈者谋势，不善弈者谋子"。看病和下棋、作战也是一样的，要有战略思想。第二个是要分清主次。疾病的发生离不开正邪相争，一方面从正气的角度看，"正气存内，邪不可干"，当正气虚微，气血亏虚到极点的时候，这个时候就不能说用补药会不会敛邪之类的考虑了，先保住性命要紧，命没了，说什么都是白搭，是不是？像急性大出血，先输血再说，先把生命救过来，以后再考虑具体用药的事情；另一方面，生命体征稳定，没有生命危险的时候，从邪气的角度看，或者说从气机的角度来用药，主次分清，我们用药思路就清晰了。

我们从太极图来分析这个症状。气机被卡在了右路脾肺之间，右路下降不畅，左路肝气无法升达，肝气郁滞引动肝风，肝风携带痰湿上扰清窍，就会引起眩晕频繁发作。由此分析，本证的治法要以顺畅右路气机为主，也就是祛痰降逆为主，再辅以平息肝风、健脾和中的药物。方子用半夏白术天麻汤加减。

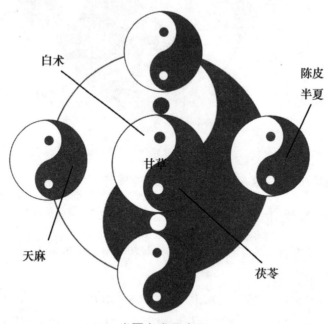

半夏白术天麻汤

这个方子其实就是二陈汤加上白术、天麻组成的。白术、茯苓、炙甘草健脾祛湿，既消已生之痰，又绝生痰之源。临床用药，以右关沉取有力与否来灵活掌握健脾药的用量。中医不传不秘在于量，这句话怎么理解？这个用药量不是不想传，根本没办法传，每个人的体质不一样，地域不一样，生的病不一样，我们只能具体问题具体分析，中医开方是千人千方的。我们学习方剂只是学它组方的思路，临床上还要知常达变才行，千人一方那就只能说这个中医还不合格，还没有入中医的门。

接下来我们看陈皮这味药，陈皮理气化痰，调畅气机，气顺痰自消；半夏燥湿化痰，降逆止呕，消除阻滞右路气机的痰湿，肃降肺胃之气；生姜、大枣调和中焦气机，生姜还可以兼制半夏之毒；天麻从左路平肝潜阳，息风止眩。

我来细讲一下天麻这味药，《神农本草经》说：天麻"久服益气力，长阴，肥健"，说明它是一味有补性的药。天麻在众多植物中是非常独特的一种，它无根，无绿色叶片，不能进行光合作用，它是通过和蜜环菌共生来获取营养，当细菌侵入到天麻块茎的皮层后，它的菌丝只能在其块茎的皮层细胞生存，当菌丝进一步向块茎侵入时，天麻就会释放一种酶来消化吸收菌丝，以此来获取营养。从天麻的生长特性我们可以得到一些提示，它的特点在于"化敌为友"，能把入侵者的能量转化为自身的能量，即团结一切可以团结的力量，是一味转化能力很强的药。不管内风外风，天麻都可以把它转化为身体所需的能量，就好像诸葛亮七擒七纵孟获一样，通过一番教育，把敌军变成了我军，快速增加了我军的战斗有生力量。所以它和一般的镇肝息风药的机制是完全不同的，这就是天麻的独特之处。

诸药合用，痰风并治，标本兼顾，使风息痰消，眩晕自然平息。

◎痰火扰心——黄连温胆汤

舌脉：上越脉，双手上越，脉弦滑数，双关浮取郁大，中取有力。舌尖边红，舌苔黄厚。

症状：失眠多梦，心烦不宁，痰黄质黏，咽喉肿痛，口苦，尿黄，纳差，呃逆反酸，头痛头晕，性格优柔寡断，做事情犹豫不决。

这组症状的主要病机是痰火扰心，胆胃不和。什么是胆胃不和呢？一方面，胆、胃都属于六腑，六腑的共同生理特点就是受盛和传化水谷，都具有通降下行的特点，所以说胆胃是以降为和，以降为顺的。另一方面，《内经》说："六腑者，传化物而不藏，故实而不能满"，也就是说每一腑都必须适时排空其内容物，才能保持六腑的通畅，所以说六腑以通为和。胆和胃的关系又特别密切，胆汁的排泄除了与肝气的疏泄正常与否有关，还与胃中有无内容物有关。饮食入胃，胃会分泌胃酸消化饮食，这时胆才会在肝气的疏泄作用下分泌胆汁帮助胃来共同消化食物。如果胃中空无一物，胆就不会分泌胆汁，所以胆和胃又有一个胃降则胆降的关系。

所以为什么不吃早餐的人容易得胆结石，大家知道原因了吗？通过一整夜的休息，胆囊中胆汁充足，随时准备分泌帮助饮食消化，大家不知道有没有这个经验，就是不管早上吃得多好多饱，到了中午还是会饿，这其中的原因是什么呢？一个是和人体早上的时候阳气旺盛有关系，另一个原因是因为胆和胃得到了一整夜的休息，有足够的胃酸、胆汁，所以可以消化较多的饮食。而到了晚上，你工作了一整天累了，脏腑也是一样，运行了一整天也累了，这时候就要少吃点，休养生息，所以说"早上吃好，中午吃饱，晚上吃少"还是很有道理的。再说回来，如果早上不吃早餐，胆囊中充盈的胆汁无法得到分泌，贮留胆囊，就会郁而化火，"炼液成石"，长此以往就会得胆结石。最后总结一下造成胆胃不和的原因，主要是两个：一个是胆胃不降，一个是胆胃不通畅。

我们看一下这个上越脉，脉弦滑数，中取有力，说明是实证。滑数脉的实证，意味着有痰、有火。弦脉意味着肝胆不和。双关浮取郁大，浮取为腑，左关为胆，右关为胃，结合上越脉，舌苔黄厚，尖边红，说明是痰火上扰，胆胃不和。

痰火上扰导致胆胃不能顺降，胆郁化火，胆胃不和，痰火下行无路，又进一步加重痰火的上扰，两个病机互为因果。痰火上扰心神则失眠多梦，心烦不安；胆郁化火则口苦，尿黄；胆主决断，痰热内扰，胆腑失宁，则性格优柔寡断，做事情犹豫不决；痰热瘀滞中焦，脾胃升降失常，则纳差，呃逆反酸；痰热上泛肺部，伤及肺系，则咽喉肿痛，咳黄黏痰。

围绕着痰火上扰、胆胃不和的病机，治法就出来了，清热化痰，调和胆胃。

方子大家也知道了，就是黄连温胆汤，由黄连、黄芩、陈皮、半夏、茯苓、甘草、枳实、竹茹组成。方中黄连清心胃之火，黄芩清胆肺之火，两药配伍，中上焦之火得清；二陈汤化痰理气降逆，陈皮、半夏理气降逆化痰，清已成之痰；茯苓、炙甘草健脾祛湿，绝生痰之源。枳实辛苦微寒，降气导滞，消痰除痞。朱丹溪说枳实"泻痰，能冲墙倒壁，滑窍破气之药也"。可见枳实乃开破之药，能散有形之邪。痰火内郁，黏腻难除，非沉降开破之药难除，枳实性寒，秉金气之肃杀沉降之性，所以用于胆胃不降、胆胃有火特别合适。竹茹化热痰，降逆止呕除烦。竹茹就是竹子茎秆的中间层，竹子的节与节之间是不相通的，竹茹是竹子输送津液的通道，意味它有疏通之性，且竹子性凉，所以特别适合用来清除胃中之热痰。

另外，二陈汤整体性味偏温，用于痰火之症并不适宜，会使热痰更加燥结难除，需要加上凉降化痰之品和之，竹茹、枳实配伍二陈汤，变燥湿化痰之方为清热化痰降逆之方，加上黄连、黄芩，构成了清胆化痰、降逆和胃的方剂。

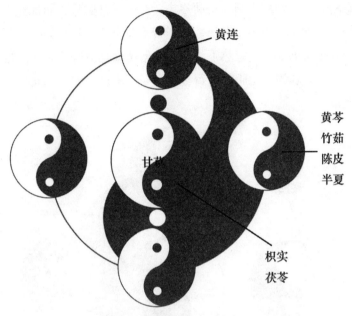

黄连

黄芩
竹茹
陈皮
半夏

甘草

枳实
茯苓

黄连温胆汤

也可以这么理解，痰火郁于中焦，导致胆胃不能顺降，这时候就可以用二陈汤化痰，黄芩、黄连去热，用枳实、竹茹推动胆胃这个轮子，制造一个向下的势。大家都知道人体最大的排毒通道就是我们的肠道，我们的下焦。这个方子就是利用这个势来将痰火从中焦推到下焦，转动六腑排出，这也叫给邪以出路。这样，痰火也去了，胆胃也正常向下运转了，体内就"风和日丽，云舒风淡"了。

◎肝胆湿热——龙胆泻肝汤

舌脉：上越脉，脉弦数有力，脉体粗，左手上越明显，左关尤大，久按不减脉力。舌红苔黄厚腻。

症状：头痛目赤，胁肋疼痛，口苦，耳鸣，耳肿痛，小便黄臭，女子白带色黄有异味，阴痒，男子阴囊潮湿。

我们分析一下这个舌脉和症状，上越脉，左手上越明显，左关尤大，提示重点在肝胆系。脉弦数有力，说明肝胆有热，且为实证。脉管粗，说明阴分物质较足。

结合舌苔厚腻，舌红苔黄，可以判断为肝胆有湿有热，而且已经化火了。

我们再分析下症状，肝胆实火上炎，肝开窍于目，胆经循行于身体的两侧，入耳后可见眼睛红赤，两侧头痛，胁肋疼痛，耳鸣，耳肿痛；胆郁化火，可见口苦，尿黄；肝经湿热下注，则小便淋浊，女子带下黄臭，阴痒，男子阴囊潮湿。

病机为肝胆实火上炎，湿热下注，那么治法就是清肝泻胆，清热利湿。方用龙胆泻肝汤加减。方歌为：龙胆泻肝黄芩栀，泽泻木通车前子，柴胡归地生甘草，肝经湿热力能排。

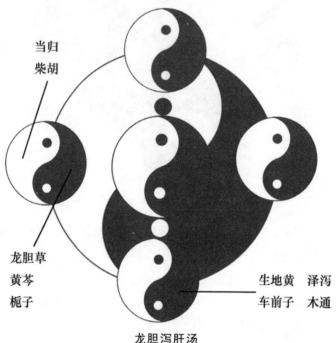

龙胆泻肝汤

这个方子包涵三种思路：清肝胆热，利湿，养肝肾阴。龙胆草、柴胡、黄芩、栀子清泻肝胆之热，疏发肝胆气机，老师也经常使用这几味药清肝胆热邪。

这里重点谈一下龙胆草这味药。大家都知道龙胆草清热燥湿，泻肝火，乃四大苦药之一。我们看龙胆草这味药的名字，就可以知道它的功效和肝胆有密切的联系。我们经常听到"左青龙，右白虎"的谚语，因为在古代中国，左边属于东方，先哲认为龙出东方，而肝属木，主东方，名字本身带一个胆字，而龙胆草的确是入肝、胆经的，清肝胆湿热，可谓是名副其实。《神农本草经》说龙胆草"主骨间寒热，惊痫邪气，续绝伤，定五脏，杀蛊毒"。杀蛊毒可以理解为杀虫，现在很多妇科疾病，如阴道炎、宫颈炎，西医都认为是真菌感染，老师往往在外洗方中加入龙胆草，效果就有显著的提升。其实虫是因湿热而生的，龙胆草是通过清湿热来"杀蛊毒"的，体内湿热的环境一改变，所谓的炎症也就消失了。"主骨间寒热，惊痫邪气"，骨间意味着是身体的深层次，这些入里较深的湿热影响到神志就会出现惊痫之症。所以龙胆草可以去掉身体深层次的湿热，是此方的君药。

接下来我们继续分析方义，湿热相杂，如油裹面，热从湿中而起，湿不去则热不除也。所以用泽泻、木通、车前子从膀胱水道把湿热利走；肝主藏血，一方面热邪容易伤阴血，另一方面苦燥利湿的药物也有损及阴分的顾虑，所以用当归、生地黄滋养肝肾之阴；然后用生甘草调和诸药，护胃安中。

全方清热而不伐胃，利湿而不伤阴，泻中有补，降中寓升。

这个方子的巧妙之处在于用柴胡、黄芩转动肝经气机；用龙胆草和栀子把湿热从已经转动的肝经上顺势清掉；再用木通、泽泻、车前子通过小便把湿热排出去，给邪以出路，使身体的内环境恢复到正常的范围内。

◎肝肾亏虚，肝阳上亢——天麻钩藤饮

舌脉：上越脉，左手脉上越为主，脉尺部弦弱，双尺重按无力，寸关部弦浮，中取有力。舌质红，舌苔黄白兼有。

症状：常见头痛耳鸣，眩晕，口干舌燥，失眠多梦，烦躁不安，眼花，腰膝酸软。

这是典型的上实下虚证。肝阳上扰清窍则头痛，耳鸣，眩晕；阳亢扰乱心神则失眠多梦，烦躁不安；阳亢于上化热，则口干舌燥；下焦肝肾亏虚，肝开窍于目，目无血养则视物模糊，眼睛干涩；膝为筋之大会，血不养筋则膝盖屈伸不利；腰为肾之府，肾阴不足则腰酸腰软。

本证以肝肾亏虚为本，肝阳上亢、阳亢化热为标，所以治以平肝息风、潜阳清热，补益肝肾。方用天麻钩藤饮加减。方歌为：天麻钩藤石决明，栀杜寄生膝与芩，夜交茯神益母草，补益肝肾肝风宁。

这个方子创于近代，当时已有西医知识传入中国，所以作者在编这个方子的时候融合了一些西医关于高血压的病理生理认识，所以这个方子是中西医结合的产物，原书《中医内科杂病证治新义》说本方"治高血压头痛，眩晕，失眠"。方中的杜仲、桑寄生、益母草这些药，现代药理研究证明它们都有降血压的作用。临床

上本方对肝阳上亢引起的高血压效果显著。既然疗效肯定，我感觉用纯中医的思维去解释这个方子应该也是没有问题的。

本方含有平肝风、潜肝阳、清肝火、补肝肾、安心神五种思路。整个方剂都是围绕着左路心、肝、肾展开的。其中天麻、钩藤平肝息风，共为君药；石决明性凉质重，清热潜阳；川牛膝引气血下行，把上焦肝阳引到下焦；栀子、黄芩清肝泻火；首乌藤、茯神安神定志，考虑到肝阳上亢，扰动心神就会引起失眠，所以用了这两味安神的药。

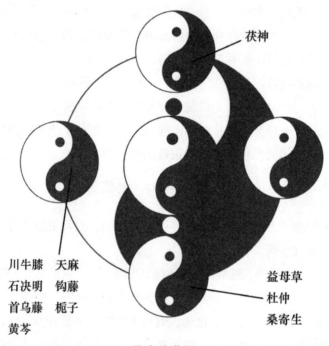

茯神

川牛膝　天麻
石决明　钩藤
首乌藤　栀子
黄芩

益母草
杜仲
桑寄生

天麻钩藤饮

杜仲和桑寄生是两味补益肝肾的药。补肝肾的药这么多，为什么要选用杜仲、桑寄生呢？作者在书里说之所以选用杜仲、桑寄生这两味药是当时的研究表明它们有很好的降血压的作用。那么我们就试着解释一下它们为什么能降血压，什么病机下它们最适合。桑寄生通中寓补，现在中药学把它归在祛风湿药中，强调它有疏通经络、祛风湿、强筋骨、补肝肾的作用。我们再来看杜仲这味药，不仅滋补肝肾，而且也能强健筋骨。杜仲折断之后我们可以看见有白丝相连，古人由此推断它能使筋骨相连，肾主骨，肝主筋，筋骨出现问题，那么走路就有问题，所以古人碰到脚不能踏地的的时候，会想到是肝肾出现问题了，就会重用杜仲来治疗。我们知道肝阳上亢，肝风内动是由于肾水亏虚，不得荣养肝木，导致肝肾气机郁滞，流通不畅，木气不得舒达，就会化而为风，造成一种郁亢。桑寄生和杜仲都是通补肝肾之药，并不是一味呆补，肝肾得以补益，气机通畅，也就断了上亢之阳、内动之风的根源。

最后是益母草这味药。为什么要在平肝潜阳药中加入活血利水之品呢？我当时学习这个方子的时候一直存疑，各种解释都比较牵强，后来看了原著才知道作者是受了西医治疗高血压要扩张血管和利尿等方法的影响，才想到用益母草来起到相似的作用。但是我感觉不能为了降血压就想到用利水活血药，失去了中医思维指导临床，就等于失去了我们中医的根本，所以益母草这味药我认为还是要灵活用之，确实辨证有水瘀互结的病机我们就用，而且也不用盯着一味药，没有益母草用泽兰可不可以呢？其实都是可以的。治法这个大原则把握住了，我们用药可以非常灵活。

◎湿热内阻肺胃——三仁汤

舌脉：上越，脉弦濡，兼有涩象，右手脉上越明显。舌体偏大，舌苔白厚，舌中间可见淡黄色舌苔。

症状：头痛头晕，身重，肢体酸痛，精神倦怠，胸闷不舒，纳差，无食欲，不喜饮水，午后有发热的症状，大便黏腻，脉弦濡。

我们讲濡脉的时候提过，濡脉主气分有湿。这里涩脉说明是水湿阻滞了气机，所以导致了脉有涩象。湿邪阻滞了肝胆的气机，就会出现弦脉。如果脉数，舌苔黄厚，说明湿郁化热了。脉象提示我们是中上焦有湿热。

湿热上泛就会有头痛头晕的症状。湿为阴邪，湿性重浊，困阻上焦阳气，所以会出现头身困重，精神倦怠。胸闷，纳差，没有食欲，舌苔白厚，都是由于湿邪侵犯人体，阻滞了中焦气机，影响到了脾胃的运化功能。苔白或淡黄，不喜饮水，说明热不明显，体内津液、阴液充足，没有伤阴，因为毕竟是以湿邪为主。常在午后发热，是由于湿热交蒸，随着气候、随着外部环境在变化，一年中的长夏、三伏天最容易见到这些症状，而一天中的午后同样也是天地之间湿热交蒸最明显的时候，所以午后会发热明显。

这里我谈一下大家较容易混淆的症状。同样是头痛头晕、身体酸痛的症状，湿热内阻与外感风寒的区别。我们从脉上区别，湿热内阻是濡涩脉为主，濡脉就是偏浮，脉管偏粗的脉，而且整个脉给人一种不流畅的感觉；而外感风寒是弦紧的浮脉，脉搏跳动较明显。从感觉上讲，湿热内阻证带有困重、沉重的感觉；而风寒表证头痛剧烈，没有明显闷胀的感觉。从舌苔讲，湿热证舌苔厚，风寒之证无明显变化，这些都可以作为区别的依据。

关于胸闷不舒，纳差，无食欲，午后有发热的症状，容易和阳明腑实证混淆。阳明腑实证，也就是承气汤系列证，它的症状也会有胃胀、胸闷、没有食欲、午后潮热。我们从症状看，与湿热阻滞证还是有很多不同的。阳明腑实证，会有痞、满、燥、实的特点，胃胀痛，心下满闷，而且拒按，是有抵抗感的，大便燥结，午后是发潮热，就是一阵一阵的发热，手心脚心汗多，而且汗味明显，口干口渴；而湿热内阻气机的胸闷是一种自觉症状，按压的时候胸部、胃部没有抵抗的感觉，午后发热也是一种自觉症状，你去摸他的皮肤可能并不是很热，可他本人就觉得烦热难当，而且也不一定出汗，也不怎么喝水。另外从舌苔、脉象分，阳明腑实证脉滑疾，右关尺重按有力，舌苔黄腻，伴有口臭。和湿热内阻的濡涩脉、白厚舌很好区分。

明确了是湿热交蒸，以湿为主，阻滞肺胃气机。那么治法就要围绕着湿热，围绕着右路中上焦展开，治法自然就出来了，就要清利湿热，宣通肺胃气机。

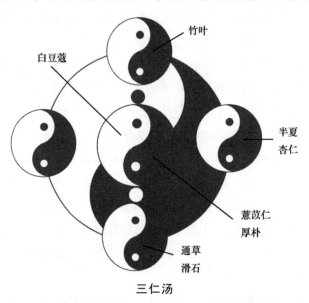

三仁汤

三仁汤、藿朴夏苓汤都比较合适。关于三仁汤有个比较有意思的方歌：三人爬竹竿，扑通滑下来，通过相似音的记忆法很巧妙地把8味药都囊括其中，我当初就是用这个方法把三仁汤记下了，三人就是杏仁、白蔻仁、薏苡仁，竹就是竹叶，扑通就是厚朴、通草，滑下来就是滑石和半夏。

本方以三仁为君药，杏仁可以宣降上焦肺部气机，气行有助于湿化；白蔻仁芳香化湿，又能行气，能畅通中上焦气机；薏苡仁淡渗利水，让脾胃湿气从小便排出。"三仁"已经把整个清利湿热、宣通肺胃气机的治法都包括进去了，其他几味药都是加强辅助的作用。

滑石、通草、竹叶可以看成一组，它们都有清利湿热的作用，我们可以把这三味药看成一个清湿热接力小组，竹叶作用于上焦心经，清心利水，引热下行；然后通草在中焦接过竹叶清热利湿的"接力棒"，连接上下；滑石属于矿石类药物，质重，偏走中下焦，利湿热，通窍道，最后把湿热通过小便排出体外，三味药很好地体现了治湿的三焦分消的方法。

厚朴和半夏可以看成一组，厚朴宽中下气，宣通整个右路的气机；半夏燥湿，降逆肺胃气机，两味药重在燥湿行气，调畅右路的气机。厚朴我们用的是厚朴树的树皮，厚朴树长得矮胖矮胖的，所以它就像把气道、肠道给扩了一下，然后用半夏往下再一肃降，这样气机自然就宣通了，有时候中医就是这么形象。

三仁汤这个方子整体用药配伍精当，思路清晰，可谓独具匠心。其中三个仁类药作为整个方子清利湿热、宣通肺胃的表法，作为此方的主体躯干；竹叶、通草、滑石偏于祛有形湿邪，以清热利湿为主，是为此方的左翼；厚朴、半夏作用于无形之气，畅通气机，是为此方的右翼。这三路军团协同而下，直捣黄龙，宣上、畅中、渗下，共奏分消三焦湿热、畅达三焦气机之功。

好，今天的课就讲完了。今天我们把气机上越的实证部分也讲完了，内容有点多，同学们回去总结一下，下节课我们开始讲下陷的病机。

第七节　调气——下陷（一）

今天我们来讲气机的下陷。像上越一样，气机的下陷首分虚实，我们先来讲虚证的下陷。虚证下陷的第一种为脾虚气陷。

◎脾虚气陷——补中益气汤

舌脉：双手下陷，脉虚大无力或细弱无力，寸关尤弱，舌质淡，苔薄白。

症状：常见头晕，体倦乏力，少气懒言，面色萎黄，稍微活动一下就发热，出汗，大便溏稀，严重的食后就要大便，有脱肛、子宫下垂、胃下垂等内脏下垂，崩漏，颜色淡，情志上容易悲观抑郁。

脉下陷、虚大或者细弱都说明是虚证，但是气虚还是血虚，还是气血两虚呢？这里有存疑。接下来我们看舌，舌体正常，舌质淡，苔薄白，意味着没有热象，也没有阴亏的症状，所以大致可以看作是气虚下陷的一个病机。再看症状，来进一步判断。症状上，体倦、少气都表明正气不足，气虚明显；大便溏稀，《内经》里说"清气在下，则生飧泻"，就是清阳不升，湿邪下流，脾胃气机升降失常可以引起泄泻。这里我们看到脉没有涩象，舌苔薄白，说明湿气不是很重，主要矛盾还是在气机的下陷。然后是内脏下垂，我们知道人体是无时无刻不在受地球引力的影响，内脏如果失去了正气的固护，大家可以想象一下会出现什么问题，内脏下垂就是因为没有足够的阳气的固护，不能维持在一定的部位造成的。

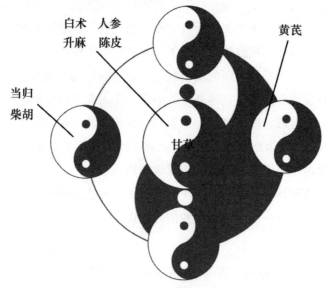

补中益气汤

然后是稍微活动一下就发热、出汗，这种发热的情况一般不是那种病理性发热，而是操劳运动之后出现的短暂烘热，只要稍微休息一下就好了。我怎么会知道这么清楚呢？因为我妈妈以前就得过这个病，那时候她才四十岁，每天都没精打采的，稍微动一下就说很累，上个楼梯也吃不消，出去买个菜，身上就会出现一阵阵的烘热，到床上躺会儿才能缓过劲来。然后去医院检查说是胃下垂了，我妈妈就去买了个胃托，天天带在身上，不带上它就觉得整个胃都掉到了小腹部一样，很不舒服。

吃了很多药也不见好，直到后来去看我们当地的一个中医，说去买几盒补中益气丸吃就会慢慢好转的，然后我妈妈就一直吃补中益气丸，前前后后吃了大半年的样子，胃下垂就好了，人也变胖了，气色也好了，从那之后她就很认可这个药，我们家人谁胃不舒服她就推荐吃补中益气丸。当然，我妈妈是不懂中医的，以为胃不舒服的时候吃补中益气丸都管用。这当然是题外话了，我们言归正传。气虚下陷为什么会出现短暂烘热呢？其实我们在讲当归补血汤的时候就谈过这个问题了，当归补血汤之所以要重用黄芪，是为了达到补气以生血和固摄阳气两个目的。当归补血汤证出现发热的原因是机体固护不住阳气，阳气外越体表造成的。这里气虚下陷所造成的烘热也是同样的原因。运动之后，气血运行速度较平时加快，机体对气和津液的固摄能力不够，导致部分阳气外越，就出现了烘热的情况，经常伴有汗出。

最后在情志上，悲观抑郁，容易想不开。我们在讲神的时候已经探讨过这个问题，正气亏虚是会影响到情志的，这里是气虚下陷，存在物质基础不够和气机不达两方面的原因，肝气疏发不利，导致情志不舒，最后就表现为悲观抑郁的情志了。

我们知道了病机是气虚下陷，那么治法就是补脾气，升举阳气，代表方剂就是补中益气汤了。补中益气汤是李东垣的代表方，由8味药组成：黄芪、白术、人参、陈皮、当归、炙甘草、升麻、柴胡。可以看成是当归补血汤合四君子汤易茯苓为陈皮，加升麻、柴胡。四君易茯苓为陈皮，健脾益气，理气燥湿，无壅滞之弊端，之所以换掉茯苓，是因为茯苓利湿的作用点是在中焦，会加重气机下陷，与整体的病机不相符合；当归补血汤固摄气血，气血双补；升麻、柴胡是此方的点睛之笔，升麻作用右路脾胃之气，柴胡作用在左路助肝气升发，保证在益气的基础上升举阳气，而且用量很小，就没有耗气的顾虑了。这样中焦加强之后，再升提一下，整个气机就提升上去了。

下面我们看下陷虚证的第二个证型，脾虚津亏。

◎脾虚津亏证——七味白术散

舌脉：脉下陷，细弱无力，右关尺部濡大，舌体偏干瘦，没有润泽感，舌质淡，舌苔燥，苔白或者淡黄。

症状：每日泄泻多次，泻下量较多，口渴不止，饮水量多，但不进食，皮肤干燥，腹部胀满不适，精神委靡，易烦躁。

这种脾虚津亏证，以小儿多见。脉象上分析，细脉主机体阴分不足，脉下陷、弱脉意味着气虚下陷，右关尺部濡弱，说明下焦有湿气阻滞的问题。再看舌，主要问题还是舌头没有润泽感，舌苔燥，说明存在阴分不足的情况。

症状上就更能说明问题了，上面口渴多饮，下面泻稀水，很明显是水液代谢出现了问题，失水严重，机体无法吸收利用水分，水液直驱大肠，所以出现下面泄稀水的症状。因为机体无法吸收利用水分，身体的大部分都得不到津液，所以口渴多饮，皮肤干燥。这里有个症状我们要引起重视，就是只能喝水，不能进食。我们看症状，喝进去的水都通过肛门排出来了，说明脾胃连吸收水的能力都没有了，水都吸收消化不了，更何况是食物？说明脾胃已经没有运化功能了。

那么治法是什么？一个是恢复脾胃的运化功能，这是从源头解决泄泻、口渴、不进食的问题；一个是要及时补充机体流失的水分。那么治法是不是就可以确定为健脾补气生津了？还不是很准确。这里我打个比方，一头黄牛陷在泥潭里出不来了，拼命挣扎想爬出来，最后气力用尽了，昏厥在泥潭之中，那么该怎么救这头黄牛呢？我们要知道步骤，第一步不是给它喂吃的，它都昏厥了，怎么吃？第一步是把它弄醒，醒了之后再给它喂食物。这个比喻不是很恰当，就是想让大家知道不能一味地呆补脾胃，我们的老祖宗早就意识到了这个问题，你看我们中医治法中有一个"醒脾"法，就是用芳香之品"叫醒"脾胃，以恢复其功能。光用健脾补气生津的治法还不够全面，再加一个醒脾的治法就更全面了。所以治法就是醒脾补气生津，选用的方剂也需要包括这三个治法。醒脾升清，例如藿香、佩兰、木香、白豆蔻等；健脾补气，就是四君子之类；生津止渴的药物也有很多，这里要选用走势往上的，又能生津的药，这样才符合整体下陷的病机，不然会出现"存阴之品，反为泻阴之用"的顾虑，这样的生津药就不太多了，天花粉、芦根这些凉降养阴之品都要排除在外了，可供选择的也就是葛根、山药了。

在我们学过的方剂里面，最合适的就是钱乙的七味白术散了，方由四君合藿香、木香、葛根组成。四君子是健脾补气的基础方。这里补充一下，钱乙是北宋人，脾虚下陷不用茯苓的思路缘于金元时期的李东垣，所以用的是四君子，他老人家就没有管茯苓的问题。如果湿陷下焦很明显了，可以换成车前子、泽泻之类的药。藿香这味药，我们大概都是从藿香正气水熟悉的。古人取药名也是很讲究的，藿香的藿通霍，《尔雅注疏》说："南方为霍，霍之为言护也，言太阳用事护养万物也。"说明霍字代表着天地之间正大光明的状态。藿香这味药古人认为它有避恶解秽的作用，经常把它做成香囊佩戴在身上。这里用到藿香就是取藿香的香味可以醒脾和胃。

木香顾名思义也是带有香味的药，除了芳香醒脾之功，它行气理气的功能也很强，所以在这里还能调畅中焦气机，恢复脾胃升清降浊的功能。最后是葛根，《神农本草经》记载有"起阴气"的作用，《伤寒论》中也用葛根治津液不能输布颈项，它性能上行，能把中焦的津液输布到上焦，相当于重新分布机体的水液。有人认为葛根有竭胃阴的弊端，阴虚之人忌用。其实我们挖过葛根的人都知道，葛根本身根茎肥大，津液非常丰富，本身就能补充机体的津液，只不过它补阴分的功效确实比不上生地黄、天花粉，这点从仲景的用药我们就可以知道。项背强几几的时候，仲景用的是葛根汤和桂枝加葛根汤。当身体强几几的时候，说明全身机体的津液存在不足的情况，仲景就改用天花粉了，用的是瓜蒌桂枝汤。所以虽然葛根有补津液的作用，但是作用强度不如天花粉。这里七味白术散用葛根，就是利用它能补充机体津液的作用，同时把中下焦的津液上承，升发清阳，鼓舞脾胃之气上行。

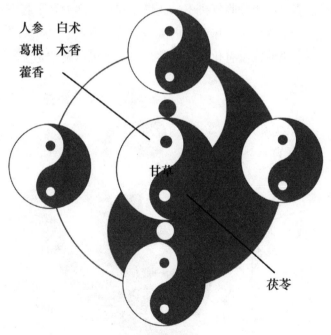

人参　白术
葛根　木香
藿香

甘草

茯苓

七味白术散

　　这样整个方子的思路就理顺了，简而言之，醒脾、补脾、运脾，再加上一味葛根"起阴液"，泄泻得止，口渴之症可解，虚证可治。

　　下面讲今天的第三个证，肝郁脾虚，湿浊阻滞下焦证。

◎肝郁脾虚，湿浊阻滞下焦证——完带汤

舌脉：左关浮取、中取郁大，右关濡缓，右尺部濡大，整体脉沉取无力。舌象上可见齿痕，苔厚腻，舌根部明显。

症状：两胁不适，失眠多梦，纳差，便溏，还有白带多、色白清稀等症。

肝郁脾虚，湿浊阻滞下焦证。肝郁脾虚是临床上常见的一个病机，老师见到左关郁大、右关弱的中郁脉一般会用逍遥散加减，肝郁严重的偏重疏肝，脾虚严重的就以补脾为主。肝郁脾虚，湿浊阻滞下焦证，脾虚、湿浊阻滞是主要矛盾。这两个大家要好好区分一下。

左关浮取、中取郁大，表明有肝郁气滞的问题；右关濡缓，右尺部濡大，脉沉取无力，意味着右路存在着气虚下陷、湿盛的问题。

舌头边有齿痕，说明肝胆气机不畅，可以和左关郁大结合起来；苔厚腻，舌根部尤其明显，和脉象吻合，意味着体内湿气阻滞中下焦。白带多、色清稀，可以说明两个问题，一个说明并没有化热的趋势，另一个可以确定是湿浊下注。

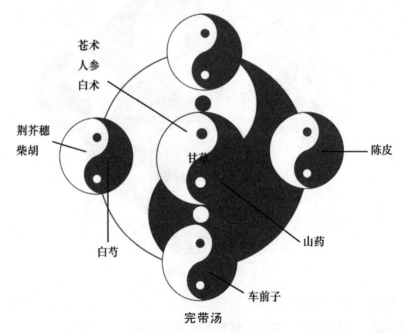

苍术
人参
白术

荆芥穗
柴胡

甘草

陈皮

白芍

山药

车前子

完带汤

治法也就很明确了，疏肝解郁，健脾升清祛湿浊。针对白带清稀，老师一般会以完带汤加减配伍。那用逍遥散加上一些升清排湿浊的药可不可以呢？大的方向是

没有问题的，只是用药细节上我们还是要斟酌一下。逍遥散有柴胡、白芍、当归尾、薄荷走左路，疏肝气，解郁热；白术、茯苓、生姜、炙甘草走右路中焦脾胃，健脾祛湿。可以看出逍遥散是以疏肝补血散热为主，健脾祛湿为辅。而完带汤由白术、苍术、陈皮、炙甘草、人参、山药、车前子、柴胡、白芍、荆芥穗组成，是以健脾祛湿排浊为主，前面7味药都是围绕着这个证展开的，实际上是夏陈六君子的一个变化，去掉了半夏。

下面我们来讲单味药。用了苍术，增加了燥湿行气的作用。然后加上了山药，这里为什么用山药呢？白带在中医看来是脾精下注形成的，所以白带也就意味着脾精流失，那么用药上就要考虑用补脾精，又不会过于滋腻之品。民国大医张锡纯说山药色白入肺，味甘归脾，液浓益肾，能滋润血脉，固摄气化，宁嗽定喘，强志育神，又说山药脾肾双补，在上能滋，在下能固，利小便而止大便。说明山药能滋阴又能利湿，能滑润又能收涩，用于脾虚引起的白带之症尤为适宜，补脾阴，固肾气，排湿浊。然后下面三味药，柴胡、白芍、荆芥穗作用在左路，以柔肝疏肝为辅，且用药偏温，不用辛凉的薄荷，改为辛温的荆芥穗，且原方用的还是炒黑的荆芥穗，炒黑入血分，入下焦，既可以疏发肝气，又可以收涩止带。白带的形成来源于脾虚不运，湿浊下注，但是脾虚不运和肝气郁结有着密切的关系，所谓脾随肝升，肝郁不升，风木就会郁闭土中，会加重脾虚不运；木出土中，脾土若是寒凉湿重，那么木也是疏发不了的，自然也会木郁土中。那么治疗上就要考虑用疏肝的方法帮助脾胃的升发。这也是为什么像逍遥散这一类健脾疏肝的方子经常会用到的原因了，脾和肝的关系是相当密切的。只不过逍遥散的肝郁有化火化热的趋势，伤了阴分，所以除了用柴胡、白芍柔肝解郁之外，还加了当归补血活血，养肝血，配上薄荷疏散风热，舒达肝气。而完带汤的肝郁没有化热的象，所以不用考虑热邪耗伤肝血，只是用白芍、柴胡柔肝解郁。考虑到白带的问题，稍佐了一味黑荆芥穗疏发肝气，收涩止带。它们两个方子所解决的主要矛盾不一样，虽然都有肝郁脾虚的病机，但是一个是肝郁为主，一个是脾虚湿盛为主。

◎寒邪入肾证——麻黄附子细辛汤

舌脉：脉象沉取微细，尺部弦紧。舌象是舌质淡白，舌体胖大，舌苔白润。

症状：精神委靡，恶寒怕冷，发热。

寒邪入肾证，也就是《伤寒论》讲的寒邪直中少阴证。寒邪表明了病因的性质；少阴说明了病位是在身体的深层次，和肾有着密切的关系；直中（念第四声）说明寒邪入里的过程中没有受到机体的任何阻挡，长驱而入，直达病位，所以叫直中，意味身体的正气不能固护到体表，只能勉强保护内脏了。

寒邪直中少阴，《伤寒论》说："少阴病，始得之，反发热，脉沉者，麻黄附子细辛汤主之。"少阴病，表明了病位在里，在身体的深层次，然后有发热的症状，这是很反常的现象，所以仲景用了一个"反"字，提示我们要注意这个反常的现象。因为一般少阴证的患者都是"脉微细，但欲寐也"，精神委靡，恶寒怕冷的。怎么可能会出现发热的症状？仲景这里其实要说的是少阴病的患者本身体质虚弱，气血不足，正气无法在体表抵御邪气，如果得了外感，感受了寒邪，寒邪直接进入了体内，直中少阴，正气与寒邪相争于里则发热。但是我们要注意这里的发热与太阳表证发热的区别，并没有汗出、头项强痛、骨节疼痛等症状，这是由于正气不足无法在体表与邪气相争，所以没有出现汗出、头项僵痛的症状。这也是脉象没有出现浮脉而是沉脉的原因。脉象就是微细，沉取才能摸到，没有力道，整个阳气都在里、在下，所以两寸部的脉特别弱，寒邪在下焦，所以尺部的脉有弦紧的象。

寒邪直中少阴的舌象是舌质淡白，舌体胖大，舌苔白润，舌头伸出来，水分很多，垂涎欲滴的样子。说明体内寒湿很重，阳气不足，不能温煦水湿，所以舌体胖大，舌头伸出来水润，如果不马上缩回去，口水就要滴下来了。

症状就是典型的少阴证，特别怕冷，别人还在穿单衣的时候，他可能就要穿秋裤了，冬天的时候穿多少都觉得冷，整天觉得昏昏沉沉的，打不起精神，眼神看着也比较迷离，没有神采。除了这些，因为存在着邪正斗争，所以也会有轻微发热，不过这个临床上也不一定。阳气只要有机会都会有向上向外赶走寒邪的趋势，所以患者可能有打喷嚏、流清水鼻涕之类的症状。

很多书里都有介绍麻黄附子细辛汤治疗暴聋、暴盲、暴哑、失眠的案例，其实造成这些症状的主因都是寒邪直中少阴之后，阻碍了肾气的正常升发，肝肾同源，肾气、肝血不能上承滋润上焦，然后清阳不升，浊阴就不能下降，阻滞在上焦就会有以上症状。这些突然得的症状大都是在机体较虚弱的状态下受了大寒引起的，例如妇女产后受寒，同房之后洗冷水澡。麻黄附子细辛汤治失眠，是由于寒邪阻滞了机体"阳入阴"的通道，通道被阻使得阳气无法正常回归体内。所以用麻黄、附子、细辛把寒邪散出去，使这个通道畅通，病就好了。只要我们摸到少阴脉，看见水滑舌，病人的症状又是以寒象为主，就可以考虑用此方了。

下面我解释一下麻黄附子细辛汤的方义。通过以上的介绍，我们知道病机是素体阳虚，寒邪直中少阴，相应的治法就是温阳散寒解表。

温肾助阳用炮附子，炮附子温肾，补充阳气。细辛从脾、肺、肾驱赶出寒邪水湿，细辛是可以入肾的，这点要知道。麻黄从细辛的手中接过接力棒，继续散寒邪于肌表之外。这三味药的组成很有特点，炮附子为少阴药，补充机体能量；细辛是太阴药，辛温祛水饮；麻黄为太阳药，发散寒邪。

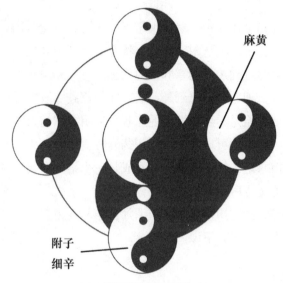

麻黄

附子
细辛

麻黄附子细辛汤

不知道大家有没有疑问？仲景为什么要在少阴证用走窜的药，他就不怕耗伤本已很虚的元气吗？其实仲景的一个用药特点是，有外感证时不会用太过滋补的药，而会用偏流动性的补充能量的药，比如黄芪、附子、生姜、大枣。典型的像太阳中风表证，脉浮缓。按理说中虚加点补气的药，人参也是没有问题的，那为什么不用呢？我是这么看的，就好像打仗，治疗外感是越快越好，为什么？外感和内伤是两种战局，一个是抗战，一个是内战。就像第二次国共合作一样，在特殊时期，蒋介石只能放弃攘外必先安内的主张，先一致对外抗击日本外来侵略。

虽然这个病人属于阳虚之体，但是此次发病是由外感引起的，并且还是刚发的，还没有太多的变证，所以在正气还可以为之一战的时候，应抓紧时间，快速回击，以快取胜。扫除外邪，再来收拾旧山河，不然闭门留寇，后患无穷。

所以这场战役相当于打闪电战，打闪电战意味着没有辎重部队的补给，要求速战速决，以最大程度地保存自己的有生力量。人参就相当于辎重部队，有补给军粮的功能，但是我们都知道辎重部队行进速度缓慢，有拖延战事的弊端，也就是说这个战役最后你是打赢了，但是耗费了大量的人力物力，而仲景是属于精简打法，用最小的代价取得战争的胜利。正气充足的时候，仲景就用麻黄汤发汗解表；正气尚存，可以为之一战的时候，仲景用桂枝汤解肌发表，再啜粥加强正气；寒邪直中少阴，相当于敌方部队已经侵入我核心地带，我姑且把这个核心地带当成一个国家的首都，形势紧急，只能稳准狠了，仲景用炮附子，一可以守住核心，在内部强有力地指挥，二可以补充全体能量；然后细辛下可入肾，升达肾阳，上可入肺，解表散寒，作为中坚力量，可以听从附子的话，将寒邪推到边界地带；最后麻黄扮演边界将军的角色，把已经赶到边界的寒邪接力发散出去，赶出体表。所以这三味药是做了个很完美的配合，把寒邪由里到外，层层往外驱赶。所以说仲景已经认识到此病人的体质是少阴证，但是看到有发热的症状，说明机体尚有祛邪外出的能力，才用了麻黄附子细辛汤。由此可以看出仲景用药开方真可谓胆大心细，有勇有谋。

我们要把《伤寒论》每一条原文都看成是一个案例，要认真仔细解读；另一方面，我们要学习条文背后所蕴含的理法，但是每个条文、每个案例都有它自己的特殊性和个性，不要照搬照用仲景方，所谓师古但不泥古。

好，今天就讲到这里，下课。

◎边学边悟

丁根立

通过师兄的讲解，想到了我大学老师说的一句话，"阳清阴浊"。中医讲气为阳，血为阴，阳化气，阴成形。观大地天空可知此理。天下万物不外阴阳之理，阴阳者天地之道，万物之纲纪，变化之父母，生杀之本始，神明之府也，天下万物无不由之。这里特别强调阴阳和，因为阴阳和，气可升，然后化万物。老子云："冲气以为和。"人之元气在下焦，储藏于肾，必得阴阳和合乃旺，此可应丁壬之和也；必在肝而萌芽，经脾之培养而为中气存于中焦，肝脾调和，中气即旺，此应甲己之和也；旺而又升至胸中，与清气和合为宗气，此应丙辛之和也，宗气积于胸中，又助心肺之功，共成雾露之下行而溉也。人体的生理状态就是这样，由肾之萌芽至心肺鼎盛的能量传递，今天听师兄讲肝脾不和，使我重新梳理了一下人体的生理功能。俗话说，欲通其变，先知其常。

第八节 调气——下陷（二）

◎湿阻下焦——荆防败毒散

好，我们开始上课。今天我们接着讲下陷的病机。

老师自从拜访了孙曼之医师后，对如何使用风药有了很多新的启发。对舌苔白厚，大便长期不成形的患者，辨证为湿邪阻滞下焦的，就会酌用几味风药，大便立马就有了较大的改善，很多患者反馈喝了药后，排出来的大便像香蕉一般，很久没有排出这么"标准"的大便了。方剂方面，老师用得较多的是荆防败毒散。

荆防败毒散原方是用来治疗外感风寒湿证的，后世医家常常用于痢疾初期无热象又兼有表证者。所以说这个方子可以治疗外感风寒湿表证，对内可以治寒湿内阻，反正总离不开寒、湿二字。由于老师通常用这个方子治疗杂病，所以今天我讲这个方子以杂病为准。外感方面的内容，大家可以看《方剂学》。

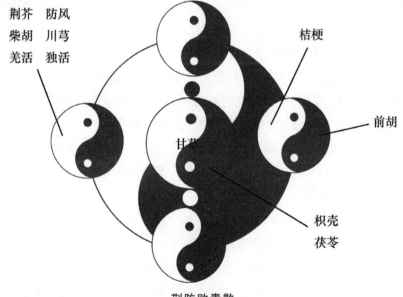

荆芥 防风
柴胡 川芎
羌活 独活

桔梗

前胡

甘草

枳壳
茯苓

荆防败毒散

由于寒湿内陷，湿性下润，湿邪容易阻滞气机，所以脉是下陷的粗涩脉。具体来说，脉象上，下陷，濡弱，关尺部粗涩明显；舌象上，舌淡，舌体胖，苔白厚，舌根部厚腻明显；症状上，多见肢体酸痛，头身困重，怕风怕冷，痰多质稀，伴有胃腹胀满，大便不成形，腹泻。临床上这类患者在讲病程的时候，会提到是在感冒发热之后，肠胃就一直不好，然后就长期大便不成形、腹泻。如果患者有类似的主诉，我们就要意识到可能是表邪内陷造成的。

我们看一下荆防败毒散的药物组成：荆芥、防风、炙甘草、茯苓、前胡、柴胡、川芎、羌活、独活、枳壳、桔梗。这个方子是由几组药对组成的，体现了升阳、散寒、祛痰湿、调畅气机四个思路，整体用药趋势都偏于升达发散。

与散寒、祛风湿相对应的是羌活、独活这组药对。羌活这味药生长在西北区域，这一区域多是羌族的聚居区域，所以药名中有个"羌"字，表明它的产地；"活"字则很好地说明了它的性走窜之性。羌活的发散和麻黄、桂枝不一样，它富含挥发油，气味芳香浓郁，不仅针对风邪、寒邪，还可以针对湿邪，所以对风寒湿邪引起的周身骨节疼痛尤为适宜。由于羌活性味雄烈，偏走中上焦，主要作用于上半身的风寒湿邪，独活善于散下半身风寒湿邪，羌活、独活同用能祛除一身风寒湿邪。有时候病人主诉平素大便不成形，没有到稀溏的程度，而且纳食正常，老师就根据主诉用上羌活、独活两味药，大便马上就成形了。老师和我们说，"这用风药也是有讲究的，不是一听到大便稀溏、不成形就用，那可不行，还是得分情况。风能胜湿，好比我们刚拖完地，地上湿润，这时如果开着电风扇，不一会儿地面就干了，相当于大便不是很成形的时候，用风药效果就很好；如果地上有个水坑，这时候你用电风扇吹那就不得法了，这时候就得在水坑旁挖个通道，把水导出去，再运土把坑填平，好比患者大便稀溏，水样便，就要用茯苓、车前子、薏苡仁之类的利水渗湿药把水湿排出体外，再配合白术、苍术、山药等健脾养胃药，才是解决这类疾病的上策。"

然后是茯苓和前胡这一组药对，主要针对痰湿而立，茯苓健脾祛湿，治生痰之源；前胡味辛凉性散，宣散中又能降气祛痰，颇合肺的宣发肃降之性，两药配伍，祛痰湿，畅达上焦气机。

枳壳降气，桔梗上浮，一升一降，调畅中焦气机，这组药对大家也是再熟悉不过了，再加上木香就是我们任之堂的胸三药了。

我们再来看川芎和柴胡，这两味药的走势都是向上的。这里用柴胡和小柴胡汤用柴胡的道理是一样的。由于机体正气不足，邪陷于里，这种情况下多选用柴胡，它能透半表半里之邪，这里要注意柴胡的用量，柴胡用量越大，上达的力度也就越大。如果是用于透邪外出，则用量要稍微大点，像小柴胡汤的柴胡用到了八两，现在我们用于解表透邪的柴胡用量一般是 15~20 克；如果是疏肝气，例如柴胡疏肝散、逍遥散中柴胡用量一般为 10 克上下，肝气郁结，郁而化火，本身容易耗损肝血，这时柴胡用量太大会有"劫肝阴"的弊端；如果是用于升达阳气，小剂量就足够了，像补中益气汤中柴胡一般用 5~6 克就可以了，就好像春风拂柳般轻柔。败毒散中的柴胡根据此方所治的不同病机而用量不同，所以临床上用量要灵活。川芎味辛性燥，能上行头部，散风邪，活血止痛，《神农本草经》记载川芎"主中风入脑，头痛，寒痹，筋挛，缓急，金创，妇人血闭无子"，说明川芎上可行头目，下可调经水，为血中之气药，走窜之力甚强，能治疗外邪陷入血分之证，这也是败毒散用到川芎的原因之一，它可以在更深的层次透邪外出。另外，此方用川芎还取它可以升举阳气，治疗腹泻，也就是喻嘉言所说的"逆流挽舟"之法。

逆流挽舟法是喻嘉言针对外邪陷里而致痢疾的一种治疗方法。正气不足，外邪长驱直入，从表陷里的通道就是这个"河流"。外邪就是这个"舟"，要透邪外出，将邪气从里反推出体表，故称"挽"。所以针对形成痢疾的原因，喻氏认为一要疏畅里滞，二要透邪散表。另外，外邪长驱直入源于患者素体气虚，正气不足，故败毒散中有人参。人参补益正气，助正气祛邪外出。分析这个方子，基本都是"动"药，也就是它舒达气机、调畅里滞的功效是极好的，并且还分别有入血分的药和入气分的药，比较全面。

今天我们讲荆防败毒散这张方子，重点不是说它如何应用于外感之证，而是用"风能胜湿"的方法来治疗湿郁下焦。老师拜访孙曼之老先生最大的收获就是如何应用风药。对于内阻之湿，我们平时学的有健脾燥湿，芳香化湿，还有淡渗利湿。但有时用少量的风药，却能起到四两拨千斤之效。为什么？因为我们的身体功能主要是通过气的运行来维持的，而风药这种动性是极易影响我们人体气机的。为什么孙曼之老先生很多病都用风药治疗，而且疗效确切，有的时候不一定是湿病，老先生也用风药治疗，为什么？就是取风药调达气机之动性。你看，湿病不也是气机没有化开这团水造成的吗？所以我们通过学这个方子，这个法，不仅要知道"风能胜湿"这一机制，还要知道用风药来调畅身体气机，以达到四两拨千斤的妙用。

◎寒湿困腰——肾着汤

寒湿下注困腰。阴邪阻滞体内，所以脉管粗涩。水湿内阻，寒主收引，故脉象弦紧；寒湿互结，是以脉象关尺粗涩，弦紧为常见脉。舌象上，一个是舌质淡润，舌体胖大，一个是舌苔白厚润泽，都是寒湿内阻常见的舌象。症状上，患者会以腰部困重不适为主诉，以晨起时腰部僵硬冷痛最为严重，稍微活动下就有所缓解，纳食、大便都比较正常，也没有水肿的症状。这个病临床上比较常见，腰部困重，晨起时最为严重，提示是湿气内阻。我们晾洗过衣服，都知道最不容易干的地方是衣服的最下端，所以看衣服干没干，只要摸一下衣物的最下端就知道了，说明水湿在重力的作用下都是往下流的。同样的一个体内湿气内阻的人，白天站立，湿气性趋于下，以躯干来讲，腰部是躯干的最下端，所以腰部困重是最为常见的，再严重一点的，所谓的肾阳虚水泛的，湿气继续往下流，那么腿脚困重、水肿就接踵而至了。晚上睡觉的时候，大多数人都是仰面或侧身睡觉的，腰部是平贴于床上的，所以晚上腰部一直处于身体最下端的位置。经过一晚上的时间，湿性趋下，困于腰部，自然早上起来腰部僵硬困重是在所难免的。

临床治疗寒湿下注困腰自然是温阳化湿为主。《金匮要略》中的肾着汤是不二之选，原文说："肾着之病，其人身体重，腰中冷，如坐水中，形如水状，反不渴，小便自利，饮食如故，病属下焦，身劳汗出，衣里冷湿，久久得之，腰以下冷痛，腹重如带五千钱，甘姜苓术汤主之。"条文把肾着的病状、得病原因写得非常翔实形象。下面我们来分析一下这个条文。

我们可以把这个条文看成仲景的一个医案：来了一个患者，主诉是身体困重，腰部发冷，就好像坐在水中一般，腰部摸上去软塌塌的，就好像有很多水堆积在腰部一样。按常理说，这样的症状大多和脾肾虚寒有关，但是患者说自己胃口正常，小便也正常，就是不太爱喝水，说明和脾肾阳虚关系不大。脾肾阳虚的人典型症状有纳差、小便不利、大便溏稀、腿脚水肿等。那么这个寒湿困于下焦是怎么得的？后来经过问诊得知，原来患者平素做活较为辛苦，常常汗流浃背，又来不及换洗衣服，寒暑冬来，常年如此，这才落下了这个病，患者说自己的腰腹部好像捆着五千钱的铜币一样困重。就是这么一个医案，仲景开出来甘姜苓术汤这个方子，炙甘草、白术各二两，茯苓、干姜各四两。病因我们知道了，这个病是由于长期处在水湿较重的环境中，寒湿从外向体内慢慢渗透引起的，并不是由于脾肾阳虚引起的。所以治法上着重在去掉肌肉腠理之间寒湿。脾主肌肉，故用药从脾入手。

本方就是理中汤，用茯苓换掉了人参，然后加重了茯苓和干姜的比例，只是一味药的变换和药物用量上的调整，温脾补气之方就变成了温脾胜湿之方。干姜大辛大热，温助中焦之阳，驱散腰间的湿寒。茯苓利水渗湿。茯苓是生长在松树下的，要找茯苓是有诀窍的，下雨之后，有茯苓的松树周围土地比较干燥，而且不怎么长草，这说明茯苓可以很快地吸收周围地面的水分，植物没有水分当然不容易成活，所以茯苓周围的土会比较干燥，没有什么野草。肾着汤重用茯苓也是取茯苓这种强大的"吸水"功能，以吸走腰腹部水湿。白术健脾燥湿。仲景用药经验，白术可以祛除肌肉间的水湿，例如麻黄加术汤、白术附子汤治周身痹痛，所以腰间水湿用白术是再合理不过的了。最后是炙甘草，这里用炙甘草除了缓急补中的功效，我个人认为最主要的还是能延长诸药的温化寒湿的功效时间，冰冻三尺非一日之寒，不是几服药喝下去就能快速解决问题的，用上炙甘草可以让诸药温化寒湿的功效长时间持续地发挥作用。

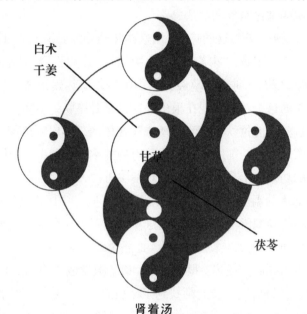

肾着汤

我的这个观点来自于郝万山老师伤寒讲稿，郝老师在讲干姜附子汤和四逆汤的区别时，举了一个动物实验的例子，给离体蛙心用了干姜附子汤，蛙心搏动幅度增强，频率增快，但是持续的时间并不长，随后便出现了蛙心衰竭的表现。给离体蛙心用了四逆汤，比干姜附子汤多了炙甘草一味药，药效发挥的时间虽没有那么迅速，没有像干姜附子汤那样用上去就有效，蛙心是慢慢开始收缩有力，频率加快的，但是持续的时间很长，其后也不伴有心衰。所以肾着汤用炙甘草的作用一个是补中，缓和诸药的药性；一个是使药效持久，慢慢化开腰间的寒湿。

肾着汤基本就讲完了。肾着汤和荆防败毒散，都是下焦有寒湿，但是一个以腹泻为主症，一个以腰部不适为主诉；一个是温阳化湿，一个是以风胜湿，也算是不同的法了。大家学会后，可以自己再发挥，也不必拘泥于原文或者老师。

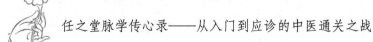

◎肠积名药——肠六味

想必大家对任之堂的通肠六药都有所耳闻，肠道有积滞、便秘首先都会想起它。今天我就跟大家讲讲肠六味的"前世今生"。肠六味的常规用量为猪蹄甲 5 克，艾叶 5 克，苦参 5 克，火麻仁 20 克，大血藤（红藤）20 克，鸡矢藤 30 克。这几味药是老师经过多年的临床实践，通过反复验证、修改后才定下来的，虽然只是 6 味药，但却包含了较深的理论基础和治法思路。

首先谈一下艾叶、苦参这两味药，用这两味药治疗肠道积滞可谓是老师的独创。苦参，《神农本草经》记载，"味苦寒，主心腹结气，癥瘕积聚，黄疸……除痈肿……"苦参是苦寒燥湿之药，《神农本草经》的主治是以瘀热蕴积之证为主，老师这里用苦参也是取苦参的这个功效。现在很多人饮食肥甘厚腻，不知节制，大腹便便的人越来越常见，这些高能量饮食残渣长期堆积在体内，形成瘀热蕴积之证在所难免。不过苦参乃苦寒之物，一则用之有伤脾败胃的弊端，二则小剂量用之又难以达到预期的清泻湿热的功效。于是老师就开始想解决方法，既然苦参药性寒凉，那就搭配一味作用点在下焦的温药，寒热搭配不就可以了吗？中医讲"辛开苦降"，那找一味辛温之药，和苦参配伍不就可以解决这个难题了。这样即便是小剂量，和作用在下焦的辛温药配伍，通过"辛开苦降"，让肠道动起来，也可以取得满意的效果。那么哪味药能担当如此重任呢？既走下焦，又辛温发散之药，这样的药真不是很多，当然大家都知道，最后还是被老师找到了，就是艾叶。《名医别录》记载艾叶可用于下利、下部疮，妇人漏血，主要作用在下焦部位，用它来温经止血散寒。

接下来我们讲下一组药物，大血藤和鸡矢藤。六腑以通为用，肠道尤其如此。藤类药物多绕物攀援，屈曲而生，善走经络，祛风湿。正如《本草便读》所云："凡藤蔓之属，皆可通经入络，盖藤者缠绕蔓延，犹如网络，纵横交错，无所不至。"大血藤，色棕红，茎秆中空，有细小的孔洞，它通的可是人体的"大络"，即大肠。大血藤清热解毒，活血止痛。老师用大血藤是因为它入血分，善解肠中热毒，行肠道瘀滞，为治肠痈腹痛的要药，如《景岳全书》的肠痈秘方中就有大血藤。肠道积滞虽没有肠痈严重，但是污秽之物长年累月在肠道堆积，不用非常之药岂有非常之效？大血藤可谓是肠六味中的猛将，主要负责清理肠道中的大块瘀积。

鸡矢藤可以说是肠六味中名声在外的一味药，陈源生老中医特别推崇鸡矢藤，他在《名老中医之路》中写到："同乡有李姓草医，主传疳积秘方，以其简便验廉，远近求治者不少。该医视为枕中之秘。为学习伊之所长，乃与其结交至好，并与医道共相切磋，久之情深，伊知我乃方脉医，非卖药谋生，渐去戒心，偶于醉后道出真言，曰：'一味鸡矢藤，研末即是。'事虽小而启发大。鸡矢藤一味药，我几十年来屡用于肝胆脾胃诸病，证实其有健脾消食、行气止痛、利水消胀的良好效果。"

说来也凑巧，老师说鸡矢藤这味药也是当地的草医和老师说了之后才知道的，说是治小儿疳积，效果如神，而且打粉研末效果最好。之所以要研末，老草医有他自己的理解，肠道九曲十八弯，光喝鸡矢藤熬煮的药水，不能长时间作用于肠壁，太浪费这么好的药了，鸡矢藤末喝下去能黏挂在肠壁上，这样才能除去肠壁深处的陈年垢积。得了这个偏方之后，老师遇到小儿脾胃虚弱，肠道有积滞的时候，用肠六味药劲太大，只用一味鸡矢藤研末，再辨证施治配上四君子（人参、白术、茯苓、甘草）、木香、焦三仙（焦山楂、焦神曲、焦麦芽）等药，效果非常好。有些成年人感觉吃得太油腻了，找老师开点药，清理下肠道，老师有时候就只开一味鸡矢藤，拿回去泡水喝，喝个几天，排出了宿便，整个人就神清气爽了。

最后是火麻仁和猪蹄甲这两味药。火麻仁质润有油性，可以润肠通便，最著名的就是《伤寒论》的麻子仁丸，肠六味中加入火麻仁有它独特的意义。我们知道水位低了，船只就有搁浅的危险，这时候光用蛮力去推行船只，那是相当吃力的。同样的，肠六味中的其他五味药都偏干偏燥没有润性，如果肠道本身干枯没有阴分滋润，那么这五味药也是英雄无用武之地，而火麻仁在这里就起到了"增液行舟"的作用。下面重点讲一下猪蹄甲这味药。老师用猪蹄甲这味药是受到了猪脚可以通经络下奶水而联想到的，既然猪脚有下气通经的作用，那么猪蹄甲呢？而且猪刨地挖地的本领也是不小的，这猪蹄甲的位置位于猪脚的下面，作用点可能在中下焦，想必有通肠道的功效。结果一查关于猪蹄甲的资料，还真有关于猪蹄甲通肠及治疗痔疾的记载，而且早在《神农本草经》里就有记载，猪蹄甲"主五痔，伏热在肠，肠痈内蚀"。老师从菜市场弄来了一些生猪蹄甲，我们自己把猪蹄甲洗干净，用剪刀把猪蹄甲的肉剪干净，然后用铁砂炒制。在整个清理、炒制的过程中，大家一直都在不停地排放矢气，老师笑着说，"看来这猪甲排浊的力道真不小，我们还只是闻闻而已呢，都有如此效果了，这吃下去还得了。我们想想，这猪蹄甲常年处于污秽之地而没有腐烂，说明它能于极污秽之地升清降浊。看来到处都是好药，就是没有善于发现好药的眼睛呢。"之后猪蹄甲就常常出现在老师的处方中了。

肠六味这组药，寒热搭配，包含了升降，符合肠道的蠕动规律，是合乎道的一组药。临床上只要合理用之，疗效是不会让人失望的。

好，今天我们把临床常用的下陷的气机讲完了。总结一下，下陷也有虚有实，虚者多为气虚,难以升提;实者多为有形实邪郁阻,导致气机难以升提。当然临床要活,这里机械的分型,也是方便大家学习,不要拘泥于分型,不要按图索骥,不然就陷进去了,很麻烦。给大家分了这么多型,只是想告诉大家临床的大体思路而已,实际上临床的病岂止这几种,怪病多的是,就看每一个人悟的情况了。所以我想中医是多学、多悟、多用,三者合一,才是王道。

◎边学边悟

丁根立

在湿阻中焦和寒湿困腰中,结合逆流挽舟之说,有一丝感悟。此处大前提是下陷,我们治疗的主要方案就是让它升起来。那升起来的方法又有哪些呢?一是减小重量,可用利湿之法;二是提高温度,可用助阳之药;三是补气升阳,可用补气升提之药;四是借助外力,观大自然中风能吹起万物,故风药也可用之;五是道路通畅,草木中空善通表里气,故中空之药可用,活血化瘀药也是相同的原理;另外,如果有个引路者就更加事半功倍了,直达病所,故可用引经药。

第九节　调气——中郁

今天,我们讲病机的最后一部分,中郁的气机辨证。

◎泻黄散——脾胃食积化火

脾胃食积化火证,这个证小孩子得的频率要高一些。脉象是由于有食积,久而在体内化热,可见双关滑数,但是以右关郁滑明显为主。舌质红,苔腻黄,嘴唇鲜红,是这个证的主要特点。脾开窍于唇,脾有热,嘴唇相应地就会反应出来。症状有口气重,口臭,易得口疮,口渴,喜喝冷饮,比较烦躁,大便干结。整个消化道都被堵住了,下不通则胃气反逆而上,热浊上泛自然就会口臭,热灼津液则口渴,喜欢喝冷饮,热浊积滞肠腑则便秘,大便干结。

病机是脾胃食积化火,治法相应的就是透中焦热毒,化食积。成人、体质较好的人祛食积可以用调胃承气汤。小儿、体质较弱的人可以用玄明粉代替芒硝,或者用焦三仙、鸡矢藤。然后透中焦热毒,可以选用钱乙的泻黄散,药由防风、生甘草、栀子、藿香、石膏组成。此方重用防风,宣风胜湿,以透脾胃伏火为主;栀子清泻脾胃之火，《名医别录》记载"疗目热赤痛，胸心大小肠大热，心中烦闷，胃中热气"；藿香芳香清芬，能去除湿浊痰涎而助脾胃正气，但凡见湿浊困脾，舌苔浊腻者都可用之；稍佐一味石膏，清热泻火，除烦止渴。这四味药都是清宣之品，清热与宣发并用，取"火郁发之"之意。生甘草清热解毒，调和诸药。

◎ 升降散——郁热在里

升降散这个方子，老师是在看了李士懋老中医的《火郁发之》这本书之后，开始频繁使用的，只要摸到双关沉取弹指且有力，辨证郁热在里，都可以随症加减使用。杨栗山在《伤寒瘟疫条辨》中列举了几十条关于升降散的适应证，如头晕目眩，胸膈胀闷，心腹疼痛，呕哕吐食，四肢厥逆，而气喷如火，烦躁不宁等，由于引起这些症状的病机都是郁热在里，所以都用升降散治之。辨证的关键一个是脉，郁热之气在里，欲发不得发，在脉上即双关沉取弹指有力；一个是舌，热邪易动血分，故舌质红，苔黄。

升降散由僵蚕、蝉蜕、姜黄、大黄四味药组成，包含了透热、活血、降泄三组治法。第一组僵蚕、蝉蜕，以透热为主。升阳疏散的药物很多，为什么要用僵蚕呢？僵蚕性味咸辛，是幼蚕感染了白僵菌而死形成的干燥硬化虫体，质地坚硬，表面布满了白色菌丝。一般的升阳药是通过自身的清宣上浮之性来疏散邪气，而如果邪气扎根体内已久，那就不是一般的升阳药可以应付得了的。很多治疗瘟疫和温病的方子都会用到僵蚕，它的特殊之处就在于它是受了细菌感染而死，表面布满了菌丝，本身外面就披着"邪气"的外皮，只是内部还是有正气的本质，所以很容易打进邪气内部，然后通过自身的辛散之性把邪气透发出来。

蝉蜕就是我们熟知的知了褪去的外壳，有疏散风热、息风止痉、开咽利喉的功效。李时珍说："蝉乃土木余气所化，饮风吸露，其气清虚。"之所以说蝉是土木所化，是因为蝉的幼虫期是一直在地下以吸取植物根部的营养物质来生存的，所以它本身是秉受着浊阴之气的，也就是李时珍所说的"土木所化"。综合来说，蝉是体阴而用阳的，所以蝉蜕的药力能进入机体的较深层次。升降散的主治就是郁热在里，不是一般的升阳散火药能透发出来的。蝉蜕咸甘寒，并且秉受浊阴之气，能深入阴分把郁热透发出来。所以蝉蜕和僵蚕的共同特点就是能深入到邪气的内部，从内部瓦解邪气，引邪外出。

姜黄辛苦温，活血行气止痛。气滞与血瘀是互为因果的，气机壅滞可以导致血流不畅，而血瘀又可以反过来加重气机的壅滞不畅。升降散用姜黄就是出于这方面的考虑，热邪之所以被郁，关键还是气机郁滞，郁热外出的通道不畅，那么输布气机、打开通道就要用到活血行气之药。那问题来了，活血行气的药那么多，为什么要选用姜黄呢？李时珍说："姜黄、郁金、莚药三物，形状功用皆相近，但郁金入心治血，而姜黄兼入脾，兼治气，莚药则入肝，兼治气中之血，为不同尔。"姜黄活血入肝，然其色黄又兼入脾，所以它的作用点是在中焦，兼顾肝脾，入血分亦入气分，较其他活血行气之药更为合适。

最后是大黄，清热泻火，通腑逐瘀，降浊阴，有推陈出新之功。郁热在里，热陷血分，故用大黄让热邪下趋，从肠道而出。

四味药性味虽然不尽相同，但是都是围绕郁热这一主要矛盾而展开。故临床上遇到关部沉取弹指有力者皆可灵活加减。兼有湿热者，可加茵陈、虎杖等；上焦郁火较重，可加栀子、淡豆豉；情志不舒导致的郁热内结，可加香附、郁金等。总之，"谨守病机，各司其属，有者求之，无者求之，盛者责之，虚者责之"，抓住郁热在里这一主要矛盾，随症加减，升降散是不会让你失望的。

◎四逆散——阳郁肝脾

四逆散，适用于阳郁肝脾，阴分不足证。阳气由于被有形的邪气阻遏在肝脾，不能畅达体表四肢，又因阴分不足，不能濡养四肢末梢，以致手足不温，胁肋、脘腹部疼痛。脉象上，脉沉偏细弦为主要特点。阳郁在里，气机壅滞在中焦，故脉沉弦；阴分不足，故脉细。舌象上，中间舌面有裂纹，苔薄少。症状上，腹诊时胁肋、脘腹部有压痛点是辨证的关键。

我们再来看四逆散的这几味药。枳实，辛苦微寒，降气导滞，消痰除痞，有推墙倒壁之功，从仲景的用药习惯来看，在体内有较顽固积滞痰浊的时候，仲景会用到枳实，例如阳明腑实证的大小承气汤；治胸阳不振、寒痰内阻的枳实薤白桂枝汤，四逆散中用到枳实，用的也是枳实的开破之性，能散有形之邪。用四逆散的主症就是胁肋、脘腹部有压痛点，反跳痛，而只有有形的积滞痞块才有可能引起压痛，只有有形的积滞才会让四肢厥逆，手足不温，所以才有用枳实的必要性。

然后是柴胡、白芍，也是后世非常推崇的一组柔肝疏肝的药对。柴胡入肝、胆经，升发阳气，疏肝解郁，宣透气机。白芍养血敛阴，柔肝止痛，同时仲景还用白芍来破阴结，通脾络，例如桂枝加芍药汤的应用就是一例。柴胡与白芍相配，一散一敛，相反相成，白芍制约了柴胡的辛散与耗伤阴血之弊。

柴胡与枳实相配，一升一降，调理肝脾的气机。柴胡疏肝主升，作用在肝，在左路；枳实理脾主降，作用在脾，在右路，所以是左右同治，调畅身体左右的大气机。甘草调和药性，同时有一定的补中益气的作用。同时，芍药配甘草，既能酸甘化阴，以解阴分不足之证，能够缓急以治腹痛。

整个方子只有四味药，但是配伍严谨，柴、芍治肝，枳、草理脾降浊，使肝气条达，气血调和，浊阴得降，阳气得伸，自然四逆可复，腹痛可解。

◎扣子七

接下来我们来讲扣子七，之所以要讲它，是因为它和这个中郁有很大的关系。扣子七也叫珠儿参，因形状像一颗颗的纽扣，又似一粒粒的圆珠，故有此名字。

老师是在去太白山采药的时候，和秦岭当地一位药学专家聊天才知道这味药的。这位药学专家对扣子七尤为推崇，对扣子七的功效如数家珍，其性甘寒，归肝、胃、肺经，养阴生津，又能活络透热，凡是内有郁热之证，不论虚实，不论气分血分，都可用之，透发热邪，无伤阴耗血之弊。对于气阴两虚，烦热口渴，虚劳咳嗽，关节疼痛，血热引起的咳血、吐血，出血症，都可以应用。大家要想详细了解，就看看《秦岭七药》这本书，里面有详细记载。

老师从太白山回来后，就开始使用扣子七，只要是内有郁热之象，用上后都有不同程度的缓解。另外，扣子七也叫竹节三七，有活络化瘀止血的功效，它可以代替三七，而且止血效果很好。药房里剪药材、砍药材的活不少，难免会有些闪失，出点血也是很常见的事，不过大家都知道扣子七止血效果好，撒点扣子七粉在伤口上，很快血就止住了。

好，我们的病机部分就讲完了，不知道大家学明白没有。我是结合任之堂的常用方剂和中药一起讲的，之所以要这样讲是为了大家有连贯的思维，方便大家应用，缺点就是大家回去要多费点心，毕竟知识点比较多。

最后我们来梳理一下病机这一关的主要内容，我是按照精气神来归类的，我个人认为这只是一个方便的归纳法。这是我个人比较习惯的辨证思维过程，这个过程当然不是我凭空想的，也是基于老师的点拨和平常的临床接诊总结出来的。

精指的是物质，气指的是功能状态，神指的是情志。在辨证时看是哪一个层次出了问题，我们就用哪一个层次的药。实际上，只要有一个层次出了问题，其他的层次都是有问题的，这是肯定的。因为本来就是一个东西，是气的不同变化，但是为了方便学、方便用，我就把它分为这三个层次的问题。

精是指物质，包括营卫气血和肾精。气是指气机的运转。当精尚足时，以气为主导考虑，以调节气机为主要任务。当然我强调的是"主要"，因为我说了要是生病了，这三个层次都会有所影响。但是精尚足、神尚明的时候，调气机是最快也是最省力的方法。因为气机运转了，相当于让其自生物质、自我管理、自我协调。所以你看很多医家用药都是轻灵平和，看似没什么特别的，但是往往能治怪病、治大病，这方面大家可以多看看叶天士、王士雄的医案。神的方面实际上更倾向于用生活、用心态来调整。为什么老师印善书让患者看，就是在辅助药物治疗疾病。

大家要时刻记住这三者是相互影响的，不要刻板地死记用药，要熟悉他们的关系，要在总的格局上加强理解，这样才可以事半功倍。不需要死记分型，实际上这三者的分型何止这几种，但若是不明白它们三者的关系，那真的是越分越乱了。一定要明白这三者各自的含义，各自的区别和联系，以及这样划分的意义是什么，从这些方面下功夫才能学到精髓。

最后，我再唠叨几句。中医是需要不断悟，不断得到一些新的思路的，学医是没有尽头的。所以我不断和大家说，我讲的只是一个方便法门，只是抛砖引玉。希望我的讲课能让来任之堂的学生对任之堂、对老师的思路有一个比较快速、全面的了解。但是真正的法、真正的道，还要自己去悟。因为每一个人都有属于自己的法、自己的道。老师也是，这也是老师这么多年不断进步的原因。祝愿诸位，当然包括我自己在内，尽快在中医之路上找到自己的道。

篇尾点点金

读者朋友们，你看到这里，可以说任之堂经验的基础部分已经被你阅读一遍了，不知道你读的是否过瘾？接下来是临床篇，在那里若是感到读得非常顺畅娴熟，说明你真的学到了任之堂的"干货"了，若是感到稍有吃力，没关系，可以翻到相关章节，好好温习，只要有恒心和兴趣，没有翻不过的山，没有过不了的河。

第四关　临床实战

篇头碎碎语

　　这一关是临床真实医案。有句俗语，是骡子是马，拉出去遛遛。我们前几关的讲解都是为了这最后的临床。此关，有我们学生对于疾病的思考，有对真实病例的现场完整剖析，最重要的是有老师对于此病例的理法方药思路，以及我们对老师和我们之间诊断差异的反思。

　　希望你读到这里时，也会加入我们的诊断行列，最后再看答案的揭晓，看看任之堂余浩老师的真实处方。这样，你就可以检测一下自己是否真正学到了任之堂的精髓！

第一节　不寐

　　从今天开始我们讲医案。通过前一段时间的学习，相信大家对任之堂的四诊和病机都有一个整体的理解和认识。那么这一章我就给大家讲一些临床常见病，并且分析老师真实的病例，学习老师对这个病的看法和用药。好，我们开始上课。

　　今天主要讲失眠。现在的人们由于工作生活压力大，生活不规律，很容易引起失眠，轻则入睡困难，或者夜间经常醒，重则整夜不能闭眼。这非常影响个人的精神状态和身体健康，所以治疗这个病迫在眉睫。今天我希望诸位听了这个课，不仅仅会治疗这个病，在生活上也知道怎么来调整睡眠。

　　失眠，古时候也叫不寐。引起失眠的原因很多，内伤可以引起失眠，外感也可以引起失眠，不过中医对失眠的基本病机总是不离"阳不入阴"这个基本的判断。记住这四个字，这是指导一切关于失眠的用药和养生保健疗法的原则。

　　简单的四个字说明了引起失眠的原因基于三个方面：一个是阳，阳不入阴的阳气出现问题会引起失眠；一个是阴，也就是阳气要进入的目的地，我们可以理解为阳气的归属地——阴分出现问题，导致阳气无法正常回到阴分也会导致失眠；最后一个就是"入"的问题，"阳"和"阴"都很正常，可是如果阳入阴的通道出现了障碍，阻碍阳气入阴，同样也会引起失眠。也就是说治疗失眠要从这三个方面着手。

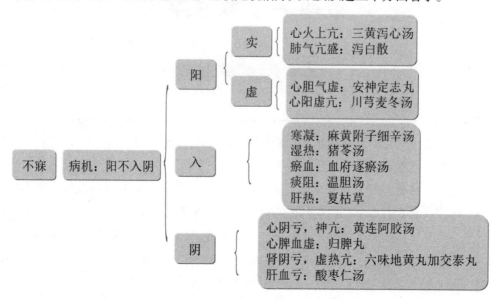

我们先来说由于"阳"的问题引起失眠的情况。阳者动也，它是随着天地宇宙的升降浮沉在不断运动着，我们把它理解为阳气、阳神。早晨我们从睡梦中醒来即是阳气由里向外升发输布的过程；夜晚我们困倦，有了睡意，是在阳气由外向体内慢慢回收的过程中给机体发出的休息信号。阳气如果一直向外输布，"乐不思蜀"，没有向体内回收的趋势，那么失眠、眠浅易醒是在所难免的。引起阳气出而不入的原因不外乎虚实，实者有因心火炽盛，不能下潜阴分，左手脉上亢，脉浮数的，可用三黄泻心汤；有因肺气亢盛，右手脉上越，脉大的，可参考泻白散。虚者有因心胆气虚，神魂不安，患者精神焦虑，左手脉上越，弦细，脉搏跳动较弱的，可用安神定志丸调治；有因思虑过度，心意识失控引起虚阳上亢，手少阴脉亢盛的，可用老师的川芎麦冬汤治疗。这些都是阳气本身出了问题所引起的失眠。

然后是"不入"的问题，也就是阳入阴的通道受阻的问题。打个比方，我们下班回到家，发现门打不开了，为什么打不开门了呢？有可能是门锁受潮生锈了，转不动了；有可能是锁芯里进了杂物，把门锁卡住了；也有可能是钥匙断在锁孔里了。同样的，很多原因也都可以引起机体气机壅滞不畅，瘀血、寒邪、湿邪、痰饮、热邪等病理产物的阻滞都可以使得阳气不能正常地进入阴分。

这方面大概有以下几类。寒邪直中少阴，使得阳气不能下潜于肾的，脉微细，恶寒怕冷，舌苔水滑，可以用麻黄附子细辛汤。湿热阻滞下焦，化热伤阴的，以致虚火上扰心神的，可以用猪苓汤。舌下静脉曲张明显，嘴唇紫暗，脉涩，瘀血阻滞胸膈，导致上下气机不顺畅的，可以用血府逐瘀汤。痰湿化热阻滞阳不入阴的，扰动心神，心烦，苔黄腻，脉滑数，可以用黄连温胆汤。还有很多人半夜一点到三点容易醒来，到了三点之后又可以入睡的，可以推断是肝经有热邪引起的。一点到三点是肝经的循行时间，之所以会在这个时间醒来是因为这个时间段肝经的热邪把之前已经潜藏在体内的阳气反弹了出来。老师在临床上遇到这种情况，重用夏枯草来清肝经的热邪，效果很好。这给我们治疗失眠又提供了一种思路。如果碰到这种半夜固定某个时间段醒来的患者，我们要考虑这个时间段是哪条经络在运行，治疗上就可以往这方面考虑。

最后是"归宿"的问题，阳气入阴的阴分出现问题也是导致失眠的常见原因。我们可以打个比方，就像家里有一个悍妇，所以丈夫不愿意回家。阴分，这个收藏阳气的载体出了问题。阴分物质不足引起的失眠，这个大方向把握好了，我们还要辨证是心阴不足，还是肝血不足，抑或是肾阴不足，不同脏腑的阴分不足症状不尽相同，用药上也有所区别。

我们来分别看一下。脉细数上越，舌尖红，舌体瘦，心烦失眠，口燥咽干，手足心发热，肝血不足，肾水不能上济心火的，用黄连阿胶汤；脉细弱无力，舌淡苔薄，面色无华，心悸健忘，多梦易醒，纳差，肚子饿的时候心中有空落落的感觉，属于心脾血虚的，用归脾汤；失眠多梦，伴有腰酸腿软，舌头干瘦，苔剥落或光苔，左尺脉弱，系肾阴不足、心肾不交的，用六味地黄丸合交泰丸；失眠，半夜三点之前易醒多梦，眼睛干涩，眼花，左关脉细数的，属于肝血不足、肝阳虚亢的，用酸枣仁汤加夏枯草、半夏。

总之，虽然引起不寐的原因很多，但是我们需要找出是阳入阴的哪个环节出了问题，方可辨证施治用药。实际上把握住这三个大方面就可以了。你看《中医内科学》，里那么多病机，怎么背？我们记住了这三个大环节，剩下的辨证论治就可以了。

我们开药是遵循"阳不入阴"的大原则，中医其他的养生保健疗法也可以根据这四个字来指导，可以说屡试不爽。比如睡前静坐，睡觉时头脑默想脚心，就是帮助阳气的潜藏。比如常戳戳涌泉，这个是增养肾水，相当于扩充池子。再比如晚饭要少吃，这个是怕通路受堵。所以平时你也可以根据这个理论自己创立养生方法。

同时我们还要重视患者的精神调节，避免过度紧张、兴奋、焦虑、愤怒等不良情绪的刺激，解铃还须系铃人，如果患者自身精神方面调理不好，是很难有好效果的。这也是老师在诊所里摆放了很多善书的原因，让患者从心里，从根本上改变自己，以放松的、舒畅的、阳光的心态来面对人生，面对自己的疾病。

我们平时总会和患者讲的一个问题，今天我在这里重申一下，就是晚上不要锻炼，不要做激烈的运动，像现在的广场舞，音乐比较澎湃激昂，非常容易扰动阳气，不利于睡眠。这个也请大家告诉自己的亲朋好友。当然，吃完饭出去散散步，是没有问题的，总之不要做太过激烈的运动。

基本知识就讲完了，下面我们来研读一下老师的医案。

医案举隅

张某，女，34岁。2014年8月就诊。近三个月睡眠质量不好，眠浅易惊，乱梦纷扰，经常胸部闷，胃胀，容易出虚汗，月经周期正常，量少。

双手脉上越，弦细弱，舌质淡，舌尖边红，苔浊厚淡黄。

这个是老师近日的医案。下面先说说我接诊时的思路。我接诊的时候，根据患者的脉上越，弦细弱，舌尖边红，没有在意患者胸闷、胃胀的主诉，下的诊断是血虚，血不养神，虚阳上扰心神，认为主要是阳入阴的"阴"的问题。

老师处方：川芎30克，酸枣仁15克，知母10克，半夏40克，黄连5克，黄芩10克，干姜8克，炙甘草6克，党参20克，大枣5枚，鸡矢藤40克，3剂。

是酸枣仁汤合半夏泻心汤加鸡矢藤。我们可以看出老师认为此失眠为"胃不和则卧不安"，患者舌质淡，舌苔浊厚泛黄，伴有胃胀，胸闷，意味着除了阴血不足的病机外，还夹杂着寒热湿浊互结阻滞中焦的病机，湿浊不去，补阴反有留邪之弊，故老师用酸枣仁汤合半夏泻心汤来兼顾这两个病机，也就是说不仅存在"阴"的问题，还存在着通道阻滞不畅的问题。其中用半夏泻心汤祛寒浊，温脾阳，清湿热，恢复中焦气机的升降，以畅通阴阳出入之通道。重用川芎、半夏来调整肝升胃降的大循环，以恢复气机的圆运动，使之正常运转。加鸡矢藤是因为苔根浊腻，下焦必有积滞，用鸡矢藤通肠去浊积。

再看下面一个医案。

张某，男，24岁。2014年7月就诊。患者长期工作压力大，彻夜难眠，纵欲过度，阳强易举，容易遗精，伴有头昏、腰酸腿软、打嗝、心胸憋闷症状，精神包袄较重。

双手脉上越，脉浮弦滑，重按无力，舌根苔腻，尖边红。

这个病案在第二关问诊中，我们做过分析，脉浮大、重按无力属于肾气不固，脉弦滑、苔腻意味着体内有痰湿，辨证为肝郁痰阻，舌尖边红说明有虚火上冲。

老师处方为：黄连2克，黄芩6克，枳实10克，竹茹20克，陈皮6克，半夏15克，茯苓30克，炙甘草8克，玛卡10克，菟丝子15克，覆盆子15克，紫苏梗15克，紫苏叶5克，黄芪30克。

方为黄连温胆汤加五子衍宗丸加减。从失眠的病机来分析，存在"入"和"阴"的问题，即通道被痰湿阻滞不畅以及肾精不足的问题。方用黄连温胆汤去痰湿，和胆胃，解决通道阻滞的问题。另一方面，痰湿阻滞下焦也是引起遗精的原因之一。玛卡、菟丝子、覆盆子补肾精，固肾气；紫苏梗、紫苏叶宣通肃降中上焦气机，缓解打嗝与心胸憋闷的症状；黄芪大补元气，因为脉无力是一种虚性的表现。这样通道打开了，水养足了，用少许宣通气机的药轻轻地拨动阳气，阳气自然就会回归到阴分了。

今天就讲这么多，下课吧。

◎边学边悟

熊广华

诚如师兄及师妹所言，调理失眠，关键是琢磨透"阳不入阴"。阳气偏亢，浮散于外，一气不能敛藏，会引起失眠；阴分不足，神魂不舍，会引起失眠；阳不入阴的通道受阻也会失眠。这三者多常相兼为患，老师的几个案例就是很好的说明。结合师兄上次讲的精气神辨证，若精不足不是主要矛盾，可能调理阳分和通道、理顺气机是治好失眠的重点；若阴精明显不足，这时重心可能就放在补益精血上。

我们可以从失眠引申开来，正常状态是阳入阴则寐，阳出阴则寤。白天由阴达阳，夜间由阳入阴，我们不妨将其看成一元盈缩。早晨太阳出来，天地一气逐渐放盈，午后太阳西行，天地一气逐渐收缩，太阳落山以后，天地一气即进入闭藏。天地每天演示变化的盈缩之道。人体一气合于天地一气。人，对人、对己、对事、对物也应当该进的进，该退的退，该大的大，该小的小，该联的联，该断的断。要知道进击，该出手时就出手。要知道收藏，不要把一切都挥霍光。要知道韬光，潜龙勿用，练己待时。要学会决断，要知主客已定，凡事皆有定数。要知道事物发展的必然性。在纷繁与斑斓之中，要能看穿、放下。

阳入阴的通道中，关键的还是阳明。不寐是阳，气在上，不能潜藏。阳明主合，合太阳、少阳，阳明为关，阳从此下，阴从此上。欲得阳气潜藏，必有阳明顺降。《灵枢·营卫生会》：气至阳而起，至阴而止。指出卫气行于阳经，人即起则寤，而入于阴经即止则寐。卫气自阳经入于阴经的最后经脉为足阳明和手阳明，而自阴经出于阳经的最后经脉为足太阴，因此，阳明、太阴与睡眠的关系就至为重要。胃不和则卧不安，胃不和则心不安，睡眠、心病的治疗自然离不开阳明顺降。通降阳明者，半夏不可少。

总之，治疗失眠关键是流通一气，使一气出入顺畅。一气盈缩有道，白天阳生阴长，阴随阳升，夜间阳杀阴藏，阳随阴降，此为常，此为平，反此则为变，则为病。诸多疾病，去掉名相，不外乎两种，常与失常。常是不变，是中和状态，失常是千变万化，治疗就是使失常的状态回到常态，故守常是也。

第二节　不孕

从这节课开始我们主要讲妇科，可能这个妇科病要讲几天。为什么要讲妇科？因为我发现来任之堂看病的好多都是女性，有很多机会看到这方面的病人，并且妇科病很常见，可能和女人的体质和生理有关系吧。所以这几节课我们就好好讲讲妇科病。今天我们就从妇科病最难的开始讲起——不孕。

我认为妇科那么多病，实际上都是一个本质，就是女人的生殖功能的太极没有走圆。比如月经类的有月经前期、月经后期、月经不定期、痛经、闭经、不孕、盆腔炎、子宫肌瘤、卵巢囊肿等，名称繁杂异常，还有很多新的名称在不断出现。但是女人的月经、子宫的作用、卵巢的作用都是为了生殖而服务的。哪里出了问题都会影响生殖，所有环节正常配合才能来月经、怀孕，才不会得妇科杂病。所以只要有妇科病，就是这个生殖功能的某一个环节出问题了。这就是执一而驭万。

妇女的生殖功能按照中医来说就是一个太极，阴阳转化的问题。为了便于理解，我就用西医的词汇来讲一下。女人的上一次月经结束后，就是孕育生命的开始。

卵泡期：卵泡逐渐发育，这属于种子，同时子宫也开始增厚，这属于土壤。

排卵日：卵泡发育成熟，从卵巢中排出，就像种子成熟从麦穗上掉落下一样。

黄体期：子宫继续增厚，适合受精卵着床，而卵泡等待着精子的结合，它始终是不完整的，必须有精子的结合方能踏入这片土地生长。

月经前期：由于没有种子到来，土地要重新循环了，所以子宫内膜开始充血。

月经期：子宫内膜脱落，相当于冬季，万物凋零，等待着春天新一轮回的开始。

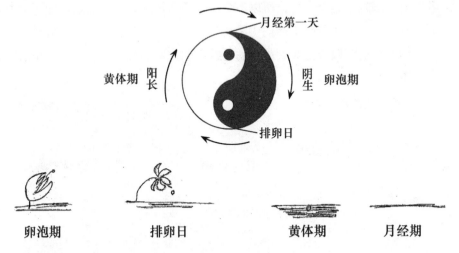

仔细看这个过程，又是一个太极图，真的很惊诧。

卵泡期是阴生的过程。排卵日是阴阳的第一次转化，是重阴则阳的形式。黄体期是阳生的过程，走到了尽头就是月经期，这样又开始了新的一轮周期。这个就是生殖的生理状态。这个圆的任何一个环节出了问题，就会出现各种症状。

知道了这个生理状态的重要意义了，可以说就能通治妇科病。但是凡事要进得去，出得来。我们若想成为好的医家，不能有偏颇，像我原来就太过重于道的那一块了，不重视术，在临床上心里总是没底儿。所以，我们今天要好好研究一下不孕这一专病的诊治思路和用药。

这里插一句话，现在众多的资料都是西医的内容，特别是妇科，西医的一些研究成果非常宝贵，我在研究妇科的时候，或多或少都会受西医理论的影响，这本身没有什么问题，现代医学的这些研究成果都可以拿来用，我们可以把它当作四诊的一个延伸，帮助我们做出最佳的诊断，当然最后还是以中医的思维去驾驭它，去辨证论治。中医的辨证思维是我们作为中医的根本。

那么我们接着来讲中医的辨证。虽然现在很多病我们总是去关注检查结果，尤其像不孕这样的疑难杂病，可以说中医、西医都在努力。但同学们要记住，无论什么病，我们的中医辨证都是非常好用的。原来我也会怀疑，西医都觉得没有救的疾病，我们中医就是气滞血瘀，湿阻阳郁，看着很简单，就可以了吗？后来我通过学习，发现不是中医简单，而是自己没有学好学精中医。现在每每看到像朱良春、岳美中、周仲瑛这些中医大家用很平常的中药，看似很简单的辨证思路，却能够起沉疴，我就对中医越来越有信心。所以不会再有任何怀疑，一门心思，好好努力学中医，好好临床。言归正传，不孕的中医辨证主要有四个病机，肾虚、肝郁、痰浊、瘀血。这四个病机可以说把大大小小的导致不孕的原因都涵盖了。下面我给大家具体讲解一下。

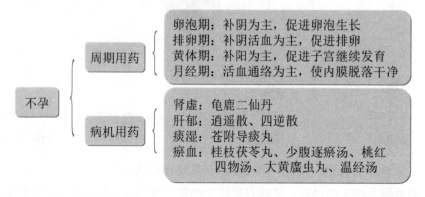

1. 肾虚

症状：先天禀赋不足而子宫发育不全，卵巢功能低下，无排卵性不孕，初潮较迟，经期后错，量少色淡，伴有形体虚羸，腰膝酸软，入夜尿频，性欲淡漠。

我们都知道肾藏精，主发育生殖。妇人之所以能生育，奥秘就在于肾气盛，天癸至，冲任通盛。这些多属于先天发育的问题，所以大家注意看症状多属于先天不足，比如子宫发育不全，像这些发育不好的患者多属于肾虚。所以你看体征也就知道了，比如第二性征不突出，经量少，这些都是明显的发育问题。

这些先天虚损不孕的患者，从阴阳求之，可以分为两种情况：一是肾中阳气不足，命门衰微，致宫寒不孕；二是肾中阴精亏虚，虚热煎灼，致精竭无嗣；也有阴阳并损而导致无子的。根据阴阳互生的原理，多采用阴阳双补的治法。但应根据阴阳盈亏谁轻谁重，辨证论治，用补阴补阳的药还是有所侧重的。

血肉有情之品，峻补精血：紫河车、鹿角胶、龟甲胶、淡菜。

助阳生精：人参、蛇床子、仙茅。

补肝益肾，生精养血：熟地黄、山茱萸、菟丝子、当归、白芍、枸杞子。

大家看，这些药物主要是补肾精。其中除了用大量的峻补肾精的血肉有情之品，草木类药物的补肾精主要用的是阴阳和合而化精的方法，用大量的阴药和少量的阳药配合，可以说不失偏颇。这里我想说一下，像这样的先天发育不足的病人，必须要用到紫河车、鹿角胶、淡菜这样血肉有情之品方才有效，不是一般的补肾精药可比拟的，西医的实验报道也证明了这一点。淡菜，大家似乎不怎么用，它是一种海产品。有的地方叫"海虹"，像江浙一带是当菜吃。它其实是一个很好的补肝肾药，而且是血肉有情之品，所以补肝肾的力量比草木类药要强。再者，由于它的产量很高，所以相对于其他的动物药要便宜得多，老百姓用得起。

这样的方子，一般可以连服，也可以按照月经周期服，直至患者的月经有改善，体征有改善，这时再查西医的指标往往是正常的，通常是可以怀上孕的。如何按照月经周期服药，我一会再讲。

一般这样的患者西医检查多是功能性不孕，基础体温多呈单项或不典型双项。包括卵泡功能不全和黄体功能不全。卵泡功能不全大多属肾阴不足，而黄体功能不全大多属肾阳不足，且多肝郁。这个大家了解一下，虽然我们是中医，但我个人认为并不代表我们不利用现代化技术。现代化的手段不独属于西医，是属于全人类的文明成果。所以我们不能排斥这些检查，尤其是大量临床数据已经证明这些检查对我们治病有很大帮助时，我们更不能一味地排斥了。好，接下来我们讲肝郁。

2. 肝郁

症状：经期紊乱，经行腹痛，伴有血块，经前乳房胀痛，精神抑郁不乐，烦躁易怒，舌质暗红，苔薄白，脉弦。

这个证型我觉得不用深讲。因为它对于大家来说实在是太熟悉了。我强调几点，第一个是由于妇女的天生体质和性格导致了这个证型必然多见。我们知道，平时在生活中，不论是你的妈妈，还是你的妻子，或是你的女儿，她们都是很感性的。可以说有时候她们天真灿烂像花儿一样开心，那种温暖明媚会感染每一个人。但有时候发脾气、耍性子的也是她们。好像女人天生就有撒娇耍脾气的特权和习惯一样。我并非说女人的不好，世界只有多样才美。不然都像我们男人那样，像木头一样，生活也没趣。实际上，那个就是她们敏感、容易多思多虑的表现。这样的性情确实是赋予了女子柔情似水的一面，但从我们医生的角度来看，它往往带有疾病的倾向性。女人的感性若是没把握好一个度，很可能就偏向了肝郁的方向，所以有些女人整天郁郁寡欢，忧心忡忡。

第二点我要强调的是女性区别于男性的生理方面。经、带、胎、产这些无不靠血来主宰，所以女人虽说先天属阴性，但是女人往往容易血不足。而中医讲肝藏血，人卧则血归于肝，所以中医的肝往往和血关系极为密切。肝体为血，肝用为气。女子若是没有好好保养自己，那么就会出现肝血虚，血不养气，就相当于水浅不养龙。所以本该正常的、节律性的疏泄，变成了非正常的郁泄，什么是郁泄？就是表现出两个极端同时出现在一个人身上，月经推迟、经前乳胀这样郁而不通的表现和经期提前、经期长且泄而不收并见。还有像抑郁少言和烦躁易怒这样的两个极端也会出现在一个人的身上，所以养肝、疏肝要并行，养其真，顺其性。

至于选方用药，这方面的方子很多，相信大家手头可能都有几个常用的疏肝方子。这里我强调一点，因为我们主要是治疗不孕，从部位来说是下焦，从脏腑来说是肾所主。虽然主要原因是肝气与肝血的关系，但是不论是从引经的角度，还是兼顾的角度，都应该使用一些入肾经的药，我个人比较推崇紫石英这味药，这个药具有暖胞宫的特点，主入肝、肾经，所以用到这里可以说是一个点睛之笔吧。

3. 痰湿

症状：肥胖，不孕，月经量少，带下多，身重困倦，嗜睡头晕，舌淡苔腻，脉沉滑或濡缓。

它的机制是痰湿阻遏胞脉，血气不畅，胞络闭阻，最终引起不孕。古代可能是肾虚的患者多一些，医生常用补肾填精法使之怀孕。这一类患者很常见，这和时代有关系。现在的物质生活条件好了，人们也多从事脑力劳动，动则生阳，静则生阴，所以相对来说就容易生痰生湿。这一类患者的重点，同学们知道在哪里吗？就是肥胖！通过观察，很多不孕或者月经不调的女性体型都是肥胖的，舌苔腻，油脂多，往往不喜欢运动。这样的话，我们就要从痰湿入手了。这属于通道受堵。把痰湿化开了，有的就自然怀孕了。当然也有复杂的，像多囊卵巢综合征患者多是痰湿体质，但本身是因为脾肾不足，不能化湿。所以还要标本同治，只是有侧重，有时在于化痰，有时在于补肝肾。当然前期最好还是化痰湿、调气机为主，佐加补肝肾药，以免补药补不进去。后期痰湿化得差不多了，这时候不足的一面也暴露出来了，再以补肾为主，配以调气机。所以不仅化痰要调气机，补肾也要调气机。这又回到我们之前讲的一气周流的问题了。这里我不再深入讲，大家应该是明白的了。

一般临床上多用苍附导痰丸或者二陈汤合当归芍药散加减，通过这个方子让大家对这个理法理解得更透彻一些。

化痰除湿：半夏、茯苓、薏苡仁、苍术、益母草。

温补宣通：淫羊藿、桂枝、干姜。

辛燥香透：砂仁、香附、川芎、陈皮。

这个方子温阳化湿，燥湿利湿，芳香化湿，可以说都用上了。比较有特点的就是益母草活血利水，一举两得，切中妇科的要害，湿阻血必瘀。这里只是少佐了一味补肾药，就是淫羊藿，所以这个方子多用在初期和中期，以化湿祛痰为主。

4. 瘀血

症状：经行小腹胀痛，血块多，色暗，经前头痛，乳房及下腹部胀痛或刺痛，舌紫暗，有瘀点，脉弦不畅。多有子宫肌瘤、卵巢囊肿、输卵管不通、肌肤甲错等。

瘀血是妇科常见的病因，是辨证的重点。气滞多有血瘀，尤其此类病人往往疾病虚实夹杂。病理演变多为因虚致实，或因实致虚，最终出现在医生面前都是虚实夹杂。很多患者有气虚肾虚的情况，又没有明显的瘀血症状，只是检查单有子宫肌瘤、卵巢囊肿等。这时候往往又多年不孕，所以很棘手。治疗这类患者时，不但医生要有耐心，还要告诫患者要有耐心，不然会前功尽弃的。

临床常用处方：桂枝茯苓丸、少腹逐瘀汤、桃红四物汤、大黄蛰虫丸、温经汤。

阳性活血药：当归、川芎、鸡血藤、红花。

散痰结：半夏、吴茱萸。

阴性养血活血药：芍药、生地黄、牡丹皮、桃仁、土鳖虫、益母草。

通脉温阳益气：桂枝、生黄芪、人参、仙茅。

以活血破血散结为主，养血益气温阳为辅。

我们讲了不孕的几个主要辨证，大家记住我强调的辨证重点就可以了。实际上这几点，我不知道同学们发现没有，都是影响生殖功能的太极图不能好好周转的某一环节。好比一个球要在地面上转，影响球转不起来的原因就是这几个因素。

肾虚——球的原料不充足。

气滞血瘀——球与地面摩擦太大。

痰湿——球体太重了。

我们知道不孕的原因很多，临床上常见的也纷繁复杂，盆腔炎、子宫肌瘤、闭经、月经不调都可能造成不孕，我们学起来感觉好麻烦。实际上，只是名称多而已。说白了，都是那个球没有好好地转起来。所以中医就是执一而驭万，这点比较高明。

现在我再讲一讲临床上中西医结合治疗不孕的问题。不孕，分为器质性不孕和功能性不孕。器质性不孕通常有输卵管不通、子宫肌瘤、卵巢囊肿、盆腔炎、附件炎。功能性不孕主要有卵泡功能不全、黄体功能不全。

器质性不孕多是痰瘀互结为主。功能性不孕是肾精虚为主，卵泡功能不全多兼有肾阴不足，黄体功能不全多兼有肾阳不足，且多肝郁。

多囊卵巢综合征多是痰湿体质，但本身是因为脾肾功能不足，不能化湿引起的。可以在排卵期多用活血通络药促其排卵。

我们可以让患者做一下现代医学检查，这样功能性不孕和器质性不孕就很好分辨了，这个对于辨证很有用，有时候有提纲挈领分虚实的作用。我再次提醒大家，不要因为我们是中医，就排斥这些现代科技手段，这些手段有时候是我们中医四诊的延伸。

再来谈一个问题。如果我们发现患者的主要矛盾是一个病理因素，比如肾阳虚，寒凝胞宫，我们也可以单方面着重用药，也就是一段时期内只用一个方子。但是因为生殖功能这个圆不是一蹴而就的，有一个时间周期，所以在用药时我们可以按时间来调。这样有时候可以事半功倍，并且节省中药资源，节省患者的时间和金钱。这是我整理的分期用药。

卵泡期：补阴为主，促进卵泡生长。养阴：当归、白芍、怀山药、干地黄、牛膝；阴中求阳：巴戟天、川续断；收敛助阴藏：五味子、芡实；宁心神：首乌藤、合欢皮。（南京中医药大学夏桂成经验）

排卵日前后：补阴活血为主，促进排卵。补阴：干地黄、怀牛膝；通络：丹参、赤芍、红花；补阳：川续断、菟丝子；宁神：柏子仁、钩藤、合欢皮。（南京中医药大学夏桂成经验）

黄体期：补阳为主，促进子宫继续发育。补阳填精：紫石英、狗脊、淫羊藿、仙茅、胡芦巴、鹿角霜；阴中求阳：山药、生地黄、熟地黄、女贞子。

月经前期及月经期：活血通络为主，使内膜脱落干净，为新的循环清扫房间。养血：当归、生地黄、酸枣仁；活血：茺蔚子、赤芍、泽兰、益母草、牡丹皮；行气：川芎、香附、郁金。

我给大家看这个，不是让大家直接照抄这些方子，不加辨证地给每一个患者用，这不是中医。而是想跟大家说，这是人体自己产生的一个势，一个潮流，我们要学会利用它，顺势而为，这样才可以事半功倍。比如一个肾虚的患者，你可以只在卵泡期和黄体期用药（至于是肾阴虚还是肾阳虚，我们具体辨证，灵活处理），其他时期可不用或少用。肝郁的患者一般可在月经前期多用药，而痰湿瘀血平时可以缓消，在月经期时加大药量，因势利导，着重外排。这个叫抓住时机，顺势而为。

当然辨证论治是最重要的，辨准了什么是主要矛盾，你也可以始终用一种治法解决这个主要矛盾，有些老中医辨证准确，让患者一个方子吃一个月，也很有效。

但我想，毕竟不孕属于疑难病，所以为了保证疗效，我们可以每一个环节都用药。主要矛盾环节重点用药，其他时期可以顺势用药，加一把劲，推它一下，这样效果更快更好些。

了解了这个生殖周期，一些不是很疑难的病，比如单纯的月经不调，若是患者经济情况不是很好，或者患者很忙，或者家很远，复诊很麻烦，我们就可以择时而调，只在重点时期用药。这也是医者父母心，尽可能为患者着想。所以知道了这个生理功能图，我们不单单治疗不孕时可以省力省钱，治疗其他妇科杂病，也可以借用这个生理功能顺势而为。

以上讲了不孕的基础知识，下面请看老师的医案。

医案举隅

安某，女，38岁。备孕，左侧宫腔粘连，宫颈囊肿，月经量少，色暗，面色晦暗。右手脉上越，左手脉下陷，弦粗涩，舌尖边红，苔白腻。

从脉势分析，患者为肝气不升，胃气不降。从舌脉看，脉粗，苔白腻，有寒湿阻滞体内。舌尖边红，是心火不能随肺胃下济肾水，而郁于上焦引起的。从患者的主诉，左侧宫腔粘连、宫颈囊肿等，我们可以确定子宫寒湿瘀滞较为严重，导致不能正常受孕。所以我的诊断就是湿瘀内阻，导致肝气不升，胃气不降。治法：温经活血散寒，调畅左右气机，升肝降胃。

我们来看老师的处方：桂枝 15 克，茯苓 20 克，桃仁 15 克，赤芍 10 克，牡丹皮 8 克，红参 20 克，银杏叶 20 克，王不留行 30 克，香附 20 克，红藤 20 克，鸡矢藤 30 克，苦参 5 克，艾叶 5 克，火麻仁 20 克，猪甲 5 克。

此方以桂枝茯苓丸加减而成。桂枝茯苓丸通阳活血祛湿；红参、银杏叶、肠六味强心通肠；重用王不留行和香附，调畅中焦气机，这两味药是化裁于老师师父的生化汤。整体思路非常清晰。

我们接着看二诊。

右手脉上越，左手脉下陷，双关郁豆，粗弦涩，尖边红，根苔淡黄厚。

宫颈粘连，宫颈囊肿，左眼肿胀 1 个月，多梦。

整体状况和上次是一样的，病人主诉又加上了左眼肿胀和多梦。左眼肿胀与患者左路气机不畅有着密切的关联，但是整体的病机还是没有太大的变化。我的诊断：寒湿瘀内阻，中郁。

我们看老师的方药：炒薏苡仁30克，冬瓜子20克，小茴香5克，桂枝15克，茯苓20克，乌梢蛇30克，桃仁15克，赤芍10克，牡丹皮8克，红参20克，银杏叶20克，红藤20克，鸡矢藤30克，苦参5克，艾叶5克，火麻仁20克，猪甲5克，王不留行30克，香附20克，防风30克，藿香15克。

老师在上次的处方中加入了炒薏苡仁、冬瓜子、小茴香、藿香，以增强温化寒湿的作用；重用防风，以透散中焦内热；由于患者左眼肿胀，多梦，舌尖红，所以减少了桂枝的用量，以免加重心火和左眼肿胀。此处老师用乌梢蛇是用于升达左路气机，老师认为乌梢蛇有很好的升阳作用，特别适合左手脉下陷，督脉不升的患者。不过在用乌梢蛇的时候，需要注意一点，乌梢蛇这味药性味燥烈，阴分不足的患者必须要加点润药，如当归、酸枣仁，以固护阴血，这样就不会有太大的不良反应。

这个病按照刚才我们所讲的辨证来说，很明显是属于痰湿郁阻型的。我说过这样的病人现在真的是很常见的，所以诸位看这个病人不就是一个很好的例子吗？

同学们，今天不孕讲完了，希望大家有所收获。好，下课吧。

◎边学边悟

熊广华

关于不孕的讲课，内容丰富精彩，由女性的最大特点——以生殖功能为核心，引出治妇科病执简驭繁之法——抓住生殖功能太极图，顺势而调，再到总结不孕的常见证型特点，理法方药运用，结合西医检查为中医辨证所用……让我收获不少！

其中最大的收获是关于生殖功能太极图的思考：人身之太极、人身之一气周流无处不在，其大无外，其小无内。女性的一个月经周期就是一个完整的太极阴阳转化图，或者说是一气周流模型。黄体期，从排卵后到行经前，是一个阳生阴长的过程，如四季之春夏，具木火之性，故用药宜动、宜条达、宜温润而升，以顺其性；卵泡期，从经后到排卵前，是一个阳杀阴藏阴聚的过程，如四季之秋冬，具金收水藏之性，故用药宜静、宜阴柔、宜凉润而降，以从其性。排卵与排经则分别是阴极生阳和阳极生阴两个转折点，用药宜阴阳相引以促进转化。所有的妇科病都可以围绕这一太极阴阳转化图各阶段特点以顺势而调。

当下不孕症、子宫肌瘤、卵巢囊肿、输卵管不通、乳腺癌、月经不调、痛经等妇科病越来越多，我们为医者更应去思考这背后的根源。肾虚不藏、阴寒伤阳、气郁不畅为本，痰湿、死血为标。熬夜、上网、玩手机等用眼过度，耗伤肝血肾精，使一气敛藏不足，下元渐亏；多食水果、牛奶、冰淇淋等生冷之品，寒气内生；穿短裤、短裙等，寒邪从外侵，内外阴寒相攻，至阴之地——少腹部抗邪尚不及，又哪有足够能量去运转腹部之一气周流？各种压力使天生敏感的女性更易情绪不定，气郁而一气周流不畅，湿痰瘀随之而生。我们治疗妇科病，不仅要用药调此刻已成之病，更要引导其树立正知正见、调平心态以杜生病之源！

丁根立

子宫是孕育生命的地方。能孕育生命的是大地，以子宫喻土壤，天人相应也。其实还有诸多因素，阳光、空气、水等，都不外阴阳之理。升降出入之理，都又统于一元之理，循环无端。师兄将子宫以太极的形式讲出来，感觉很妙。木生于水而成于土。木可以看成种子，水看成肾阴，地温看成肾阳，脾土为大地，太阳日行不息，如君火普照，如此一元构成，方而产生生机。土壤板结木疏之，就像肝郁疏之一样；土壤过湿如沼泽，以去湿利水使土干；没有雨水的灌溉，植物也没有生长的可能，同样的道理肾阴肝血亏虚也难孕育生命。冬天地寒，草木不生，就好像肾阳不足，宫寒的妇女不能怀孕一样。另外看到老师的用药，又联想到垃圾很多的地方是不长植物的，只能发出阵阵恶臭，物以类聚，引来老鼠、苍蝇之物，如体内浊物积滞，堆积日久，必有害于身体，通肠六药则祛除积滞，推陈出新也。

第三节　崩漏

崩漏是常见的妇科疾病之一，《诸病源候论》记载："妇人月水非时而下，淋漓不断，谓之漏下。""忽然暴下，谓之崩中。"所以古人认为漏者崩之渐，崩者漏之甚，久崩不止，气血耗竭则渐成漏，久漏不止，病势日迫亦将成崩。可见崩和漏只是程度的不同，并没有本质的区别，两者可以互为因果。

崩漏均为胞宫异常出血，就是非月经期出血，但它与经期出血的区别，在于经期出血有周期性，而崩漏是没有周期性的。其中包括了现代医学的功能性子宫出血、子宫肌瘤、子宫癌症等引起的出血。临床上以功能性子宫出血为主，所以今天我来讲的也是以功能性子宫出血为主的崩漏。

崩漏是妇科疑难病之一。可以说会治崩漏了，其他月经病都可以游刃有余了。

为什么这么说呢？因为人体生殖功能是有周期的，这个周期就是我上节课给大家讲的，分别是卵泡期、黄体期、月经期。而崩漏之所以难治是因为它的周期已经乱了。而像月经提前、延期，这些还是有周期的，所以在治病的时候我们就可以顺势而为。而这个病止血只是暂缓之策，更重要的是帮它建立一个完整的月经周期，也就是恢复生殖功能的周期，这才是崩漏治疗最关键的东西。大家要明确我们要治什么，这样就有的放矢了。

崩漏的病因病机以脏腑而论，是肝、肾、脾三脏功能失调，因肝不藏血，脾不统血，肾失封藏，而致崩漏。就气血而言，不外气虚下陷，血失统摄，血热妄行，或瘀血阻滞胞宫，血失故道，而成离经之血等。以奇经来讲，冲为血海，任主胞宫，妇人的经、带、胎、产的整个过程，主要依赖于冲任二脉的正常，而冲任二脉的盛衰又依赖于肝、脾、肾三脏的正常功能，若三脏功能失司影响到冲任，就会导致月经不调、崩漏、胎产障碍。冲任损伤，不能统摄经血，就会引起崩漏。

在这里我想着重强调"肾虚"。肾虚是引起崩漏的根本原因。为什么这么说？经水本于肾，胞宫系于肾，而经血出自于胞宫，同时肾也是冲任之本，所以肝、脾、肾三脏中应以肾为主。再者，中医的"肾"包括了西医的生殖系统、泌尿系统、神经系统、内分泌系统和免疫系统的功能，而月经与这些系统都有着十分密切的关系。所以说肾虚是引起崩漏的主要原因，肾虚是根本病机。

下面我们再讲次级病机。次级病机里最主要的是阴虚阳搏。这个是临床上最多见的类型。《内经》里记载："阴虚阳搏谓之崩。"而病位在胞宫，所以说肾的"阴虚阳搏"是引起崩漏的本质因素。阴虚者，肾阴亏虚；阳搏者，阳气无阴分固护妄动也，一般解释为虚火妄动，扰动血分，迫血妄行，加之肾虚，封藏能力失司，影响了冲任二脉，最后就导致了崩漏。

另外很多医者都谈到气虚是引起崩漏的病因，但是很多崩漏患者在患病之前并没有很明显的气虚表现，所谓气随血脱，气虚的表现往往是由于失血过多引起的，血为气之母，血亏必然会伤及气。也就是说，气虚和脾虚是大出血的结果，并不是致病原因，是崩漏导致的结果，但是倒果为因，气虚又可以影响冲任、肾的制约与封藏功能，这也是不可不知的。虽然之前没有气虚的原因，但是这样的患者患病时间比较久了，气虚的症状往往会很突出。所以在临床治疗上我们往往用大补脾气以止血的方法。这里的原因大家要明白。

气虚、阴虚都是次级病机。

治疗崩漏的大法，古人总结为塞流、澄源、复旧。所谓塞流，即以止涩固崩，止血为主；所谓澄源，就是求其原因，寒者温之，热者清之，虚者补之，实者行之，以正本清源，就是我强调的次级病机；所谓复旧，即崩止后急用大补气血，补肾益脾，以恢复脏腑功能，恢复月经周期，在用药上就是我强调的根本病机。

总之，治疗崩漏的步骤，开始用止血以塞其流，然后根据具体病因以澄其源，最后滋补肝肾、益气养血以复其旧。若止步于止血而不澄源，那么病邪不除；若仅澄源，而不复旧，不去调整患者的月经周期，使之恢复正常，那么正气没有完全恢复，崩漏的根本原因不除，这个病就不算痊愈。

临床上具体可以分为两个步骤：一是塞流、澄源以治其标，把一二两个步骤放在一起，然后复旧以固其本，调其周期。

根据急者治其标的原则，对于出血急促，失血较多的病人，无论哪一类型均要首先止血。但是也必须结合辨证，根据病人的具体情况来选用药物，做到止血不留瘀，凉血不伤正。刚才我讲了两个次级病机，分别是气虚和阴虚。可以说它们是止血中主要的辨证类型。我这里推荐一个临床有效方剂，是西安王幸福老师治疗功能性子宫出血的经验用方。地榆 60 克，贯众 60 克，白头翁 60 克，益母草 120 克，黄芪 30 克，当归 30 克，生地黄 30 克，桑叶 30 克，三七粉 9 克（冲服）。

临床上具体加减，我总结了一下，有以下几种。气虚，脾胃虚弱者，益气健脾以止血，药用黄芪、党参、升麻、炒白术；阴虚血热崩漏者，滋阴清热，凉血止血，药用龟甲胶、阿胶、地榆炭、侧柏叶、大蓟、小蓟、生地黄炭、墨旱莲、女贞子、桑叶、马齿苋、仙鹤草、马鞭草、白茅根炭、土茯苓；正气虚弱，固摄无权，没有瘀血者，则固涩止血，药用龙骨、牡蛎、赤石脂、禹余粮、乌梅；瘀血留滞崩漏者，化瘀止血，药用茜草、海螵蛸、三七、蒲黄炭、血余炭、益母草、泽兰、棕榈炭、姜炭、艾叶炭；肝郁气滞引起的崩漏，理气止血，药用香附、荆芥穗炭；双尺弱细似无者，肾亏严重的崩漏，则需要补肾止血，药用续断炭、杜仲炭。

大家根据这些药可以看出，虽然止血药用来治标，但我还是列举出这么多类型的药物。所以说使用时仍然不能脱离辨证施治的原则，这么说也就证明了我刚才说的，塞流和澄源是紧密结合的，在临床中是不可能截然分开的。塞流是止血，而澄源是次级病机的具体辨证。

血止之后，我们就要做复旧的工作了。究其根源，以防复发。切不可认为崩漏已经治愈，这点必须要和患者沟通清楚，还需要继续调理身体，恢复人体的正气，增强机体的免疫力，脏腑功能得以恢复，冲任二脉才能发挥其固摄、调理经血的作用。这一点必须要和患者沟通好，因为疾病发展到崩漏，虽然和其他的月经失调在表现上有点像，但是身体功能是严重紊乱的。但是患者不懂，有的患者很可能血止住后就不治了。这样很容易复发，复发之后还要一切从头来。

另外最主要的是恢复正常的月经周期。若是最终不吃药，月经周期依旧正常，就意味着已经恢复了人体的那个生理功能的圆，就意味着把病真正治好了。这个我们可以查基础体温，基础体温呈典型双相后，崩漏才算是治愈。血止之后，即可从肾入手以治本，促使卵巢功能正常。药可选用山茱萸、枸杞子、女贞子、肉苁蓉补肾阴；淫羊藿、川续断、菟丝子补肾阳；当归、白芍养肝血；赤芍、川牛膝、牡丹皮活血祛瘀；香附理气，以达到补肾养肝调经之效。固肾是本病的主要矛盾，要时刻紧抓。我们上节课讲过，补肾的最好时期在卵泡期和排卵期，所以我们可以在这个时候着重补肾，当然也要辨证施治。在月经期我们可以用活血养血为主，在排卵日前后我们可以用活血通络为主以助排卵。这样在每一个节点上助推一把，在主要薄弱环节上加强治疗，就可以提高治疗效率，节省患者金钱和时间。

对于更年期的崩漏患者，因任脉虚，太冲脉衰少，肾气衰枯，天癸亏竭，卵巢功能衰退，血止之后就没有必要人为去恢复正常的月经周期了。根据具体情况予以滋肾养阴、安定心神、清热化瘀、调理肝脾等法，可用二至丸加六味地黄丸、归脾汤、逍遥散、参苓白术丸、甘麦大枣汤等进退。这个更年期疾病的治疗我们以后会讲的，今天先稍稍提醒一下诸位。

好，基础知识就是这些了，总结一下，就是塞流与澄源结合，复旧与周期结合。下面我们来看老师在临床上的具体用法。

医案举隅

叶某，女，21岁，湖北十堰人。月经淋沥不断2个月，色暗，有血块，无痛经，小腹喜温，经前白带多，质稀色黄，稍有异味，平素月经不规律，时提前或推后，面部痘疮，过敏性鼻炎10年。

双手脉上越，双关郁，双尺沉细，右尺尤弱，舌尖边红点，苔薄白。

小腹喜温，双尺沉细，右尺尤弱，苔薄白，提示患者属于虚寒体质；双关郁滞，经前白带多，质稀色黄，稍有异味，结合患者体质、舌苔，可以推断一方面肝经有郁热，另一方面脾胃虚弱，寒湿困于中焦，寒热并存，证型相对复杂；月经不定期，属于疏泄失常；尺弱关郁，舌尖边红，意味着一方面肾的封藏功能失司，另一方面

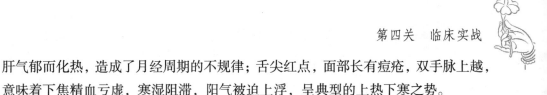

肝气郁而化热，造成了月经周期的不规律；舌尖红点，面部长有痘疮，双手脉上越，意味着下焦精血亏虚，寒湿阻滞，阳气被迫上浮，呈典型的上热下寒之势。

综合分析，本证虚实夹杂，上热下寒，脾肾亏虚，肝胆郁热，颇为复杂。

老师处方：桑叶 25 克，柴胡 10 克，黄芩 12 克，半夏 15 克，炒薏苡仁 25 克，冬瓜子 20 克，扣子七 15 克，茜草 8 克，海螵蛸 30 克，艾叶炭 5 克，苍耳子 15 克，辛夷花 15 克。

从处方我们可以看出，柴胡、黄芩、半夏为半个小柴胡汤，调节肝胆气机。桑叶清肝肺之火，老师治疗月经量多、崩漏，常用桑叶，老师认为经水淋沥不尽，崩漏，除了常见下焦瘀热病机，切勿忽略下病上治，如见寸部脉浮大，多为肺热下移胞络，重用桑叶清肺火来治疗此病，多有佳效。扣子七透郁热，清中上焦之火；茜草、海螵蛸、艾叶炭化瘀温中止血；炒薏苡仁、冬瓜子利湿升清阳以止带；苍耳子、辛夷花升清阳，通鼻窍，针对鼻炎而设。本方主要先以透热利湿止带为主，待湿去血止，再补益脾肾，调节月经周期。

◎边学边悟

丁根立

"漏"字让我想到了是器坏了。人之为器，升降出入也。形乃谓之器。器之所以能成为器，是气聚的原因，阳气的收敛作用，也就是阳秘。阳若不秘则器漏，无阳或少阳，那就是崩。想象一下，有个大坝，大坝旁边有个蚁穴，蚁穴相当于生活中的不良生活习惯，很少有人会在意这个小小的蚁穴，等蚁穴慢慢变大，变成一个小洞，开始有水漏出堤坝了，也就是所谓的漏，如果还是置之不理，堤坝终有崩塌的时候。现在很多人都是这样的，不明生活之理。还是以大坝为例，大坝崩塌还有很多原因，如本身的建造原料不好，一场山洪就崩塌了，像体虚之人，天气有一点变化就会伤风感冒。出现山洪暴发了，河坝决堤了，我们首先要培土以治水，解决当下最紧急的问题，之后便是寻找原因，杜绝后患，最后是注水以恢复其原来面貌。阳气生于下焦，补充于中焦，宣发于上焦。所以补脾肾之阳与气是一治法，另外填水类似于滋阴的治法。师兄的用药也是从这几方面说的，另外还有很多随机辨证。其实最好的方法就是我们时时查看，去保养大坝。

旭浩

听完师兄的分析，恍然大悟，治疗崩漏不单单是止血这么简单。我们最终的目的是帮助病人恢复一个正常的周期，不然反反复复，此不可谓之病愈。治病必求于本，而崩漏的根本病机就是肾虚，次之兼气虚和阴虚。谨记病机，融入古人塞流、澄源、复旧的治疗大法中。听完课，崩漏的治疗思路就清晰明了了。有了对病机的准确把握，就如打枪瞄准了靶心，这样治疗起来就很有成效，枪枪十环。

第四节　痛经

痛经，又称经行腹痛，是妇女常见疾病，严重者痛苦难当，卧床不起，影响正常的工作生活。大多发于青少年及中青年女性。痛经可由多种原因导致，基本病理是脏腑功能失调，气血运行不畅，不通则痛。治疗依据"痛则不通"的理论，结合病因和证候的寒热虚实，虚则补而通之，实则行而通之，热则清而通之，寒则温而通之，消除病因，使气顺血和，经行畅通，而痛经自除。

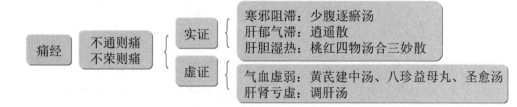

关于痛经的虚实，张景岳的《妇人规》中记载："实痛者多痛于未行之前，经通而痛自减；虚痛者多痛于既行之后，血去而痛未止，或血去而益甚。大都可按可揉者为虚，拒按拒揉者为实。有滞无滞，于此可察。但实中有虚，虚中亦有实，此当于形气禀质兼而辨之。"因此，经前及经间痛者大多属于实证，经后痛者多属于虚证；痛而拒按者属于实证，喜按者属于虚证。

实证以气滞血瘀，寒邪阻滞胞络，以及肝胆湿热，湿热郁滞胞络居多。

寒凝血瘀引起的痛经，多为经前一至两天或经行时小腹冷痛，得热则减，经血颜色暗红，有血块，量少，或行而不畅，伴四肢冷、脉沉迟或涩弱、舌苔白等寒象。方用王清任的少腹逐瘀汤加减，以散寒祛瘀为主。一般在月经前五天开始服用，月经第二天停止为一个周期，坚持 2~3 个周期会有较大的改观。肾阳虚，或者妇科检查子宫发育不良的，可以在黄体期加紫河车、鹿角胶、龟甲胶、肉苁蓉、五子衍宗丸等。这个我在前边讲过，这里就不重复说了。

肝郁气滞的痛经，经前或经期少腹、胸胁、乳房胀痛，胀比痛明显，齿痕舌，

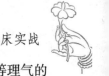

左关郁豆等，方用逍遥散进退。如果乳胀明显，可以加青皮、枳壳、香附等理气的药物；如果肝郁化火，伤了阴分，加生地黄、麦冬、玄参；如果经量多，可用白头翁、桑叶、黄芩、仙鹤草、地榆炭等凉血清热之品。

肝胆湿热，湿热郁滞胞络引起的痛经，症见少腹刺痛，灼热感，平素白带量多，黏稠，有异味，舌红苔黄腻，脉弦数。现代医学的盆腔炎、子宫内膜炎大多属于此类型。当以清热化瘀、调经止带治之，方用桃红四物汤合三妙散，加牡丹皮、龙胆草、香附、王不留行、红藤、败酱草、土茯苓等活血祛湿的药物。

虚证痛经大多是气血虚弱，肝肾亏虚，以致胞宫失养，不荣则痛。

气血虚弱引起的痛经，痛势绵绵，空痛喜按，多痛在经后或经期，且经量越多，疼痛越剧烈。因为经行之后，血海空虚，胞宫失养，所以痛势加剧。月经颜色淡红，脉细弱，舌苔薄白，平素头晕乏力，面色无华。虚者补之，方用黄芪建中汤、八珍益母丸、圣愈汤加减。气血虚寒，畏寒怕冷，大便溏稀者，加小茴香、干姜、肉桂、艾叶等。

肝肾亏虚引起的痛经，多见经行后少腹隐隐作痛，量少色淡，腰膝酸软，头晕耳鸣，按压八髎穴有痛点（肝肾亏虚患者，八髎穴附近皆有痛点），两尺脉沉取不足。方用傅青主调肝汤（山药、阿胶、当归、白芍、山茱萸、巴戟天、炙甘草）加减。

治疗痛经，还要掌握好用药时机，根据月经周期，顺势用药则事半功倍。一般月经干净后到下次月经来临前，可根据疾病虚实，辨证论治，用丸药持续调理，或八珍益母丸，或归脾丸，或桂枝茯苓丸等，待到月经期再处以汤药。月经期辨证，不仅根据患者本身情况，还要注意因势利导，加用一些活血利水通经的药，把体内的积滞顺势往外排，这是最好的时期，可以说是天时地利人和。当然，这个方法多用于实证为主的患者。如此两三个周期，疗效理想。这样汤丸两用，在确保了疗效的基础上，可以大大节约医药开销，还可以节约药材，并且方便患者服药。不然每天熬药喝药，会加重患者的生活负担，所以汤丸两用可以大大提高患者的依从性，从而提高疾病的康复和痊愈率。

我们平时遇到痛经的女孩子时，多半会嘱咐她不要吃水果，不要吃冰棍，不要穿短裙，经期要注意保暖。因为大多数痛经都属于寒凝血瘀。而这往往和个人的生活习惯有关。不是有一句老话"病人不戒口，忙坏大夫手"吗？所以大家要注意这个问题。要真正治好一个病人，我们不要只关注开药的问题，实际上规劝患者调整不良的生活、饮食习惯，再配合药物，往往事半功倍。

好，痛经的基础内容讲完了。我们来看一下老师的医案。

医案举隅

许某，女，24岁。痛经3年，月经有血块，色暗，腹部常痛，常腹泻，时常流鼻血，头部吹风就容易痛。

两手脉上越，双关郁，脉弦细涩，舌尖红，苔白腻，舌下络瘀。

这个我初步的诊断是上热下寒，中焦郁滞。脉势上越，舌尖红，流鼻血，这是上焦有郁火。痛经，色暗，有血块，苔白腻，络瘀，这是下焦寒凝血瘀的表现。腹部痛，腹泻，脉郁点在中焦，这是脾胃中焦运转不利。

我当时的设想是重点调下焦，先化陈年冰冻之气，轻用降气、散郁热的药来收引上焦火气，佐加运转中焦的药，以助上下焦的交合。这就是我大体的思路。

下面我们来看老师的用药，分析一下老师的思路。小茴香6克，炮姜10克，肉桂5克，延胡索15克，没药10克，五灵脂10克，蒲黄10克，川芎10克，当归10克，赤芍10克，扣子七10克，枳实15克，竹茹20克，红参须20克。

老师以少腹逐瘀汤加减进行治疗，酌加枳实、竹茹、红参、扣子七。用少腹逐瘀汤暖宫化瘀止痛，用枳实、竹茹调理中焦气机，用扣子七透热。用红参是在动血药中酌加一味补药，使得病人不会吃虚了。动静结合，方是正道。

好，看下一个医案。

孟某，女，29岁。痛经，色暗，有血块，腰酸，双下肢怕冷沉重，烦躁易怒，梦多。脉势：中郁，脉郁点：双关郁，双尺不足；脉性：脉沉紧细无力。舌象：舌紫，水滑，有齿痕，舌下络瘀。

我当时初步诊断为阳虚气虚，寒凝胞宫。以温阳益气、补脾肾为主，兼化瘀通络。病人脉尺部不足，整体脉没有力量，腰酸，下肢怕冷，舌头水滑，是一个肾阳虚损、寒湿水泛的表现。病人中郁脉，提示有气机郁阻，所以症状有痛经。经期有血块，舌下络瘀，这些是气滞血瘀的表现。这个病人属于虚实夹杂，但是以虚为主。所以我的思路是以温阳益气、补脾肾为主，兼化瘀通络。

我们来看老师的处方：杜仲30克，桑寄生20克，川续断20克，黄芪50克，当归20克，小茴香10克，玛卡10克，紫石英30克，炒薏苡仁30克，川芎10克，葛根30克。

我们来分析老师的思路。老师用杜仲、桑寄生、川续断、玛卡、紫石英补肝肾、温肾阳；黄芪、当归补益气血；炒薏苡仁、川芎、葛根是升阳利湿的药组。同时川芎、当归、紫石英、小茴香配伍可以起到暖胞宫、活血化瘀的作用。

老师的方子精简拙朴，但是细细琢磨其中的药味组合，可以说经常有详略得当、一石三鸟之效。

我们再来看一个医案。

周某，女，23岁。双手上越脉，双关郁，脉紧数，舌尖红点，苔腻，舌下络瘀。

痛经，月经有血块，色黑7年，经期腹泻1年，大便时干时稀，脸上起红斑，反复发作5年，头胀，偶有头晕，心悸，失眠。

这是我今天接诊的患者，我当时的诊断为肝郁脾虚，兼上焦郁火。关郁，脉紧，提示有肝郁，再结合痛经，经期腹泻，大便时干时稀，这是肝郁，不得正常疏泄，导致郁而冲击作痛，或者泄而不收。脉势上越，脸上起红斑，头胀头晕，心悸，失眠，这些都反应上焦郁火的问题。所以我主张疏肝健脾为主，轻散郁火，顺降气机。

看一下老师最终给的处方：龙骨20克，牡蛎20克，泽泻20克，枇杷叶30克，丹参30克，乳香6克，没药6克，石菖蒲10克，蝉蜕15克，橘络15克，红参须15克，红藤20克，鸡矢藤30克，苦参5克，艾叶5克，火麻仁20克，猪甲5克。

老师的这张处方开得很大气，可以说是从势上调的。不同于前两个的用药感觉，我们可以品味一下这其中的韵味。龙骨、牡蛎、泽泻、枇杷，这四味药主要是从各个方面往下降，因为她的脉势和脸部的问题，老师认为是水湿上冲才导致的面部疾病，所以要往下降。把气和火引下去了，这样胞宫也是暖的，对痛经是有效果的。丹参、乳香、没药、石菖蒲，是老师平时常用来治疗痤疮的药组，这里用的意义是一样的。这些药可以通心脉、活血络。《内经》曰："心其华在面""诸痛痒疮，皆属于心。"面部的疾病大多有血脉不通畅，而心主血脉，所以用活血药，再加上入心经、开心窍的药，效果更好。蝉蜕、橘络可以疏肝，同时蝉蜕以皮治皮，打开毛孔，有助于把毛孔中的不净之物散发出去，也是治这个面部疾病的。用肠六味是以心与小肠相表里的理论，将所有的浊气与毒通过肠道排出，这也是给邪以出路的体现，古法叫网开一面。这张方子老师是以降、通、排为主，先调理整个大势，然后再慢慢调理。我们应该多学习老师这种能进得去、能出得来的诊病意境。

今天我们学的这三个医案，可以说非常有代表性，一个是以实为主，一个是虚实夹杂，一个是通调整个气机。同学们回去可以好好体会一下。

◎边学边悟

旭浩

痛经确实在青年学生中很常见，病因不外乎虚实，但其最根本的原因还是患者的生活习惯，喜欢吃冰棍雪糕、生冷蔬果，穿短裙，经期也不注意保暖，有的甚至洗冷水澡以人为闭经。这些都是病的根。医者不仅要解除其病因，调和其阴阳，更重要的是要引导患者去认识生活中的不良习惯，这正是老师经常苦口婆心劝诫病人的原因。

第五节 闭经

闭经的原因很多，然不离源不足与流不通这两大纲领。源不足是指血枯引起的闭经，这种由于虚而引起的闭经，只能慢慢调理，待气血恢复充盈，水到渠成。

引起流不通的原因大多是血滞。张景岳说："经闭有血枯、血隔之不同。隔者病发于暂，通之则愈；枯者其来也渐，补养乃充。"血滞引起的闭经大多是突然发生的，只要找出阻滞的病因，通之则月经自来。这种闭经好比水库里水源充足，只是由于沟渠堵塞导致停水，疏通好沟渠就可以了，而如果是水库里没有水引起的停水，就需要积蓄水源，才能解决停水之困。

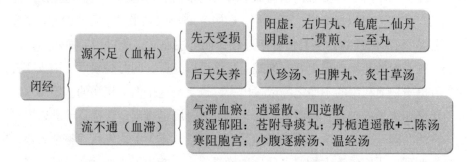

一般血枯引起的闭经，患者大多数面色无华，或萎黄，两眼无神，头晕目眩，肢倦体乏，纳差，腰酸无力，舌质淡，苔薄白，脉虚弱或细弱。血滞引起的闭经，大多胸腹胀满，少腹疼痛，拒按拒揉，脉多有力。实际上就是虚实两端的问题而已。

大家理解了闭经的虚实两大纲领后，我们要具体辨证了。闭经虽然只有血枯和血滞两大类，但是引起血枯或血滞的原因往往有很多种，辨证还是需要注意。

血枯闭经大致分为先天受损和后天失养两类。先天受损，即精气神辨证中精的部分不足，多伤及肝肾。肝主藏血，司血海，女子以肝为先天，肝血充盈，肝气畅达则冲盛任通，月事以时下。如果肝虚血枯，轻者月经量少，两三个月来一次，重者就渐渐转变为闭经了。肾主藏精，为先天之本，天癸来源于先天肾之精气，肾精不足，无源化血，冲任空虚就无血可下了。所以对于先天受损的患者要以补益肝肾为主。精不足的闭经患者，检查常有子宫发育不良、卵泡发育缓慢、排卵困难等，症状有腰膝酸软，头晕耳鸣，健忘，月经素来量少、延期，第二性征发育不明显，舌质黯淡，脉沉弱。肝肾不足，偏于阴虚者，常用一贯煎合二至丸加减，酌加益母草、泽兰、鸡血藤等养血通经之品。若肝肾不足，偏于阳虚者，药用右归丸，加入龟鹿二仙丹、紫河车等血肉有情之品。

后天失养，即精气神辨证中气的部分不足，大多源于脾胃虚弱，气血生化无源，患者体质素虚，或劳倦过度，生育过度，反复流产，刮宫过度，或各种原因引起的大量失血，导致血海空虚，冲任失养。常见面色苍白，下眼睑无血色，两眼无神，有较明显的贫血征，气短乏力，心慌心悸，失眠多梦，脉细弱，舌体瘦小，苔薄白。老师常用八珍汤或归脾汤、炙甘草汤加减，常酌加丹参、益母草、鸡血藤、川续断、二至丸等养血通络之药。

血滞引起的闭经大致分为气滞血瘀型、痰湿郁阻型、寒阻胞宫型。

肝气郁结，气机不畅，血瘀不行，则冲任受阻，经闭不行。症状常有胸胁胀满，食少嗳气，乳房胀痛，心烦易怒，小腹坠胀，舌尖有瘀点，舌下静脉曲张明显，脉弦涩。肝气郁结明显的以疏肝解郁、养血调经为主，方用逍遥散合四逆散加减，可重用香附、王不留行。血瘀为主的，舌尖有瘀点，冬天小腿内侧瘙痒蜕皮的，可用血府逐瘀汤加减，瘀血特别严重的可用下瘀血汤。

痰湿郁阻引起的闭经，患者大多体型肥胖，以中青年患者多见。先是月经推后，量少，渐渐发展至闭经，体重随之增加。推其病因，大多先有心意不遂，情志不舒，或贪食肥甘厚腻，脾虚运化失司，痰湿堆积体内，脉络受阻，阻滞胞宫，最后发展成了闭经。较为常见的是脾肾阳虚引起的痰湿阻滞胞宫，症状多见体胖，头晕乏力，神疲嗜睡，纳呆便溏，胸闷痰多，面色㿠白，腰酸肢痛，舌体胖大，齿痕，苔厚白，脉濡涩。治法以化湿导痰、温脾通络为主，方用叶天士的苍附导痰汤加减，药由二陈汤加苍术、香附、南星、枳壳、生姜、神曲组成。若患者热象明显，伴有口苦咽干，舌红苔黄腻，脉弦滑，属于热痰阻滞的，法当清热祛痰，可用丹栀逍遥散合二陈汤，酌加天竺黄、瓜蒌仁等清热祛痰之品。

寒阻胞宫引起的闭经，患者少腹冷痛，得热则减，恶寒怕冷，腰困背寒，口唇干裂，脉沉紧，舌淡苔白。治疗当散寒温经行滞，方用少腹逐瘀汤和温经汤进退。

好，我已经把闭经的辨证分类讲述完了。下面我们来看一下老师的医案。

医案举隅

胡某，女，34 岁。双手上越脉，双关郁，双尺不足，弦细弱，舌尖红，有瘀斑，齿痕舌，苔薄白，舌根白腻。

月经闭经半年。平素月经量少，推迟。半年前因生气，月经至今没有来潮。现头重脚轻，乳房胀痛，腰膝酸软。面色灰暗，有黧黑色面斑。

我的初步诊断是肝郁肾虚，气血并走于上，胞宫有残存瘀血。属虚实夹杂。

脉势上越，舌尖红，头晕，说明气血上逆。关脉郁滞，脉弦，乳房胀痛，说明肝气郁滞。尺部不足，腰膝酸软，说明肾气亏虚。舌有瘀斑，面色黧黑，说明血闭日久，内有郁滞。现在虚实夹杂，肝郁气滞血瘀，使得经血不畅，而上实下虚之证又使得气血并走于上，胞宫没有化血之源。所以我认为应该疏肝解郁化瘀为主，补肾引血下行为辅。

好，我们看老师的方子：桃仁 15 克，赤芍 15 克，三棱 20 克，莪术 20 克，香附 20 克，王不留行 30 克，木香 40 克，当归尾 20 克，川芎 15 克，红花 10 克，川牛膝 30 克，枇杷叶 30 克，熟地黄 25 克，黄芪 30 克。

老师的方子主要是行气活血养血为主，川牛膝、枇杷叶用来引上逆之气血，熟地黄补肾，黄芪补气，以免行气药太多而耗气。这张方子老师主要是以祛实为主，等实祛气顺，再来着重补肾，效果颇佳。同学们应该学习老师这种治病方略，虽然病情复杂，但目的明确，详略得当，条理清晰，不疾不徐，可以说老师开方就像下棋，走一步，望三步。知己知彼，百战不殆。

◎边学边悟

旭浩

听着师兄用水库来和闭经的病机做比较，就想起老师常常提醒我们要多看看天，看看地，人体的很多问题都可以在大自然中找到答案。水库这个比喻很形象，闭经的源不足，就是像水库一样，慢慢蓄水才能解决停水的问题，水流不通了就找

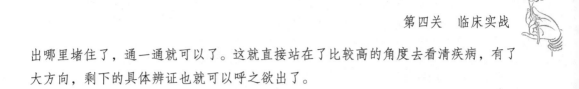

出哪里堵住了，通一通就可以了。这就直接站在了比较高的角度去看清疾病，有了大方向，剩下的具体辨证也就可以呼之欲出了。

第六节 滑胎、胎漏

古代称屡孕屡堕胎者为滑胎，现代医学称为习惯性流产。引起流产的原因很多，有妇人自身体质虚弱因素，有后天人为因素，如引产过多、不节房事、贪食生冷、跌仆损伤等。不论是什么原因导致的，流产过多势必会损耗气血，致冲任不固，肾封藏功能失司。所以我们看习惯性流产的患者体质大多虚弱，肝肾不足。

治疗流产，首重补肾以固本，所谓"肾旺自能荫胎也"。其次肾气的滋长离不开后天脾胃的滋养，所以必须要辅之健脾益气之品。另外，女子以血为本，经、产、孕、乳都以血为用，因此，除补肾健脾之外，仍须养肝血。

我给大家推荐一个方子，罗元恺老先生的补肾固冲丸（菟丝子、续断、阿胶、熟地黄、鹿角胶、杜仲、枸杞子、巴戟天、白术、人参、当归、砂仁、大枣）。这个方子治疗滑胎的理法很全面，血肉有情之品补肾精：阿胶、鹿角胶；固肾气：菟丝子、续断、杜仲、枸杞子、巴戟天；补肝血：熟地黄、当归、大枣；健脾胃：白术、人参、砂仁。

平时孕妇保养，可以多吃猪腰子，效果也非常好。

同学们请注意，虽然我们认为这个治疗滑胎的思路很好把握，实际上，能否治好这个病，最关键的在于服药的方法和时间，我具体来谈这个问题。

我们要嘱咐患者在这次滑胎之后就开始吃养血补肾固冲的药，服药期间避孕半年至一年，同时减少同房次数，以确保受精卵质量。怀孕期间应继续服药以保胎。直至6个月以上，胎儿已经发育成形，可以减量或停服。注意观察，因为受孕后前3个月最容易流产。只要胎儿成形，一般流产的概率就大大减低。生活上要注意适当休息，早睡早起，不吃过于刺激的饮食，不可在孕期同房。

习惯性流产患者大多精神焦虑，思想包袱重，盼子心切，所以消除他们的紧张心理，安定其心神，有着非常重要的意义。除了语言上的开导外，还可以佐以安神宁心之品，如生脉饮、龙骨、首乌藤、合欢皮、酸枣仁、钩藤、柏子仁、茯神等。

下面我再讲一下胎漏，因为临床上这两个病关联性很强。通常出现胎漏的现象后就很容易滑胎了。所以可以这么理解，治疗胎漏可以避免滑胎。而我们刚才讲的治疗滑胎，更多的属于未病先防，或者是解决胎漏之后的养胎问题。这两者的缓急关系，同学们要注意区分。

胎漏，一般是早孕期间出现腰痛、小腹痛、阴道流血的表现。其引起的原因有外伤，或者是先天不足、肾气不固这两者居多。这一系列的表现通常会引起患者的恐慌，极有可能引起流产。

我们治疗胎漏主要是抓住"止血养血安胎"这六个字。

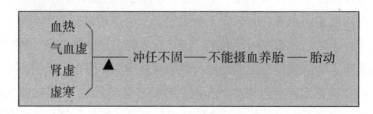

下面我来分析一下，因为引起本病的直接原因在于下血，无血在胞宫中养胎，所以我们在治疗时急则治标，先处以止血摄血、养血安胎之药，再根据辨证，少量酌加凉血、补气、固肾、暖宫的药。待血止后再辨证论治，祛除病因。这期间尽量安抚患者心情，因为情绪紧张很容易加重流产之势。

古今保胎第一方：保胎无忧散（生黄芪、当归、川芎、白芍、炙甘草、羌活、厚朴、枳壳、艾叶、荆芥穗炒黑、菟丝子、川贝母、老姜）。

徐灵胎评注：此方全用撑法。当归、白芍养血活血，厚朴去瘀血，用之撑开血脉，使得恶露不致填塞；羌活、荆芥疏通太阳经，将背后一撑，太阳经脉最长，太阳经治则诸经皆治。荆芥穗烧黑可以止血。枳壳疏理结气，将面前一撑，使得胎气敛抑而无阻滞；艾叶温暖子宫，撑动子宫，则胞胎灵动；贝母、菟丝子最能滑胎顺气，将胎气全体一撑，大具天然活泼之趣矣；加黄芪撑扶元气，元气旺则转动有力；生姜通神明，去秽恶，散寒止呕，所以撑扶正气而安胃气；甘草协和诸药，全其撑法之神也。

最后我们还剩余一些时间，我来分享一篇老师关于滑胎的文章，作为我们今天上课的最后内容。

胎死腹中，何因所致？本人接触过的此类病例，不下于三十例，最痛心的一例是怀孕六个月，胎死腹中！今晚又接到一个患者的电话咨询，怀孕两月，胎儿停止发育，问我是什么原因。我告诉她，可能是吃水果或吃寒凉的东西吃多了，患者根本不信！任之堂曾多次写文章，告诫孕妇少吃水果，尤其是反季节的水果，今天再宣传一次！原因有以下几点。

其一，很多水果在种植过程中用激素，有的用避孕药，当你吃一个看似成熟的水果，发现里面没有种子，或种子发育不成熟时，问题就出现在这里面了，这些水果被使用激素后，自己都无法孕育一个成功的种子来延续后代，我们孕妇吃了能对胎儿有利吗？一边想怀孕，一边吃含避孕药的水果，宝宝能健康吗？看看经常生吃的黄瓜，顶花戴刺，为什么长那么大了，花都不败呢？

其二，很多水果都偏凉性，吃太多凉性食物，会导致子宫偏寒，胎儿会出现供血不足，自然发育迟缓，或停止发育。

其三，很多孕妇吃水果，是因为听说水果含有大量维生素，其实蔬菜里面也含有大量维生素，连大米中都含维生素，只要吃好三顿饭，根本就不会缺。我想问一问，当你给孕妇买大量水果补充维生素的时候，你凭什么就认为是维生素缺乏呢？查血化验了吗？再说，就算确实缺，不是可以用药来补吗？不是有复合维生素片吗？关心则乱啊！孕妇怀孕期间给她一个宁静的环境，陪她多读诵经典，吃好三顿饭，远胜于吃水果、玩手机、上网啊！

最后祝天下母亲，好孕相伴！

希望同学们看完这篇文章，对在生活上怎样保养，怎样安全度过妊娠期，有一个更加全面和清醒的认识。

第七节 更年期综合征

好，今天我们讲妇女的更年期综合征。妇女年近五旬，肾气渐衰，冲任虚少，天癸将竭，月经向断绝阶段转变，有些妇女机体一时不能适应，阴阳二气失于调和，因而会出现一系列的证候。症状如头晕耳鸣、烦躁易怒、烘热多汗、五心烦热、怔忡健忘、失眠多梦、腰膝酸软、口干舌燥、舌红少苔、脉细数等，又或精神不振、面色晦暗、恶寒怕冷、面目虚浮、便溏尿频、带下清稀、舌淡红而胖、苔白等。

这两组症状中以第一种多见。大家应该看得出，这是两组对立的阴阳证候。所以我讲更年期综合征不应该是疾病，只是身体调整期的一种不完善、不协调。每个人都会衰老，但不一定衰老了就要身体不舒服，就要生病。人的一生就像一个拱形的桥，虽然年老了，在走下坡路，但是只要阴阳平衡，就可以稳稳地走下去，不会出现什么病。所以女性的这个阶段，只是暂时性、一过性的阴阳失调。有的女性不吃药，自己也能挺过去。

下面讨论本病机制，妇人年近五旬，肾气渐衰，冲任虚少，天癸将竭，这时候妇女机体一时不能适应，阴阳二气失于调和，这个就是机制。下面来给大家剖析。

◎ 本虚在肾

肾气渐衰，冲任虚少，天癸将竭，这个是肾气衰退的整体表现，所以我说本虚在肾。不过此乃生理性转变的大势，任何疗法都不能截断这种衰变，只能调整其不平衡性，就是相对的平衡，绝对的衰退。虚在这里一般分阴虚和阳虚，其中以肾阴虚为多见。

1. 肾阴虚

症状：头昏耳鸣，烦躁易怒，烘热多汗，五心烦热，怔忡健忘，失眠多梦，腰膝酸软，口干舌燥；月经周期紊乱，经量少，色紫红，淋沥不断；大便燥结，小便短赤；周身常发生瘙痒现象，或皮肤有蚁行感，或麻木抽筋；舌红少苔，脉细数等。

我想这些症状没什么好解释的，大家应该都比较熟悉。像月经异常是阴虚火旺问题，皮肤不适感是血虚生风、血虚化燥。方用三甲复脉汤加减。

2. 肾阳虚

症状：精神不振，面色晦暗，恶寒怕冷，面目虚浮，便溏尿频，带下清稀，阴部有下坠感，舌淡红而胖，苔白。

这是明显的肾阳虚证候。方用龟鹿二仙丹加减。

◎ 调节少阳是关键

一般更年期患者有些症状会比较难受，也就是阴阳失调之后所引发的一系列变证。少阳经处于半表半里之间，少阳主枢，是调节身体阴阳的枢纽，少阳经发生问题，常见症状就是寒热往来、默默不欲饮食，这些症状与更年期妇女的潮热、情绪波动大也是相吻合的，所以治疗更年期的症状可以从少阳经入手。更年期的症状往往比较复杂，治疗的时候，我们要做好辨证分型的工作。好，大屏幕上列举的是常见的几类更年期的情况，同学们可以记录一下，我一会来讲解。

1. 肾水肾阴不足，气血亏虚

症见乳房扁缩，阴道松弛，心慌心悸，脉细弱或浮大。可用炙甘草汤加减。

2. 肾水不足→肝失柔润条达→气机不畅→肝郁气滞

症见口苦、易怒、乳房胀、胁肋痛等。可用逍遥散合二至丸加减。

除了以上症状，患者诉有手脚酸痛，手脚怎么动、怎么按摩都不舒服的，可在上方中加柴胡桂枝汤。

3. 气机不畅→气滞痰阻；或郁而化火→火炼成痰

症见眩晕、胸痛、心烦急躁、失眠多梦、苔腻、脉滑等。可用蒿芩清胆汤加减。

4. 营卫不和

乍寒乍热，或上寒下热，面色潮红，或赤白交替，阵阵汗出，汗后怕冷，兼见肾虚证候。方用桂枝加龙骨牡蛎汤、龟鹿二仙丹、生脉饮加减。

第一种肾阴虚，阴血亏虚，气血不足，容易出现一系列虚弱血亏的症状，比如容易疲乏、心慌心悸、乳房扁缩、阴道松弛枯萎，这时候就需要用大补气血的药，而炙甘草汤可以说是古今补血的第一方。

第二种标实是以少阳不通、肝气不疏为主要表现，这时候我们就需要先以疏肝达木为主，养血柔肝为辅。这个也是体用之学的体现，肝郁为用，肾水不足为体。柴胡桂枝汤实际上就是小柴胡汤合桂枝汤，小柴胡汤疏肝理气，桂枝汤通阳活血，《伤寒论》柴胡桂枝汤主治症状有"支节烦痛"的论述，支节烦痛用现在的话说就是四肢酸痛，怎么都不舒服，这样讲大家应该明白运用此方的精髓了吧。

第三种标实是以痰为主要表现，比如眩晕、胸痛、心烦急躁、苔腻、脉滑等。它的成因可能是肝郁气滞化痰，也可能是脾肾阳虚不化水湿生痰，抑或是肾阴虚、火炼成痰等原因。此时重点是痰，那么我们以化痰导痰为主，然后辨证施治去掉生痰之因即可。所以在我给出的方子上随症稍作加减即可，再以治本求源为主。我还是强调那句话，治病是有步骤的。

最后一个证型是营卫不和，乃至全身阴阳失调。一般以桂枝加龙骨牡蛎汤处理，症状即能改善，待营卫不和的症状治疗得差不多了，再根据患者的本质证候及矛盾，及时调整用药即可。

以上我讲的就是少阳经枢纽调节出现问题所引起的大多数证型。

此类病人多有寒热虚实夹杂的症状和表现。一般就诊之初，心烦、失眠、潮热等不舒服的症状颇重颇急，而患者又极易多思多虑，这是这类患者的常态，很有典型性。若一诊之后症状显减，则治病信心大增；若一诊之后疗效不显，患者往往开始对医生水平抱有疑虑，或认为自己的病不可治疗，后期治疗往往难以奏效，故首诊治疗颇为关键。而首诊取得捷效的秘诀就在于急者治其标。故初诊治疗要抓住患者迫切想要改善的症状，单刀直入，迅速折其势，一旦症状缓解，再增治本之品，是符合临床实际的。

一般我们用在这里的泻火药多是知母、牡丹皮、地骨皮等药。因其是虚火，故龙胆草、苦参、黄芩、黄连等苦寒之药慎用，免犯虚虚之戒。

还有想提醒大家的是更年期患者的症状多是影响心神的，如失眠多梦，眠浅易惊，精神不集中，记忆力减退，甚至情志失常或昏厥。所以治疗这类病人时，老师或多或少会加几味类似镇心安神、宁心安神的药。运用安神定志的药，有个技巧和大家分享一下。如果患者本身存在阴虚血少的病机，我们可以用酸枣仁、龙眼肉、柏子仁等药性比较润、比较养血的药。如果患者舌苔厚腻，体内湿气较重，我们可以选用琥珀、茯神等安神又不助长湿气的药，效果会比较好。

好，今天的基本知识讲到这里，下面我们看一下老师的医案。

医案举隅

张某，女，52 岁，十堰人。已绝经 4 个月，近来头晕耳鸣，眠差易醒，半夜睡觉有潮热感，五心烦热，不堪其扰，无奈之下，枕边自备玻璃杯，半夜手心发热即紧握玻璃杯以降低手心温度。舌红少苔，双手上越，脉细数。

我当时考虑是肝肾亏虚，虚火上扰心神。舌红少苔，双手上越，脉细数，这是典型的阴虚火亢的表现。而头晕耳鸣，眠差易醒，半夜睡觉有潮热感，五心烦热，这些都是虚火上扰的表现。所以这个病人，根据我刚才讲的标本的问题，我认为应该以泻火为主，辅以滋阴。

我们看一下老师的方子：熟地黄 20 克，山药 15 克，山茱萸 10 克，茯神 20 克，牡丹皮 10 克，泽泻 10 克，制何首乌 20 克，川牛膝 15 克，墨旱莲 20 克，女贞子 15 克，扣子七 10 克。

老师的思路是六味地黄丸、制何首乌、二至凉血补肝肾阴，茯神易茯苓以安神，川牛膝引火下行，扣子七透热凉血。老师的思路是以治本为主，并酌加引火下行为主的药。这个和我刚才讲的思路不是很一致。同学们，我们分析一下为什么不一致呢？是我讲错了，还是老师另有考虑？我也反思了一下，我认为这个没有对错之分，只是有因人因时的问题。我们要与现实结合，所以实际情况往往有很多的变化。同学们想一下，我们这些年轻的医生在刚出道之前，最重要的就是能在较短的时间里见效。由于我们年轻，患者给我们的时间和耐心往往会比有很多医龄的老中医要少，所以我们处理疾病和患者的方式会随着具体情况而变化。这个问题我也向老师请教过，老师也认为有很多情况我们应灵活处理，没有一成不变的。不过治标不要伤了脾胃之本，切勿犯饮鸩止渴的错误。

好，同学们，今天就讲这么多，下课。

◎边学边悟

丁根立

这节课很容易和四五十岁的女子联想到一起，和天癸水有关，那么究竟何为天癸水？《内经》中说："女子七岁肾气盛，齿更发长，二七而天癸至，任脉通，太冲脉盛，月事以时下，故有子。"可见天癸与肾有紧密的联系，以前只想到了肾阴，其实并不全面，阴中有阳，阴阳相抱而不离，可见我们在说阴的时候，阳也已经说出来了。然后就只有肾阴肾阳吗？《内经》说："肾者主水，受五脏六腑之精而藏之，故五脏盛乃能泻，今五脏皆衰，筋骨解堕，天癸尽矣，故发鬓白，身体重，行步不正，故无子耳。"故认为此处之精不独指肾精也。又云：天癸为山泉之水、雨露之水等，若以山泉之水喻肾水，那雨露之水则可应五脏之水也。雨露之水由土木发之，天气降之，以补山泉地下之水，又可滋养万物。所以治疗从脾胃入手也是不可忽视的一大法。

旭浩

更年期综合征这个病不仅涉及中医的理法方药，还与我们和患者互动的方式密切相关，治病思路很清晰，调整机体衰退过程中的相对平衡，以肾为本，再详分各标实证型。实际诊治中为增加患者的信心，作为年轻医生，初诊治疗主要是抓住火、痰、滞，单刀直入，迅速折其标实之势，一旦症状缓解，再增治本之品。而年长经验丰富者则以治本为主，这些细节确实值得我们去思考注意。

第八节　盆腔炎

好，同学们，我们上课。上课之前，我要跟大家说一个好消息。等会来自山东日照的陈国峰老师会和我们分享他自己治疗妇科病的心得，所以今天我要快一点讲课，把时间留给陈老师。

今天我们讲盆腔炎。这是个多发病、常见病，多见于已婚妇女。临床分为两大类，急性和慢性。一般急性盆腔炎起病急、病情重，但是比较好治；而慢性盆腔炎虽然症状表现不明显，但往往迁延日久，容易反复，不容易痊愈。一般急性盆腔炎直接就去医院看西医了，所以我们治疗的多是慢性盆腔炎。

盆腔炎按西医的划分，主要包括子宫内膜炎、输卵管炎、输卵管卵巢炎、盆腔结缔组织炎、盆腔腹膜炎等。不论经行期间或非经行期间均感下腹部疼痛，一般患者会以这个为主诉。

下面我们就急性盆腔炎和慢性盆腔炎，分别讲一下它们的区别和治法。

急性盆腔炎的症状：发热，腹痛拒按，带下量多，色黄绿如脓、臭秽，舌红苔腻，脉洪滑而数，或弦数。病机：湿毒内侵，郁闭血脉，热盛肉腐。治法：以清热解毒为主，理气和血为辅。处方：金银花、连翘、红藤、败酱草、野菊花、红药子、生甘草、柴胡、牡丹皮、赤芍、桃仁、枳实、川大黄（后下）。经期停服。（北京中医药大学东直门医院王子瑜经验）

急性盆腔炎的证型很简单，因为属于急性，所以郁热、热毒很突出，会出现发热，带下量多，色黄绿如脓、臭秽，所以我们就以清解热毒为主。同时由于炎症疼痛本身就是"不通则痛"的表现，所以我们就要行气活血，一是解决痛的问题，二是可以散结和郁热，解决热毒的源头。方子我用的是北京老中医王子瑜的方子。我觉得他的配伍很精练，前七味都是清热解毒，这里说一下，红藤、败酱草是清热解毒排脓的药对，后六味药都是行气活血的，其中柴胡入肝经，而少腹又为肝之所主，所以除了有疏肝行气的作用外，还有引经的作用，最后川大黄用来给邪以出路。

下面来讲慢性盆腔炎。慢性盆腔炎有的是急性治疗不当发展为慢性，但也有急性期并不明显，等到发现已经是慢性盆腔炎了。慢性盆腔炎的主要特征是日久不愈，患者的体质多属气虚、肾虚的体质。所以一般我们要提前嘱咐患者，可能吃药会很长时间，要把虚的体质调理好，才会痊愈。有句话叫"邪之所凑，其气必虚"，这句话用于慢性盆腔炎是很好的体现。炎症反应仍然是以腹痛为主，但是隐痛为多，并且带下病时发时止，所以气滞血瘀湿阻的证候依然存在。它与急性期证候的区别就在于没有热毒的矛盾，但有体虚的矛盾。两者都有气滞血瘀湿阻。这也就很好地说明了为什么慢性盆腔炎有急性发作的时候。因为慢性盆腔炎的气滞血瘀湿阻也可以化热，热重则成毒。我们也可以推导出急性盆腔炎转化为慢性的机制，热毒可能熄灭了，但是气血不调的本质没有改变，长期以往必然会影响体质。

慢性盆腔炎的症状：小腹坠痛，或有包块，痛若针刺，或长期隐痛，或腰骶酸痛，时有低热起伏，经期或劳累后加重，带下量多，色白或黄，舌质青暗，或有瘀斑，舌苔白润，或腻，或舌根苔黄，脉弦细，或细涩，或沉细。西医检查以附件或盆腔腹膜增厚为主。治法：温经散寒，燥湿化瘀。处方：桂枝、炒小茴香、乌药、桃仁、牡丹皮、赤芍、五灵脂、当归、延胡索、胡芦巴、苍术、茯苓、木香。（北京中医药大学东直门医院王子瑜经验）

这个方子的病机是在气滞血瘀津停的基础上有寒，这个寒是以虚寒为主。可以看到方中有很多暖宫补肾阳的药，如桂枝、炒小茴香、乌药、胡芦巴。

此外，寒凝很容易形成包块、积水，在做 B 超时往往可以看见有输卵管水肿、输卵管卵巢囊肿等包块，这时我们就可以加一些软坚散结之药，如橘核、昆布、海藻、鳖甲、夏枯草等。如果稍微操劳就发作，或者加重，面色晦暗，畏寒肢冷，脉象沉细等虚象明显，可加鹿角胶、熟地黄、桂枝、炮姜、生黄芪等温阳补正气的药物。

下面我们来继续学习老师的医案。

医案举隅

慢性盆腔炎　陈某，女，33 岁，十堰人。白带量多，色白无异味，经期推迟，色暗，有血块，一般六七天干净，小腹胀痛，时有刺痛，腰酸痛，平日精神较差，易头晕，西医检查为慢性盆腔炎，治疗 1 个月无效，前来就诊。

脉弦涩，双手下陷，左关尺郁脉，舌淡，苔厚白。

我当时的诊断是气滞血瘀湿阻兼气虚。左关尺郁脉，脉弦，这是气郁的表现，结合我刚才讲的慢性盆腔炎就有气郁的症状，我们也该分析到这一点。经期推迟，色暗，小腹胀痛，时有刺痛，腰酸痛，这些是不通则痛，并且以血瘀为主。白带量多，色白无异味，苔厚，说明有津液停聚。脉双手下陷说明气、血、湿都停聚到下焦。所以我认为应该以升阳除湿为主，兼以活血补肾。

我们来看老师的方子：白术 20 克，苍术 10 克，陈皮 10 克，党参 30 克，炙甘草 8 克，柴胡 10 克，白芍 20 克，车前子 15 克，荆芥穗 8 克，山药 25 克，香附 15 克，小茴香 3 克，杜仲 30 克，桑寄生 20 克，川续断 20 克。

此为完带汤加减。完带汤健脾祛湿、疏肝，加香附增强疏肝理气的力量。患者腰部酸痛一方面由于寒湿困于腰间，一方面由于肾虚引起，故老师用杜仲、桑寄生、川续断来补肾固腰、强健筋骨以治本，加上小茴香以温阳理气，去除下焦寒湿。一般带下患者老师用完带汤加减比较多。

今天我的课讲完了，现在有请陈老师给大家分享一下妇科心得，大家欢迎。

大家好，我是来自山东日照的中医师，我叫陈国峰。今天我就给大家分享一下我个人对妇科病的一些理解。

　　我先来说说任脉，任脉起于胞中，包围着女性的子宫和软组织部位，直线上升，经肚脐的神阙穴到腹腔，到咽喉，到承浆穴，连接脉络，绕嘴唇一圈。任脉属于阴脉之海，连接着人体的手三阴、足三阴，也就是六条正阴经：心经、心包经、肝经、肺经、脾经、肾经。任脉长于胞中，御五脏，循环全身。当一个人气血亏了，气血循环不畅，任脉不通，就会导致五脏六腑功能慢慢下降。心火旺的人就会舌尖上长芒刺、溃疡。心理压力大的人眉心会长痘痘。影响肝功能后，眼睛开始干涩、看不清、痒痒、老花眼等。所以当你的眼睛不舒服的时候，你就应该明白肝功能开始下降了，要注意调理和爱护肝了。影响脾功能后，皮肤松弛，没有弹性，严重者造成脏腑下垂，功能下降。脾功能下降的人会影响胃，造成脾胃失调。影响肺功能后，容易得咽喉炎、鼻炎、鼻窦炎或过敏性鼻炎，肺有问题的人额头上长斑，然后哮喘、干咳，免疫力下降，易感冒。宫颈糜烂的人，嘴唇一圈会长斑。宫寒的人下巴爱长痘痘。便秘年久的人腮部长斑。内分泌失调的人发迹线周围长痘痘。这一系列不舒服的症状表明我们的五脏功能下降了，但大家注意这些都和任脉有关。

　　其次我要说的是冲脉。冲脉出于胞中，放射两边，包围着女性的卵巢和软组织部位，从两侧上行于乳房，到咽喉，环绕唇口，到两颊，到头顶。冲脉上冲头顶，下达四肢，统领全身气血，称血海。当冲脉不通，气血循环不畅，这个人手脚冰凉，到中年后怕冷，到老年以后就手脚麻木发僵，活动不自如。坐月子、做人流受寒的人，后期易出现偏头痛，严重者半身麻木。卵巢功能下降，易得乳腺小叶增生。当子宫和卵巢有问题时，顺着冲脉上行的气血是有问题的，易在乳根部位形成堵塞。卵巢有炎症、囊肿的人，脸部长斑。所以说脸是女性健康的一面镜子，也是五脏六腑、子宫、卵巢的一面镜子。

　　再次，大家要知道督脉。督脉出于胞中，由会阴历长强，循背里行至大椎穴，上到风府，入于脑与任脉会合。任督二脉就像一条绳索一样绕着人的身体转一圈。督脉属于阳脉之海，连接我们的手三阳、足三阳，也就是六条正阳经：胆经、胃经、小肠经、大肠经、膀胱经、三焦经。督脉出于胞中，与人体六腑相连，循环全身。当督脉不通，气血循环不畅，就造成六腑功能慢慢下降。盆腔炎刚开始是腹部下坠，附件区有点痛，时间长了腹痛、腰痛，这个时候盆腔炎也就严重了。督脉不通，气血循环不畅，颈椎有点发僵，时间长了就颈椎痛，严重者有肩周炎。这一系列的症状和督脉不通有关。

　　最后我要说带脉。带脉长于肚脐以下，像一条宽皮带一样围绕着人的腰部一圈，一方面约束着任、冲、督三脉，另一方面我们知道有四对韧带连接着女性的生殖系统，悬挂于盆腔内。而带脉对维持这四对韧带的平衡有重要作用。

　　当人带脉不通，气血亏虚严重到四对韧带不平衡的时候，就会出现子宫前位或子宫后位，气血亏得严重了，四对韧带都没有弹性了，这个女人的子宫也就下垂了，还连带着胃下垂，皮肤下垂，眼睛下垂变成三角眼了，八字沟明显了，双下巴也明显了，这样的女性子宫下垂Ⅱ度左右。特别是闭经后的女性，症状会更多，子宫下垂，前面压迫膀胱，尿频尿急，起夜好几次，后面压迫直肠，就会出现便秘等症状。毒素堆积肠道，长期以往就会进入血液，引起各种血液疾病。最后我要说的一点是，带脉不通，卵巢功能就会下降。而我们知道卵巢分泌的雌激素循环全身，参与身体的脂肪代谢。卵巢功能下降，体型就会发生变化。刚开始是肚子先胖，久而久之全身肥胖。

　　这么看来，很多疾病都是冲、任、督、带的问题，而子宫、卵巢是它们的根系，是它们吸收营养的地方。月经又是它们排毒的通道。所以立足于这个关键治妇科病，有时是事半功倍的。所以我有时候治疗女性疾病时，先去看她有没有妇科问题，若有问题，先调理妇科问题，有时候很多疾病就不攻自破了。可以说妇女的胞宫就像一个开关一样，有时候真的是轻轻一按，可能就有意想不到的起沉疴的效果。

　　好，今天我就讲到这里，谢谢给我这次机会，在任之堂分享心得。感谢诸位。

◎边学边悟

旭浩

　　听完师兄对盆腔炎病机的分析和陈国峰老师的分享，对妇科病的认识更加深刻，关乎气血流通，关乎冲、任、督、带的通调，就像一个城门的开关，那上千斤重的城门你硬闯肯定闯不开，只有找到那个机关，四两便可拨千斤。陈老师带领我们寻到那个机关，便是调冲、任、督、带，使一气周流。

第九节　阳痿

　　前几节课，我们已经把妇科的几种常见病讲完了。今天开始我们讲几个男科的病。我们的课，从7月初开始，陆陆续续讲了有2个月了，现在基本上也快结束了。

今天我在这里对大家表示感谢，感谢大家能耐着性子听我讲课，感谢大家对我的支持与鼓励。我从讲课、备课中学到了很多知识，并且在课下与同学交流时也学到了很多，真的是教学相长。在此我也希望同学们听了这么长时间的课也能有所得。我希望下面一段时间的课，同学们能更有所得，最后我们可以圆满结课，谢谢大家。

好，我们开始上课，今天我们要讲一常见男科疾病——阳痿。

首先，同学们要知道什么是阳痿？阳痿者，即男性阴茎不举，或者举而不坚，难以进行正常的夫妻生活。阴茎，古人称为宗筋，宗筋与肝、胃、肾有着密切的关系。我们下面来具体分析一下为什么它和肝、胃、肾有密切的关系。

肝主筋，《内经》说：肝脉"循股阴，入毛中，环阴器"，其筋"结于阴器"。意思就是肝的经脉主管阴器，也就是阴茎；肝藏血，具有贮藏、调节血液的功能；肝主疏泄，喜条达，具有调畅气机和情志的作用。正因为肝有主筋、藏血、主疏泄这三个功能，所以当肝的生理功能正常，也就是肝血充足，疏泄条达，经气通畅，这时宗筋才得以濡养，阴茎才能正常勃起。

我们接着讲肾。《内经》认为"肾藏精""肾者，作强之官，技巧出焉。"这就说明了肾精是诸脏精之本。肾精肾气关系到人体生殖功能。肾精充足，肾气充盈，则勃起正常。如果纵欲过度，肾精亏虚，命门火衰，精气虚冷，轻者没有晨勃现象，重者则宗筋弛纵，出现阳痿现象。所谓精盛则阳强，精衰则阳痿，说明了肾精亏损是导致阳痿的重要原因。

《内经》云："阳明者，五脏六腑之海，主润宗筋。"可以看出阳明虚则宗筋纵，因为胃为水谷之海，纳食不旺，脾胃虚弱，后天不能滋补先天，胃气不能助养肾气，则肾中精气虚，而致阳痿。

综上所述，阴茎为宗筋，为人体之大筋，大筋弛纵责之于肝、脾胃、肾，所以治疗阳痿以虚实为纲，从肝、脾胃、肾入手。

◎肾虚

肾虚阳痿患者大都有恣情纵欲、屡犯手淫的情况，会引起阳精亏损，继而命门火衰，阳事不举。此种阳痿患者切忌一味壮阳，恣用阳起石、淫羊藿、肉桂、附子、海马、仙茅等大补肾阳之药。因为大多数肾虚阳痿患者除了肾气不足的问题外，还存在肾精大量流失的问题，所谓精盛则阳强，精衰则阳痿，肾精亏损是导致阳痿的重要原因。晚清医家周菱生认为："生殖器海绵体，非血壮不得举。其举也，血力尽灌注于此。……是则治痿症不可不大补阴血也，专补阳火无济也。"

另外，大多数青壮年阳痿患者，在正规治疗之前，大概觉得阳痿是隐曲之事，不好意思去医院治疗，加上现在的药房壮阳药品选购方便，都自行服用过壮阳之品，或短期有效，再服用则效弱甚至无效，或者服用壮阳药后阳痿反有加重。这种情况是由于壮阳之品多为温燥之药，阳痿患者肆意服用就像饮鸩止渴，只会加速耗散其精，使得肾精进一步损耗殆尽。

所以治疗肾虚阳痿，除了壮阳补肾之外，还需注重滋养阴精，且滋养阴精之品要多于壮阳之药。就像煤油灯快熄灭了，要往灯里添加足够的煤油才能点亮煤油灯。补肾精的药多于壮阳药，既符合肾的生理机制，又能使得阴精在逐渐填补的过程中，不因温阳过盛而耗散过多。

肾虚症状常见的有精神困倦，黑眼圈明显，腰膝酸痛，两尺脉重按无力或者浮大，有房劳过度、纵欲史。处方可用斑龙丸（鹿角胶、鹿角霜、熟地黄、菟丝子、柏子仁）、聚精丸（鱼鳔胶、沙苑子）、茸珠丸（鹿茸、鹿角胶、鹿角霜、阳起石、附子、当归、熟地黄、朱砂、肉苁蓉、酸枣仁、柏子仁、黄芪）加减。这些方剂都是以肾精不足为根据的。然后我们要再分一下肾阴、肾阳。偏阴虚阳旺患者一般勃起比较快，但是持续时间短，并且右手尺脉稍显虚大，这时要在上方中酌加补阴降虚火之药，如二至丸、知母、黄柏。若是以肾阳不足为主，患者表现多为始终不能勃起，就可以持续用上方。再次强调不要一味用壮阳补阳药，善补阳者要阴中求阳。

◎肝郁气滞

临床还多见烦躁易怒，心烦失眠，太息嗳逆，每于情志不畅时明显加重，齿痕舌，脉弦，双关郁滞。治法当以疏肝解郁、调畅气机为先。方用柴胡疏肝散加香附、郁金、百合、珍珠母、生麦芽、刺蒺藜等。

肝木性条达，主疏泄，具有调节气机和情志的作用。肝的生理功能正常，疏泄条达，精神愉快，有利于性兴奋和阴茎的正常勃起。反之肝郁气滞，思虑过度，情志不舒，久失条达，进而就会影响宗筋通畅，致使性功能减退，出现阳痿，影响正常射精。这类患者的辨证，更多的是感受他的气场，这个我之前讲过，是一种很郁的气，感觉像是阴天一样，脉也是比较沉、比较紧，按照五行脉基本上是少木火。这种患者，大夫一定要注意开导，大多数患者可能因此病引起家庭不和，心理压力大，郁郁寡欢。有时候单靠药物调整，效果不是很显著，必须加以心理疏导，并且劝告他要加强户外运动，有助于情绪的调整。

◎湿热内阻

湿热阻滞，筋脉失养，宗筋为湿热所伤，弛纵不收，导致阳痿。即《内经》所说的"湿热不攘，大筋软短，小筋弛长，软短为拘，弛长为痿"。

湿热阳痿临床上并不少见，症见身重，精神困顿，小便黄短，大便黏腻，阴囊潮湿，平素嗜酒贪杯，舌苔黄腻，脉粗弦涩，按之有力。这种阳痿，重点在于湿热内蕴，阻滞经络，法当清利湿热，疏通三焦，通阳以起痿。肝胆湿热一般左关偏大，舌苔偏黄，方用龙胆泻肝汤合四妙散加减。脾胃痰湿内阻一般浑身感到沉困，没精神，右关濡大，舌苔白厚，方用四妙散合胃苓散进退。

这种类型的阳痿往往容易误治，因为大多数医生一看到阳痿，条件反射就认为是肾虚，所以往往会大量进补，从而导致湿热越来越重。实际上，区分这两种证型还是很简单的。肾虚一般尺部沉而无力，而湿热阳痿关尺部的脉一般粗大有力。

我刚才所讲的是阳痿的基本证型划分，临床上我们要辨证论治。接下来我要说几点特别需要注意的。

第一点，宗筋勃起除了需要肾气为之作强，还需要阳明津气为之养荣，《内经》有"治痿独取阳明"之说，所以我们治疗阳痿时可以酌加几味通补阳明之品，以鼓舞阳明津气，尤其是有较明显阴亏证时，如症见食欲减退、舌红质干、苔少、间有裂纹等，可加重补养阳明津气之品，如葛根、石斛、沙参、玉竹等。

第二点，我想强调的是阳痿的发生与心神不调也有密切关系。因为心主血，心藏神，心主神明，主宰着人的精神活动，对人的性行为和性功能都有调节作用。临床上因精神紧张、思想包袱重引起的阳痿也不少见，有的因为几次不理想的性生活，形成了恐惧心理；有的害怕自己的性能力不足，难以让配偶满意而产生心理压力等，都可以导致阳痿。对于这种因心理障碍而引起的阳痿，医生需要尽力开导患者，以愉悦的心情、健康的心态对待房事。最重要的是伴侣要多鼓励丈夫，让丈夫尽可能在房事上放松，而不要打击讽刺，这样才会加速疾病好转。同时在用药上酌加一些安神定志的药物，如合欢皮、茯神、五味子等。这样从精神和药物两方面一起努力，才能事半功倍，取得较好的远期疗效。

好，下面我们来看一下老师的医案。

医案举隅

张某，男，43岁，湖北人。左中郁，右上越，弦濡，脉搏跳动有力。舌质红，齿痕，苔黄腻。

反复前额头痛20年，医院检查未发现异常，平素精神倦怠，记忆力差，眠差易醒，纳差，无食欲，小便黄少，阴囊潮湿，阳痿8年，头汗多。

我的诊断是肝郁脾滞，湿热内阻阳明。从脉象分析，左手脉关部郁滞表明肝胆气郁，气机壅滞在中焦，阳气无法升达于上，木不升火，心脏无法得到肝血的供养，故患者精神倦怠，记忆力减退，眠差易醒。右上脉上越，为肺胃之气不降，脉弦濡有力，初步诊断为湿热熏蒸于内；前额部反复头痛已达20年，前额为阳明经循行部位，中医认为前额部及眉棱骨痛多责之阳明经；纳差，无食欲，为湿热内阻脾胃，中焦气机运化失司所致；小便黄少，阴囊潮湿，为湿热下注，弥漫下焦；头汗多，为湿热蕴蒸于上，机体通过排汗来泻热。阳痿，同样是由湿热内蕴、阻滞气机引起，《内经》曰："治痿独取阳明"，说明阳明湿热是引起痿证的重要原因。阳痿影响夫妻感情，思想负担较重，又进一步影响患者情志，从而加重了肝郁，使得左关部脉郁滞以及舌尖边齿痕明显。

结合舌象，舌质红、苔黄腻意味着患者阴分有热，湿热内盛，齿痕舌是肝郁的明证。综上分析，主要矛盾集中在中焦阳明经，主要的病理因素为湿热熏蒸于内，病机可以概括为肝郁脾滞，湿热内阻阳明。

老师的处方：生甘草8克，防风30克，石膏15克，栀子6克，藿香10克，草果8克，知母10克，厚朴15克，柴胡10克，黄芩15克，芦根10克，鸡矢藤50克，木香30克，山楂50克，党参20克。

老师的处方以泻黄散加藿香、草果、知母、厚朴泻脾胃湿热；用柴胡、黄芩调肝舒畅气机；用鸡矢藤、木香、山楂排出积滞邪气。治法是疏肝气，祛湿邪食积，透郁热，把阻滞体内的浊邪湿热排出体外，邪去则正复，这样肝气畅达，腑气通顺，阳明经正常濡养宗筋，患者阳痿症状自可迅速得到缓解。

好，今天的课，我们就讲到这里。

◎边学边悟

旭浩

有的人一见阳痿就用各种大补肾阳的药，殊不知即使真的是肾阳不足，也容易一下就把火扑灭了。善补阳者必于阴中求阳，生火还要不忘常添油。一般到肾亏这种程度都已经阴阳两虚，所以不可以单补阳，温燥之品必将使肾精耗伤更甚。就像金匮肾气丸，虽然是补肾阳的药，但其中补肾阴的药占了主导，补肾阳也只有桂枝和附子两味，意取慢慢培火。

第十节　遗精

什么是遗精？肾为封藏之本，受五脏六腑之精而藏之，正常情况下肾精是不会外泄的。只有精关不固才会致使精液外泄，发生遗精。当然我说的"正常情况"是指没有进行性交的时候。

遗精一症，虽然分有梦而遗与无梦而泄，但总是离不开精关不固这个基本病机的，而引起精关不固的原因有很多，我来一一给大家剖析。

一个是肾精的收藏在肾，肾脏出现了问题。肾气非常虚弱，肾中的阳气无法固摄阴精，就会引起遗精；肾阳浮越在外，不能潜藏，肾精失去了肾阳的固摄，也会引起遗精；最后是患者手淫次数较多，而且经常憋精不射，使得败精浊精内阻在精窍，精窍不利，身体把这些浊精败精当作废物垃圾，就会做出排泄的反应，同样也会引起遗精。

另一个，我们知道，脾为后天之本，精的生化离不开脾，脾主运化，然后把精微物质疏布到我们的身体，其中最精微的物质会下归于肾，成为肾中所藏的精髓。如果脾失健运，脾气下陷，导致脾精下流，就会出现遗精的情况，这点和女子脾虚引起白带是一样的道理。当然也有经常吃肥甘厚腻的食物，饮食不节，嗜酒贪杯，无形中给脾胃带来过多的负担，久而久之，脾胃就会堆积很多不必要的痰湿，这些痰湿下扰精室，就会迫精外出引起遗精。

第三点，我们一定要知道精的疏泄是和肝有关的，肝的属性我们都知道，肝木喜条达而恶抑郁，肝气升发无碍，全身气机就畅达，而且肝气疏泄条达可以促使肾气封藏有度，使男子排精通畅。如果长期肝气不畅，没有疏泄的出口，就会愈郁愈逆，而越郁越想条达，所谓哪里有压迫哪里就有反抗，更何况是将军之官的肝了，这句话用在这里就再贴切不过了。气机正常向上的疏泄通道被阻，就只能向下疏泄了，这就会引起遗精的症状，这是我们要知道的。

最后，精之主持在心，心为君主之官，主明则十二官安，心主欲望，所以性欲的萌动，精液的藏泄，自然都听命于心，神安则精固。如果此人劳心太过，整天淫思梦想，导致心火炽盛，君火摇于上不能下交于肾，就会引起遗精。我们知道中医五行的火分为君火和相火，关于君火和相火的区别，简单理解的话，君火就是火，是看得见的光，就像太阳；而相火就是热，是看不见的能量，就像是地热，而地热的根源还是来自于太阳。而且我们知道，除非火山爆发，一般地热都是埋藏在地壳内的。同样的，肝肾内寄着相火，相火因肝血肾精的涵育而守位听命，温煦着下焦，如果君火妄动，天雷勾动地火，相火随而应之，就会影响肾的封藏，就好像太阳黑子大爆发，引起火山爆发一样。所以说君相火的妄动，或者心肝肾阴虚火旺，都可以扰动精室而引起遗精。

总结起来就是，精的收藏在肾，生化之源在脾，疏泄在肝，主持在心。遗精虽然是肾病，但是与心、肝、脾都有关联。而引起遗精的病理因素有虚有实，其中湿热内阻、瘀血阻滞、肝气郁滞、心火炽盛而扰动精室多属实证；肾脏亏虚、浮阳外越、封藏失司而泄精者多属于虚证。临床过程中又以虚实夹杂居多。治疗遗精要以以五脏为基本点，细审病位，有梦而遗多责之于心肝；无梦而泄多责之于脾肾。治疗大致可以分为以下四个证型，分别是肾气不固、痰湿下注、君相火旺、肝郁扰精。

1. 肾气不固型

症见无梦而泄，甚至滑泄不禁，精液清稀而冷，形寒肢冷，头晕目眩，腰膝酸软，夜尿频数，舌淡胖，苔白滑，脉沉细。

这种类型多见于中老年患者。因为中老年本身体质下降，肾阳虚衰，所以有形寒肢冷、腰膝酸软、夜尿频数的症状，因为是阳虚，属寒，故精液清稀而冷。之所以无梦，是因为这里没有火气的扰动，火易扰动心神。

治法当宜补肾固精。方用桑螵蛸散（桑螵蛸、党参、茯苓、龙骨、龟甲、石菖蒲、远志、当归）和金锁固精汤（芡实、莲须、龙骨、沙苑子、牡蛎）进退，可以酌加五味子、覆盆子、刺猬皮、益智仁等补肾固肾的药物。

2. 痰湿下注型

痰湿内阻，扰动精室而引起遗精的，其病多在肝脾。实证多责之肝，肝胆湿热。症状见小便黄短，有灼热感，口苦、口黏、口臭，阴囊潮湿，且有异味，舌质红，苔黄腻，脉弦滑有力。虚证多责之脾，脾胃运化失司，脾湿下流，迫精外出。症见纳差食少，舌苔白腻，气短头晕，阴囊潮湿，但无异味。这种病人是脾虚不化湿，湿气郁积在下焦，没有出路，所以就会循精道而泄。老师临床所见，这种病人一般所泄的精液大多是清稀状的，不是黏稠状的，并且多有很长的病史。像这种患者，应该劝其心安，因为溢出来的液体并不都是精液，大多是湿气水饮。如果是精液的话，这样长时间的频繁遗精身体早就吃不消了，所以把这个道理分析给患者，让患者扔掉不必要的思想包袱是很重要的。

肝胆湿热，扰动精室，方用龙胆泻肝汤合萆薢分清饮进退；脾虚、痰湿下注的当升脾阳，健脾气，化痰湿，方用苍白二陈汤加冬瓜子、升麻，燥湿健脾祛痰，升阳泻火，或者用傅青主的完带汤加减。

3. 君相火旺型

症见眠浅多梦，梦则遗精，阳事亦举，心中烦热，头晕目眩，口苦口干，小便黄短，舌红，苔薄黄，脉弦数。

这里说一下，虽是做梦遗精，也有区别。一般心火扰动阳神，没有扰动肝魂，多为乱梦纷扰，因心藏神，为阳中之阳，故扰动心神多做杂乱之梦。肝藏魂，邪气犯于肝魂，则多为交合之梦，因为肝经循行经过阴器，下腹腔的疾病大多与肝经有密切联系，所以邪气客于肝经，肝魂不安妄梦者，多有交合之梦。也就是说，患者诉做梦遗精时，需要问明是否为交合之梦，交合之梦多有痰湿热邪客于肝经，使得肝魂不安，这时我们的治法多要从肝上着眼。

君火炽盛，不能下济肾水者，方用茯神汤（茯神、远志、酸枣仁、石菖蒲、党参、茯苓、黄连、生地黄、当归、炙甘草、莲子）合交泰丸加减。肝火偏旺者加龙胆草、夏枯草、白头翁；心中烦热者加栀子、淡豆豉；遗精时间较久，已有虚象者，加桑螵蛸、山茱萸、芡实等健脾固肾之药。

4. 肝郁扰精型

此种类型的遗精患者多为青壮年，思欲不遂，长久郁滞，郁火扰心以致遗精，患者脉多有弦象，左部关脉和尺脉会特别明显，症多见胸胁胀闷不适，郁郁寡欢，情志郁结日久必然会影响消化系统，所以患者多有胃口差、不欲饮食、食后胃胀等。这种情况忌用止涩方药，用后只会愈涩愈遗。治法应当安神定志，解郁疏肝。方用四逆散加减，酌加刺蒺藜、香附等疏解郁火之药。药用柴胡、枳实、白芍、钩藤、降香、郁金、茯神、薏苡仁、牡丹皮、桃仁等。

像这种遗精病人，心理包袱很重，这样只会加重病情，我们一方面要在心理上开导他，另一方面要在行动上引导患者，把心思放宁静些，少一点欲望，少想病，分散一下注意力到别处，多参加户外活动，形成良好的作息习惯，才能事半功倍。

不然仅仅是药物治疗是很有局限性的，长期效果也不明显。

下面我们来学习老师的医案。

医案举隅

孔某，男，22岁。体瘦长。双手脉下陷，脉弦细，舌质偏红，苔白厚。

遗精4个月，1个月5~6次，气虚乏力，冬天畏寒，睡眠多梦。

这个病案我们来分析一下。双手脉下陷，脉弦说明气机郁滞，并且都郁到了下焦。脉细意味着体内阴分不足。苔白厚，说明体内湿气很重。舌质偏红，说明体内有火，有可能是湿郁化火，也有可能是阴虚导致虚火上炎。气虚乏力，冬天畏寒，这明显是脾肾阳虚的证候。多梦，说明有气机内郁扰心。那么引起这个患者遗精的原因是什么呢？这个患者偏于我们上面讲的脾胃虚弱、脾湿下流、迫精外出而引起的遗精。所以治法当以健脾利湿为主，稍佐以收涩固肾、祛痰安神之品。

我们来看老师的方子：炒薏苡仁30克，党参30克，白芍50克，山药50克，生白术40克，丝瓜络20克，远志10克，茯神30克，金樱子15克。

老师主要是以健脾利湿为主，安神涩精为辅。用炒薏苡仁、丝瓜络把湿气去掉，重用党参、生白术、山药健脾胃、补脾精。舌尖红，用远志、茯神可以安心神、祛痰浊、降心火。重用白芍，补阴兼散阴结。炒薏苡仁、白芍、生白术、山药是老师治疗脾虚遗精的经验用药。

再看另一个医案。

龚某，男，40岁。双手脉下陷，双关郁，舌体胖大，齿痕舌，苔白厚腻。

双腿膝盖无力半年，口苦、咽干、口臭、胃痛3年，时有干呕，大便日3~5次，量少，小便黄，乏力头晕，眠差，阴囊潮湿，遗精。有过敏性鼻炎史。

这个我当时诊断是湿阻中下焦，清气不升。下陷脉、双关郁可以推断中下焦有郁滞；舌胖大、齿痕、苔白厚腻说明湿气重；口苦、咽干、口臭、胃痛3年，时有干呕，大便日3~5次，量少，可以知道中焦气机不畅；乏力头晕，眠差，过敏性鼻炎，都是清阳不升的表现；阴囊潮湿，遗精，可以知道下焦有湿气。所以整体来看，湿阻中下焦、清气不升为现在的主要矛盾。

羌活5克，防风10克，升麻8克，葛根30克，当归15克，白术10克，苍术10克，党参30克，黄芩15克，茵陈10克，知母10克，苦参8克，猪苓10克，泽泻10克，黄柏10克，炙甘草8克，忍冬藤30克。

这个是老师常用的当归拈痛汤，主要是升清阳、除湿气。羌活、防风、升麻、葛根升阳除湿；白术、苍术、党参健脾化湿；茵陈、猪苓、泽泻利湿；当归养血；黄芩、知母清热。湿去气顺，邪去则正复，身体的气机得到了恢复，圆运动正常，则诸症消失。

好，今天就讲到这里。下课！

◎ *边学边悟*

旭浩

遗精，原来有时流的不是精，是人体内的湿气，大多是清稀的，并非黏稠的。这就是有人见遗精就治肾，效果一直不好的原因，没有好好辨证。遗精不单单是肾的问题，与心、肝、脾息息相关，有虚有实，需要细心分辨。师兄总结得很好，精生化之源在脾，收藏在肾，疏泄在肝，主持在心。

第十一节 前列腺炎

今天我接着讲现在很常见的男科疾病——前列腺炎。来任之堂看这类病的人也很多。一般中老年男性易得此病，且随年龄的增加而患病率增加。这一方面可能和身体随年龄老化有关系，另一方面可能和现代人的生活习惯有关系，工作时坐着的时间多，喜欢吃一些香、辣、腻的食物，也不怎么运动。

前列腺炎的临床表现：排尿快结束时或者大便努争时尿道口有白色黏物溢出，沾在内衣上会留下白色的垢迹，伴有少腹、睾丸、会阴部的胀痛和不适，也可见尿道刺痛或痒等症状。前列腺炎所表现的症状，中医归属于精浊范畴。

在这里要与淋证相鉴别。淋证也有尿道不适感，膏淋也会有类似的分泌物，包括少腹、会阴的不适，这些都很相像。它们的区别在于淋证出自于膀胱，由尿道排出，或为膏或有血，与尿液一同排出；而前列腺炎的分泌物是浊精败精，色白质黏稠，出自于精窍，大都是在尿液排尽后或者大便用力时经尿道溢出。古人认为，肾分为两个窍，一个是溺窍，也就是我们现在理解的储存尿液的膀胱及一整套的排尿系统；一个是精窍，应该是指前列腺、精囊腺等组织器官，而精液和前列腺的分泌物最后还是要流入尿道，经尿道排出。

前列腺炎的发生大多与湿热郁结下焦有关，开始时多是实证，病情拖久了就会由实转虚，虚实夹杂。湿邪属于黏腻难除的邪气，与热互结，如油入面，难分难解，加之病久就会入络，伴有血瘀，就更加缠绵难愈了。另一方面病位在下焦，药力难以到达病变部位，也是难以治愈的原因之一。所以通常需要结合外洗外敷的方法来加强疗效。

我们先看急性前列腺炎的治疗。急性前列腺炎或者慢性前列腺炎急性发作，大多属于湿热邪毒互结。患者大多年纪轻，病程短，或有包皮炎、龟头炎、尿道炎、睾丸炎等病史。症状可见小便黄少，混浊或有沉淀，尿频、尿急、尿痛，尿道有灼热感，尿末滴白，量较多，伴有大便干结，便秘，腰部疼痛，前列腺肿胀，疼痛拒按，口干口苦，舌苔黄腻厚，脉滑数有力。

一般通过舌脉就可以推断出是有湿热的病机。小便的各种不适感可以诊断出是下焦湿热瘀堵，肿胀疼痛是气滞血瘀。所以治法宜清热利湿为主，辅以活血解毒。处方可用施汉章老中医的经验方：败酱草、蒲公英、虎杖、黄柏、薏苡仁、萆薢、石菖蒲、石韦、木通、赤芍、王不留行。

湿热较盛，排尿疼痛，加龙葵、白茅根、淡竹叶、灯心草、滑石；湿重者去黄柏，加茯苓、泽泻，加强利湿的作用；小便滴白者加益智仁、乌药；疼痛明显者加重活血药，如乳香、没药、徐长卿；尿道发痒加白鲜皮。

当发展为慢性前列腺炎，湿热已经不是主要矛盾，病情迁延日久，久病入络，就会常伴有气滞血瘀、脾肾虚衰等病机。临床表现也会发生变化，主要症状有会阴部疼痛，痛引阴茎、睾丸、少腹、下腰部或腹股沟部不适，尿后滴白黏物，前列腺质地较硬，有结节。脾肾虚衰的患者常见神疲乏力，会阴部坠胀，阴囊潮湿，排便无力，腰膝酸软等临床表现，上述症状会在劳累后加重，伴有性功能低下。舌淡苔白厚，脉涩软无力。治宜健脾益肾为主，利湿化瘀为辅。方用房芝萱老中医的经验方：枸杞子、菟丝子、山药、山茱萸、芡实、泽泻、萹蓄、牛膝、车前子、六一散、猪苓、茯苓、当归尾、赤芍。

腰痛者加杜仲、桑寄生、川续断、狗脊；四肢倦怠明显者加黄芪、党参；肛门潮湿者加茯苓皮、炒苍术、炒薏苡仁；附睾硬结伴疼痛者加小茴香、橘核、荔枝核；尿出不畅者加琥珀粉；瘀血明显加红藤、王不留行。为巩固疗效可以辨证酌服补中益气丸、肾气丸、知柏地黄丸等中成药。

基本辨证就这两个。这里我想强调一点，这种病比较缠绵难愈，尤其是慢性前列腺炎，所以在此基础上我们可以配合外洗坐浴，加强疗效。因为有时药物确实难以到达病位，我们用外治法来清热祛湿、活血化瘀，效果是会加强的。

常用外洗方：苦参15~30克，龙胆草10~20克，黄芩15~30克，黄柏15~30克，乳香10~20克，没药10~20克。煎煮后，患者坐于汤药中，一天2次，一次大约30分钟。

治疗前列腺炎，无论何种类型，外洗坐药对改善局部血液循环，促进炎症吸收，缓解临床症状都有一定的帮助。这里需要注意的是，外洗坐药对血精症患者是不适宜的，会加重血精症患者的症状，因为血得热则行。还有男子不育症患者也是不适合外部熏洗的，因为局部加温会影响睾丸生精及精子活力。

下面我们来看老师的医案。

医案举隅

郝某，男，26岁。尿频、尿急、尿不尽，下腹憋胀6年，平素手心容易发热。

双手脉下陷，脉弦濡，舌根苔腻燥，舌下络瘀。

我当时初步诊断湿阻阳郁化热，伴有瘀滞。下陷意味整体的气机都郁在中下焦，不能升达于上。脉弦濡，一方面表明气机壅滞不通畅，一方面表明引起气机不畅的原因在于湿气阻滞，导致机体的气机流通不畅。舌根苔腻，说明湿气内阻于下焦。舌质燥表明气郁于下已有化热的趋势。舌下络瘀滞说明气郁已经进一步影响到了血分，有气滞血瘀之象。综上所述，基本病机可以概括为湿阻阳郁化热，伴有瘀滞。法当通阳化湿，祛瘀滞，以调畅气机。此病上虚下实，祛邪当兼顾上焦正气。

老师处方：白芍50克，冬瓜子20克，白术30克，薏苡仁40克，小茴香10克，艾叶5克，苦参5克，大黄10克，威灵仙15克，红参须20克。

老师重用白芍破阴结，通脾络；冬瓜子、白术、薏苡仁健脾祛湿，升脾阳；小茴香通阳理气，温散下焦壅滞之气机；艾叶、苦参、大黄寒热搭配，辛开苦降，祛积滞，通络散结，合白芍破阴结，加强通络祛瘀滞之功；红参须补心气，养心血，振心阳，祛邪不忘安心神，心为君主之官，主明则十二官安也。

我们接着看下一个医案。

陈某，男，34岁。会阴胀痛，小便无力，尿末滴白，西医诊断为前列腺炎。

两手脉下陷，弦滑数，舌质红，苔白黄厚，舌下络瘀滞。

会阴胀痛，不通则痛，胀则多为气滞，气滞则气不畅，气不畅则排尿亦不畅，故排尿无力。从脉象上看，滑数意味着有痰有热，弦则表明气机不畅。结合舌象，质红为阴分血分有热，苔厚色黄白兼有，表明体内湿热胶着。舌下络瘀，有瘀血内阻之象也。综上所述，病机概括为痰热内阻，气滞血瘀。治宜清热化痰，理气化瘀。

老师处方：炒薏苡仁50克，冬瓜子20克，苍术12克，黄柏10克，土茯苓25克，枳壳15克，桔梗15克，木香40克，红参须20克，银杏叶20克，红景天20克。

炒薏苡仁、冬瓜子健脾利湿升阳，是老师治疗前列腺的经验药对；苍术、黄柏为二妙散，清热祛湿；土茯苓清热解毒，祛除下焦湿热；枳壳、桔梗、木香，为胸三药，理气，顺通全身气机；红参须、银杏叶、红景天，为心三药。这是下病上治。排尿无力，一方面可以归结为气滞，故老师重用木香等理气之药，疏通气机；另一方面是由于正气不足，尿道无力推动所致，重用理气之药，恐有耗气之嫌，心三药可以护住心气以制耗气之弊也。蒲黄是针对下焦血瘀而设，蒲黄一药祛瘀而不伤阴，故阴分有热且有瘀血之证尤为合宜。

前列腺炎就讲到这里。我和大家再说一下前列腺炎和前列腺增生的区别。

前列腺增生是以排尿困难或者是点滴不出为主要临床表现。查体会发现前列腺肥大。中医称之为"癃闭"。而我们刚才讲的前列腺炎是以滴白或会阴不适为主要表现，只有急性期的时候才会发生排尿的问题，这是在症状上的区别。

前列腺炎，可以发生于各个年龄段的男性，而前列腺增生大多数发生于60岁以上的男性。可以说，前列腺增生不是一种病，它就像老年骨质疏松一样，是一种退化。所以很多老年男性都有不同程度上的前列腺增生，排尿也肯定没有年轻时有力顺畅，这是很正常的。但是要是出现排尿困难或排不出尿，我们就要治疗了。

一般在急性癃闭阶段，都会找西医先解决排尿问题，来找中医的一般都插有导管或做完导尿手术了。我们依旧按照中医辨证，癃闭属于津液在疏布上出现问题，和肺、脾、肾三脏密切相关。肺为水之上源，肺脉上亢，气不肃降，就会导致水液不能顺利排出，引起排尿困难。脾胃为津液代谢的中枢，按照中医五行讲，土能治水。老人脾胃能力往往下降，脾胃运转能力必然下降。如果癃闭伴有消化不好，脉虚弱无力，是中气不足的表现，这时就可以用健脾补气的方药补运中焦，让中焦大气转动，其气乃散。所以治疗癃闭不要忘了调理脾胃。肾中藏元阳元阴，肾阳乃命门之火，如果火不足，不能蒸腾下焦津液，就会导致排尿出现困难；如果火太旺，真阴受损，同样可导致开阖失司。而老年人通常肾气都是衰退的，很容易影响到肾阴阳的平衡，所以调肾是一个行之有效的方法。

治疗癃闭有个偏方，就是蟋蟀和蝼蛄等份打粉，装胶囊给患者服用。大家遇到癃闭的患者可以用用看。

好，今天就讲到这里，男科的部分我们就结束了。感谢大家。

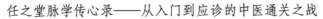
◎边学边悟

丁根立

天若不为地行其风雨，则地亦不为天行其云雾也。山泽以运化而成形，风火以炼形以反气，此无非聚散也。从脉象上的考虑，双寸下陷，犹如阴霾天气，无太阳，天空还雾气弥漫。气聚则成形，在下则成湿，山泽无以运化，故聚而化热，湿热弥漫。在治则上，可以加上些风药、阳药，如心三药，或温脾肾阳药，都可以在临床中灵活运用。风药可化湿，亦可载气上升，在天形成云雾。曾想既然能在下形成湿热，则也必能将其运化，化敌为友，变为正能量。人生有百病，亦有百药以医之。

今天收获很多，学而不思则罔，思而不学则殆。人能常总结，知识终贯通。读书、学习、思考，再读书、学习、思考，反复之反复，很多时候，灵感都是在我们反复思考时突然冒出来的，聚精所以会神使然也。精益求精，一门深入，没有学不会的。我们要不断地学习知识，还要不断地去思考总结，然后才能灵活运用。

第十二节　高血压

同学们，我们开始上课，今天讲一讲高血压。这个病是现在的多发病和常见病，传统中医没有这个病的概念，现代中医一般把高血压归属于眩晕范畴。

首先，我们要了解什么是高血压。高血压是一组以体循环动脉压增高为特征，可伴有心脏、血管、脑和肾等器官功能性或器质性病变的一组临床综合征。未服抗高血压药情况下：收缩压≥140mmHg和（或）舒张压≥90mmHg。

这个概念给我们的提示是什么？我们接诊时除了知道患者血压高外，还应该了解到这个病在一定程度上影响心脏、脑和肾。为什么要注意这个？因为这三个器官都是身体的重要器官，可以说有时候对生命的生死有决定性作用，所以在治疗时，我们虽然用中医的传统辨证，但若是高血压患者有严重并发症，我们就要时刻留意，必要的时候要让患者去医院，待紧急情况缓解，我们再用中医来治疗。我们不应该因为自己是中医，就不建议患者去看西医，这是不可取的，也是没有人文情怀的。我们要知道，个人的经验是有限的，在没有把握的情况下，我们应该以最好的疗效为出发点，而不是争执西医好、中医好。什么医学都有它的优缺点，关键在于人。中医再好，中医人没有学精，那也是枉然，我们应该永远抱有一颗虚心好学之心。因为任何学科的发展都没有终点，只有相对性的更好。时代在进步，科学在发展，我们也要不停地学习、吸收，充实完善自己的观点和技能。

我这个观点是受了老师的启发。记得有夫妻俩来看病，妻子严重贫血，可以说她的脸色见过一次，就再也不会忘记，血色素三点几，把老师也吓了一跳。因为这样的病人是需要住院的。老师就问病史，当得知妻子是因为长期痔疮出血造成的，老师觉得匪夷所思，那么小的病怎么会发展成这样？近乎有生命危险。后来经过询问才知道，原来患者的丈夫是中医爱好者，认为中医能治好这个，不让妻子去医院做手术，一直拖成这种情况。老师了解后很生气，说道："你怎么可以拿自己妻子的生命开玩笑，本来很小的病被你拖延成有生命危险，你这是严重的偏执，这并不能显现出你多么热爱中医，而只能看出你对你妻子的不负责任。只要能救命，中医、西医都是一样的，中医不是像你这样热爱的……"

我听了老师的训话后，感触很深，因为自己原来也一直排斥西医，也标榜自己是一个纯中医。从那以后我一直提醒自己，永远不要自满，永远不要故步自封、永远不要给自己贴标签，一切都要从治病救人出发……

好，我们言归正传，来讲高血压。中医治疗高血压仍以虚实辨证为纲。对于病程日久，虚实夹杂的患者，虽然有实证转虚、虚中夹实这样的复杂表现，但我们仍可根据虚实之纲，权衡两者的主次、轻重、缓急，兼顾治疗。中医讲究辨证论治，纵使是虚实夹杂，我们根据现阶段的主次缓急也能辨证用药治疗，后续处理也是因人、因地、因时、因证调方选药。我们接着分析以下几种类型的高血压。

◎阴虚阳亢型

临床上较为常见的一类高血压是上实下虚，阴虚导致肝阳上亢引起的高血压，症见眩晕目眩，时头项不适，耳鸣，心中烦热，口渴，多梦易惊，小便黄短，大便干结，面色似醉，嘴唇紫暗，舌质较暗，舌苔黄腻，双手脉弦滑有力，脉上越鱼际。可选用的处方有羚羊钩藤汤、天麻钩藤饮，张锡纯的镇肝熄风汤等，治法以平肝息风为主，兼以清热利湿。治法重点不离一个"降"字。趋势向下降的中药很多，天津中医药大学的王士福老中医把用于降压的药物分为四类。

一是石类药，其性重镇，降下的特点是自上向下，如赭石、磁石、生石膏、紫石英之类的。宜用于肝气肝火升腾，有升无降的实热阳亢证。

二是介类药，其味咸寒，具有滋阴潜阳的作用，是自上而下的潜降上越之气机。

例如生牡蛎、龟甲、紫贝齿、珍珠母、石决明之类，适用于肾水不足，阴虚阳亢证。

三是化石类，具有安神镇惊，收敛浮越上亢之气的作用，其性收摄而潜镇，例如龙骨、龙齿之类。适用于浮阳上越，神不守舍，多梦易惊之证，多用于心神不定有关的疾病，不过只有收敛浮阳之功，不能引有形之血下行。

四是草木类，降而缓，没有石、介的重镇之性，但是草木药具有引诸药下行，引气血下行的功效，石、介类药物如果没有草木类药物的引降，协同下行，效果并不明显。例如牛膝、降香、半夏、枳实之类的药物。

以上四类降下类药物，有自上向下沉降的，有自上往下潜降的，有收摄浮越上亢之气的，也有引导诸药下行直达病灶的。

阴虚阳亢的高血压，只用其中一两类降下药，效果并不明显，临床中酌情加入这四类降下药，再配以滋阴、清热、息风之药，疗效显著。

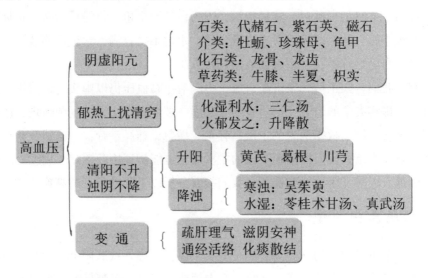

◎郁热上扰清窍型

郁热上扰清窍导致的高血压，症见头面胀痛，身重乏力，烦躁易怒，多梦眠浅，小便涩少，脉沉取滑数有力，舌质偏红，苔白。火郁之脉多沉而有力，此处的沉是气机郁阻于内，不能畅达于外；滑数有力是火热郁伏，躁动不安，欲发于外之象。这里的高血压，头面胀痛，眠浅多梦，都是郁火攻冲引起的。重点掌握脉沉取数疾有力，给人躁动不安之感，舌质偏红，梦多。治疗大法即是"火郁发之"，展布气机，透热外达。有湿热的，即身重乏力，舌苔厚腻的，加芳香化湿、淡渗利水之品，让热随湿去。舒张压较高的，舌下静脉曲张较明显，颜色较暗的，可加重活血药的分量。处方可用升降散（大黄、姜黄、蝉蜕、僵蚕）合三仁汤（杏仁、薏苡仁、白豆蔻、厚朴、通草、滑石、竹叶、半夏）进退。

◎清阳不升、浊阴不降型

此类高血压，症见头目眩晕，心悸多汗，四肢倦怠，周身乏力，面色晦暗，或见下肢微肿，舌质暗淡，舌苔白厚，脉下陷，两寸浮取沉细，关尺部弦紧，亦可见涩象，沉取无力。此种高血压的病机或由于心肺阳气不足，或由于寒浊阻滞，又过服滋阴潜降之药，伤了阳气，导致阳气被抑制于下焦，不能升达，所以症见四肢乏力，心慌心悸。清阳不升，就会导致浊阴不降，表现的症状就会有头晕目眩，头痛，面色晦暗。血压偏高，是机体为了保证足够的清阳能够上达头面，就会升高血管压力，以调动更多的气血到头部，这是机体缓解头晕目眩所做的代偿反应，是身体的自救行为。这种类型的高血压患者服用降压药，症状不仅不会得到缓解，头晕乏力的症状还会加重。所以同为西医的高血压，按中医辨证看来，异同水火，治法上也与肝阳上亢引起的高血压正好相反。《内经》里记载："天明则日月不明，邪害空窍，阳气者闭塞，地气者冒明，云雾不精，则上应白露不下。"说的就是浊阴在上，清阳不升的情况。

治疗上，患者脉寸部沉细的可用葛根、川芎、黄芪补气升阳，寒浊上泛的用吴茱萸汤加减；阳虚水泛的可用真武汤、苓桂术甘汤进退，化水湿，助阳气以消阴翳。

总之，此类高血压重点掌握脉势下陷，平素乏力，舌质暗淡等，此类患者一派阴寒之象，和阴虚阳亢之高血压绝无一致。这类患者，临床上并不少见，我们必须要与肝阳上亢引起的高血压患者分别开来。

好，刚才讲的主要是根据阴阳来总体辨证。在临床中还需要根据病人年龄的不同、体质的差异，知常达变，灵活加减，以应付错综复杂的病情需要。接下来我就讲一讲灵活处理的问题。

第一个变通是疏肝理气。高血压多少都和七情所伤密切相关，很多患者都有血压随着肝气的郁结、情志的波动而升高的情况，所以高血压患者，脉弦者，尤其左关脉弦硬，没有柔和之象的，酌情加入香附、郁金、薄荷、玫瑰花、生麦芽、川楝子等疏肝解郁之品，是非常有必要的，这样既能顺遂肝木之性，又可消除胸胁胀闷、太息、呃逆、矢气等兼症。

第二个变通是滋阴安神。高血压兼有肝肾阴虚，虚火上冲，内扰心神，或肾阴不足，心神失养，伴有心悸心慌，眠浅不寐，乱梦纷扰等神志不安症状的，可酌加莲子、首乌藤、合欢皮、酸枣仁、柏子仁等养心安神之品。这个就类似于我前边所讲的"神"的用法。

第三个变通是通经活络。高血压病程较久，络脉瘀阻，症见肢体麻木，关节活动不利的，可根据经络阻滞的轻重程度及引起经络阻滞的病理产物的不同有针对性的选取药物。

一是选用藤类药物，藤类药物都具有通络的特点，如鸡血藤养血通络，补气血；忍冬藤清透通络，清热而不伤胃气；还有青风藤、海风藤、络石藤等药都可灵活选用，藤类药物通络化瘀，且性质平和，适合长期使用。

二是兼有血瘀症状的，舌质紫暗，舌下静脉曲张明显，青紫的，可用桃仁、丹参、赤芍、山楂、地龙、水蛭等活血通经之品，以畅血行。当然需要注意的是此类药不可长期服用，只可暂用，等到舌质恢复正常，舌下络脉扩张不明显了，就要停止使用，或者在处方中酌加一些补气之品，以免伤了正气。

第四个变通是化痰散结。高血压患者伴有痰湿，风痰上扰清窍的，或脾虚湿盛，不能腐熟水谷转化为精微物质，留滞体内，成为痰饮，症见恶心呕吐，时唾痰涎，舌苔厚腻，脉滑者，可以根据痰湿的寒热酌加化痰祛湿之药。热痰者，可以用全瓜蒌、贝母、天竺黄、胆南星、生姜汁、竹沥水清热化痰，宽胸散结。属于痰湿内生，上蒙清窍者，可用枳实薤白桂枝汤合二陈汤等药。

最后和大家谈一下高血压"反跳"现象。高血压"反跳"是指治疗初期血压得到了一定程度的控制和下降，治疗一段时间后，血压控制效果不明显，甚至出现了血压增高，波动较大，持续不降的临床现象。引起高血压反跳的病因病机很多。

一是我们需要反思前期治法用药的得失，例如在肝火炽盛或肝阳上亢引起的高血压中过多使用了清泻肝火、重镇平肝药，其苦寒清降、重镇之性有悖于肝木升达疏泄的生理特点，使得肝气愈郁愈逆，血压出现较大的波动，出现反跳现象。

二是需要劝解患者保持良好的情绪状态，切忌情绪出现太大的波动和起伏，另外要养成合理的饮食作息习惯，暴饮暴食、熬夜都是要尽量避免的。

好，今天的基础知识我们就讲到这里，下面我们来看老师的医案。

医案一

曾某，女，52岁，十堰人。最近两天头晕目眩，不能站立，头重脚轻，行步欲倒，现走路需要旁人搀扶，血压为 160/90mmHg。

双手脉上越，脉性粗弦涩，舌质淡，苔白厚，舌体干瘦，尖边齿痕。

我们来分析一下这个案例。脉粗涩，苔白厚，说明患者体内水湿很重；脉势上越，意味着水湿上泛，扰乱清窍，就会有头晕目眩的症状；而舌体干瘦给我们一个很重要的提示，就是患者存在着阴分不足的病机，所以用药上一定要注意固护阴分。大多数利湿的药物都有伤阴的弊端。

综合分析，这个患者的病机就是湿浊上扰清窍，水不涵木，阴分不足。所以我当时给出的治法就是以降气利湿为主，敛阴潜阳为辅。

下面我们看老师的处方：天麻 20 克，钩藤 15 克，石决明 30 克，杜仲 30 克，川牛膝 20 克，桑寄生 50 克，栀子 6 克，黄芩 10 克，益母草 15 克，茯神 30 克，首乌藤 30 克，茵陈 6 克，菊花 10 克。

老师用的是天麻钩藤饮加减。此方我们之前做过详细分析，主要用于肝肾亏虚、肝阳上亢引起的高血压，诸药含有平肝风、潜肝阳、清肝火、补肝肾、安心神等思路。老师认为这个患者的高血压还是要以补肝肾、敛阴潜阳为主，降气利湿为辅，和我的思路稍微有点出入，老师是站在治病当求其本的高度去治疗。我认为此案再合上半夏白术天麻汤也是可以的。同学们回去后可以自己好好琢磨下这个案例。

医案二

王某，女，68 岁。双关郁豆，涩紧，双尺弱，舌体胖大。

双眼模糊，高血压，糖尿病，心慌，胸闷，眠差，口苦，食欲差，双下肢无力。

通过主诉，我们大概可以推断出患者存在肝血不足，少阳经不通，肾气不足的病机。脉象双关郁豆意味着中焦郁滞，涩主血少，主阴分不足，紧主气机不畅；双尺弱，舌体胖大，都指向肾气不足的病机。肾气不足，肝血不足，按照五行生克理论，就是水不涵木，木不生火，就会出现双下肢无力（腰为肾之府，主下肢行步有力与否），双眼模糊（肝开窍于目），心慌，失眠（心血不足，血不养神）。然后中焦气机的壅滞，少阳枢机不利，就会导致胸闷、口苦、食欲差等症状。此案的高血压是中焦枢机不利，气郁于内，导致血管内压力增大引起的。这个病人有一点复杂，虚实夹杂，治法应以调畅少阳与中焦的气机，养肝肾心血为主。

我们看老师的方子：杜仲 30 克，桑寄生 20 克，川续断 20 克，柴胡 12 克，黄芩 15 克，半夏 10 克，炙甘草 6 克，生姜 10 克，大枣 6 枚，红参须 20 克，红景天 20 克，银杏叶 20 克，木香 20 克。

老师的方子是以小柴胡汤加减，说明也是以疏通中焦和少阳的气机为主，同时杜仲、桑寄生、川续断、红参须、红景天、银杏叶兼补心肾，与我们上面的分析是一致的。所以说，中医的优势还是"观其脉证，知犯何逆，随证治之"，不能被一些医学名词给框住了思路，见高血压就重镇降逆，那是不可取的。

医案三

谢某，男，69岁。

一诊：上越脉，脉粗，浮滑，弦硬，苍老舌，质暗，齿痕，苔灰厚，有裂纹。

诉有高血压、高血脂、高尿酸，目前在痛风的缓解期。

这个病人是现在时代病的典型代表，很有特点。脉粗滑、苔灰厚说明体内堆积了很多阴性物质。脉弦硬说明阴性物质没有被机体吸收，导致体内有用的阴分不足，这一点我们从舌质苍老、有裂纹也能看出。这个病人的主诉也都属于机体代谢类疾病。他也属于虚实夹杂。实证是体内的痰浊垃圾，虚证是机体的功能不畅和阴液不足。所以治法当以活络降浊祛湿为主，固护阴分为辅。

我们来看老师的方子：丝瓜络20克，橘络10克，知母12克，芦根12克，防风30克，藿香10克，苍术10克，草果10克，浮海石30克，柴胡10克，黄芩15克，穿破石60克，丹参30克，扣子七15克，2剂。

整张方子以化浊为主要目标。柴胡、黄芩、穿破石梳理气机；苍术、草果、浮海石把痰浊化开；用防风、藿香风药散郁气，化痰浊；用丝瓜络、橘络，像刷子一样，把黏附在体内的湿浊给刷下来；丹参引药入血分；扣子七给邪以出路，把化开的痰浊排出去；知母、芦根固护阴分。所以整张方子调大气，化痰浊，利湿毒。

我们接着看二诊。脉浮粗弦，弹指，沉取无力，舌质暗红，齿痕，舌面裂纹，舌下络瘀，苔灰厚。痛风缓解期，三高（高血压、高血脂、高血糖），双脚轻度水肿，压之随即弹起，大拇指为杵状指。

这是复诊。基本证型没有变，痰湿内阻，湿瘀化热伤阴。

羌活5克，防风10克，升麻8克，葛根30克，当归15克，白术10克，苍术10克，党参30克，黄芩15克，茵陈10克，知母10克，苦参8克，猪苓10克，泽泻10克，炙甘草8克，穿破石80克。

这次老师用的是当归拈痛汤，重用穿破石。这个方子我上节课讲过了，在这里就不赘述了，这次复诊老师的思路还是以祛湿浊、清湿热为主。

好，今天就讲到这里，谢谢大家！

◎边学边悟

丁根立

学习了师兄对高血压的分析解读，学第一遍时，感觉思路很清晰，讲的也很详细，但读后脑海中仍觉得有些模糊，又读了两遍才发现，所讲无非是升降出入，交合聚散，调的是气机的升降平衡。《内经》云："升降息则神机化灭，出入废则气立孤危。"刚开始，一上来就被"高血压"这个名称给压住了，接下来又被条条框框给捆住了，所以就很自然地掉进了名相的窠臼里面。所幸有一位老师提醒，我才从里面走了出来。为医者，尤其是一个明医，一定要能够做到见术而知道，心中无术，见病而术生。不要掉在象里面，掉在证候里面，一定要明白术背后的道。此无非阴阳五行，一元之气也。诸家医术皆有所长，不论西医还是其他门派。所谓"横看成岭侧成峰"者，因立场不同也，但所观仍是庐山，皆有所长也。我们应该如同大海一样，因其善下，故可海纳百川，如大地一样厚重，方能承载万物，要有谦恭卑下、空谷藏峰的心态。

第十三节　腹泻、痢疾

今天我给大家讲一下腹泻和痢疾的治法，重点讲一下腹泻，因为腹泻的病要比痢疾的病多一点。好，我先来讲腹泻。

腹泻俗称"拉肚子"，症状主要是排便次数增多，大便稀溏，甚至泻水样便。急性腹泻大多是由于饮食不洁或者外感时邪引起的。慢性腹泻就比较复杂一些，不过和脾胃虚弱、运化失司、水湿内盛关系最为密切。

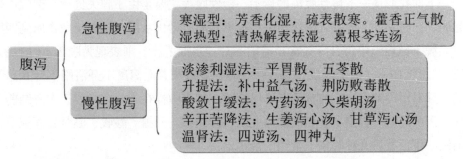

急性腹泻，起病较急，泄泻次数频多，出于赶快解决疾病的心理，患者大多会

首选西医治疗，我们平时接触的较少。其实我们中医治疗急性腹泻的效果也是相当快的，当然是在辨证准确的前提下。急性腹泻主要是以湿盛为主，大多是由于湿盛伤脾，或食滞生湿，脾胃不和，水谷清浊不分所致。

1．寒湿型

主症：泻下物清稀，有时可见水样，腹痛肠鸣，可兼见恶寒发热，鼻塞头痛，肢体酸痛，口干无味，舌苔白厚腻，脉濡缓。

病机：寒湿困脾伤肠。

治法：芳香化湿，疏表散寒。

代表方：藿香正气散加减。

这个证型平时还是比较常见的，单单在我们任之堂的师兄弟中都发生过好几例。我们重点要抓住舌苔白厚，头身困重，泻下物清稀，一般喝两支藿香正气液症状就会得到较大的改善。

2．湿热型

主症：泻下急迫，大便黄臭，肛门灼热感，烦热口渴，小便短赤，舌质红，苔黄腻，脉濡数。

病机：湿热内阻，肠腑传导失司。

治法：清热解表利湿。

代表方：葛根芩连汤加减。

用这个方子的时候，可以问问患者在腹泻之前，颈项是否受了风，或者脖子先有不舒适感，之后就开始腹泻。这种湿热型腹泻是由于外感风邪，表邪入里化热，与湿互结，湿热由表入里，内陷阳明引起的，患者在腹泻前大多有颈项不适的感觉，这点大家可以重点掌握一下。

下面我们谈一下慢性腹泻的诊治。慢性腹泻主要是由于脾失健运，湿气内阻引起的，同时和肝、肾两脏密切相关。脾主升清，运化水湿，输送精微物质到四肢百骸，脾不健运，中焦升降失常，清阳不升，水湿下流，则表现为腹泻。《内经》里说："清气在下，则生飧泄""湿盛则濡泄"。意味着泄泻离不开清阳不升和湿气内盛。针对泄泻的治法，前贤已有详尽论述，如李中梓在《医宗必读》中总结前人治疗泄泻的经验，提出了著名的治泻九法，即淡渗、升提、酸收、温肾、固涩等九种治法。下面我讲几种临床上常用的泄泻治法。

1. 健脾利水法

腹泻，脾虚为本，水湿为标，两者互为因果。如脾虚不能运化水湿，可导致湿盛，而湿盛又妨碍了脾的运化功能，进一步加重脾虚的症状。扶正有助于脾胃的健运，恢复其正常的生理功能；祛除水湿，自然气机条畅，同样有利于运化功能的恢复。

当下水样便，水谷不分时，这个时候应当以利水为主。张景岳说："水谷分，则泻自止，故曰治泻不利小水，非其治也。"需要注意的是，淡渗利水之法用于水样便、水谷不分的腹泻效果最好，方用平胃散加五苓散。如果只是脾气下陷，体内水湿并不严重，患者大便稀溏，不成形，这时使用渗湿利水之药效果并不明显，反倒有助脾下陷的顾虑。打个比方，夏雨时节，田地涝灾，此时排水最快的方法就是导水而出，让水通过沟渠流向低洼的地方。如果土地泥泞，含水分较多，这个时候用通衢导水的方法就行不通了，反而不如让太阳暴晒几天，土地就恢复干燥了。临床上治疗脾虚不能运化水湿引起的腹泻，常用的方剂有参苓白术散、理中丸，可重用山药、苍术等健脾的药物。

2. 升提法

对于脾胃虚弱，中气下陷，升运无力，大便稀溏不成形的患者，可用益气升清、健脾温中之法，特别是注重风药的运用。风药轻扬升散，与脾气上升之气可谓同气相求。脾气得升，运化恢复正常，泄泻自然就停止了。其次，湿见风则干，湿润的地板，开着窗户通风，不一会儿便干了，同样，风药也具有燥湿的作用。临床上常用的风药有羌活、独活、荆芥、防风、升麻、柴胡、荷叶、藿香等药物。常用的方剂有补中益气汤、荆防败毒散。不过运用风药我们要注意配合一些益气之药，《药鉴》里说："盖阳气下陷者，可升提之，若元气不足者，升之则下益虚，而元气益不足矣。"确有脾肾两虚、元气不足的患者，需要在方中酌加补肾的药物，如菟丝子、巴戟天、附子等。

3. 酸敛甘缓法

从五行的生克关系来看，肝属木，脾属土，肝和脾之间存在着相克的关系，肝脾不和引起的泄泻临床上也不少见。肝失疏泄，横逆乘脾，运化失常则致泄泻。肝旺脾弱的泄泻，患者起先是腹中胀满，继而疼痛，想要腹泻，然后上厕所泻下物不多，泻后腹痛有所减轻，而且具有反复发作的特点。对于肝犯脾胃引起的泄泻，古人提出了抑木扶土法，用甘以理脾，用酸以制肝，即酸收甘缓法。药用人参、甘草、苍术、白术之甘以健脾养胃，用白芍、木瓜、乌梅、仙鹤草之酸以柔肝养阴，常用的方剂有痛泻要方、大柴胡汤。

4. 辛开苦降法

治疗寒热错杂，饮食调护失宜，损伤脾胃之气，脾胃不和，气机壅塞，升降失常。症见下利、腹中雷鸣、心下痞硬、干噫食呕、舌苔黄腻等症。方用生姜泻心汤。重用生姜，取其发散水气、和胃降逆而止呕，更与半夏相配，以增强和胃降逆化饮之功。芩、连与姜、夏配伍，辛开苦降，寒温并调，更佐以人参、甘草、大枣补益脾胃。对于下利严重者，用甘草泻心汤，加强温中健脾的作用。

5. 温肾法

久泻未有不伤肾者，肾为胃之关，大小便的开闭和肾有着密切的联系。古人认为肾阳衰微则阴寒内盛，所以在五更时分，早上 5—7 时，阳气还未完全来复的时候泄泻。腹泻患者如果伴有明显的阳虚证候，大多是由于命门火衰，脾失温养，进而引起水谷不化。常见症状有四肢畏冷，腰腹冷痛，夜尿频数，小便清长，舌质淡白，脉沉迟微弱等。常用药有菟丝子、补骨脂、巴戟天、枸杞子、胡芦巴，常用方有四神丸、四逆汤等。

需要注意的是并不是所有的五更泻都和肾有关，腹泻伴随明显的阳虚症状，用温阳补肾之法往往可以达到预期的效果。假若阳虚的症状并不明显，则需要仔细辨证，切不可落入思维定式的窠臼。外用法治疗可用五倍子 10 克打粉，和捣烂的生姜汁调成糊状，用胶布贴在肚脐上。

在临床上一般不是单纯的某一类型的腹泻，常常有以上几个治法同用的情况，大家需要灵活辨证处方。

最后简单谈一下痢疾的治法，痢疾与泄泻主要区别在于泻下有脓血，里急后重，腹痛并见，即现代医学的溃疡性结肠炎、阿米巴痢疾等病。

古人称痢疾为"滞下"，其病机为邪气留滞在肠道，气血凝滞，传导失司。在临床上，泄泻和痢疾可以相互转化，临证时以有没有下脓血、里急后重的症状作为鉴别痢疾与泄泻的重点。

古代医家对痢疾的认识最具卓见者，一位是金元四大家之一的刘河间，他对痢疾的治疗提出了一重要原则："行血则便脓自愈，调气则后重自除"。此外，刘河间还提出了解表治痢疾的方法，他说："表邪缩于内，当散表邪而愈"。代表方剂是芍药汤。另一位是明代医家喻嘉言，他在总结前人的经验上提出了"逆流挽舟"之法，在《医门法律》中，他提出"……下痢必从汗，先解其外，后调其内，首用辛凉，以解其表，次用苦寒，以清其里……"是治痢疾兼有表证的重要法则之一，代表方剂是荆防败毒散。

痢疾多食积、气滞、湿阻、血瘀等标证，所以刘河间提出了行血调气的大法。用通法以去滞，就是用通利活血行气的药物去除气滞邪壅之证。治疗痢疾，见有脓血者，可用马齿苋、当归尾、桃仁、赤芍、槟榔、枳壳、白头翁、红藤、乳香、没药等活血利气清肠的药物，常用方剂有白头翁汤、芍药汤。不过这些方药中病即止，脓血止后，就要用治疗泄泻的理法来接着调理。如果患者伴有腹胀、腹痛、大便有脓血黏液等症状，切忌只用收涩的药物，以免留邪于内，那就后患无穷了。

医案一

王某，女，50 岁，本地。左手脉中郁，右手脉下陷，脉粗紧数，齿痕舌，苔白厚而润，舌质暗。

溃疡性结肠炎。反复便血，便后下血 1 年，加重半年，颈项两侧僵痛，腹胀痛，痛则腹泻、嗳气、肠鸣。子宫全切术后 5 年。

我当时的初步诊断为湿阻血瘀气滞，应当化湿利湿为主，活血祛瘀通滞为辅。

我分析一下。湿气是从这几点判断的：右手脉下陷，脉管粗，苔白厚润，伴腹泻，这些都证明体内湿阻明显。左手脉中郁说明气机郁滞，脉紧、腹胀也说明气机不畅。下脓血说明有邪气郁滞，需清热解毒，活血凉血。综上应该升阳祛湿，活血行气，解毒利湿。

以下是老师的处方：鸡矢藤 40 克，马齿苋 20 克，扣子七 15 克，党参 30 克，茯苓 20 克，炒白术 15 克，炙甘草 8 克，木香 15 克，藿香 10 克，葛根 20 克，乳香 4 克，没药 4 克。

老师用七味白术散健脾升阳，燥湿理气，加马齿苋、乳香、没药等活血行血之药，鸡矢藤祛肠道积滞，清理肠道；扣子七活血透热。治法符合治痢疾之行血调气的大法。这是老师治疗结肠炎经常用的思路。

我们再来看第二个医案。

医案二

陶某，女，43 岁，十堰本地人。体瘦身长，双手脉下陷，脉弦细，舌质暗，舌体胖大，苔白厚，手指、背有明显青筋。

肠炎。3 个月前在老师处诊治，肠炎已经痊愈。现因出差，饮食不洁，导致肠炎复发，反复腹泻，时有痛泻，伴头晕，颈项僵硬，经期乳房胀痛。

我的初步诊断是湿浊下陷，清阳不升，肝郁。脉下陷是气机郁阻在下，故清阳不升，升降失调，所以出现腹泻、背痛，气机不调时就会发生腹痛。肝气郁结，故乳房胀痛。所以目前应该以通调中焦气机为主，升阳利湿泻浊为辅。

老师的处方如下：党参30克，炒白术20克，茯苓20克，炙甘草8克，木香10克，藿香10克，葛根30克，羌活5克，独活6克，鬼针草20克。

老师用的是七味白术散加羌活、独活、鬼针草，以健脾、运脾化湿为主，用风药可以舒调气机，又可以燥湿。因为病史为饮食不洁，所以加鬼针草清热解毒，通肠道，以免留邪。一般肠道积滞湿热明显的老师都会用鬼针草，如果湿热不重的，老师会用药性平和的鸡矢藤来通肠降浊。另外，这里重用葛根还可以治疗肩背不适的症状。

好，同学们，我们今天的内容就讲完了。我还想分享一个观点，前天宛金师妹和我说，是不是讲的关于老师的治病方法和内容有点少，很多都是各个老中医的经验，这样会不会不符合我们上课的宗旨。我也想了一下这个问题，当初之所以要以这样的形式，而没有直接把老师对某病的治疗经验直接讲出来，主要是想让大家了解每一个病的整体，包括症状、病因、病机，总的治疗思路，以及该病的转归。这些都是我自己根据从老师那里所学的，从病人身上所看到的，然后又去查阅大量资料，最终得出的一整套治疗某病的思路。所以我的本意就是把自己在这里所学所思，我认为有用的，都讲给大家，不管是不是任之堂的，是不是老师的，希望大家能从中有所收获。虽然我讲的内容不能说有多高明，只能算是抛砖引玉。另一方面，我讲的很多内容，比如治病思路，在我备课时，惊奇地发现老师的很多观点和各位大家不谋而合，有些甚至是超越了很多人。这是我在三年后的今日再一次深刻地觉得老师了不起的地方。如果不是我看了大量的关于这些病的书，我很难认识到原来老师教给我们的，老师每天用的，都是一些很经典的治法和用法了。可能是因为我经常见老师用，也就觉得没什么特别的。但是等我费了一番功夫，看了大量资料后，回过头来再看老师的处方，发现我所总结的思路，老师一张不超过15味药的方子中竟然包含治疗这类疾病的全部思路。用颜渊描述孔子的话来讲就是："仰之弥高，钻之弥坚。瞻之在前，忽焉在后。夫子循循然善诱人，博我以文，约我以礼，欲罢不能。既竭吾才，如有所立卓尔。虽欲从之，末由也已。"我是确实有这样的感觉，跟师三年期间，老师每隔一段时间就会有很多的体悟，在不停地进步，无论是医术，还是为人处世，而且经常会毫无保留地和我们分享他的最新体悟，我们这些学生每隔一段时间就能从老师那里听到很多的"奇思妙想"。我们能跟在老师身边学习真是三生有幸，真的感恩老师给我们搭建了这么好的一个学医的平台。

好，今天就讲到这里，时间不早了，下课。

◎边学边悟

丁根立

疾有千万，术有万千。术者皆因病而设。治病之术有针灸、汤药、导引、按摩等。现在的医院、诊所，很少看到有诸多医术在一个地方共存的，大多是以开方用药、针灸为主。很多人都知道老师这里既有拍打，又有针灸，又有导引，师兄可否详说一二，使我等能领略老师的另一种治病方法。

王蒋

那我就谈谈外敷的方法。今天谈到腹泻，我就谈谈治疗小儿腹泻的一个外治法，就是用丁桂儿脐贴贴肚脐治疗腹泻。丁桂儿脐贴主要原料是丁香、肉桂、荜茇这些温阳散寒的中药，透皮吸收，简单方便，快捷有效。小儿皮肤稚嫩，吸收性好，外敷法往往能收到意想不到的效果。前不久老师的宝宝拉肚子，水样便，吃了妈咪爱和思密达止泻，还是止不住，第二天下午去药店买了丁桂儿脐贴，配上白胡椒粉，当天晚上宝宝就不再拉肚子，大便也成形了。外敷、外洗法治疗小儿疾病，既安全，临床效果也非常可靠，也解决了小孩吃药困难的难题，不失为一个两全其美的治疗方法。

第十四节　胃痛

我们今天虽然已经解决了温饱问题，但还是有很多人得胃病。症状虽然和以前类似，但是病因真的是天壤之别。我们看古代的医书，张仲景、李东垣等很多医家都是以温补为主，而我们现在却大都以运通为主，为什么？因为时代变了，生活条件、生活习惯变了，所以疾病也就跟着变了。

今天我就讲讲胃病。胃病一般包括慢性胃炎、胃神经官能症、胃溃疡等，主要表现为胃脘疼痛或胀满不适，中医称之为胃痛。

引起胃痛的原因很多，但总不出虚实两端，不通则痛，多由郁滞引起，如肝郁脾滞、中焦气机不畅可以引起胃痛；病理产物如痰、湿、瘀血留滞胃脘都可以引起胃痛；久郁化火，火邪热邪内炽，亦可以导致胃部灼痛。除了不通导致疼痛，还存在不荣则痛的情况，这类胃痛患者大多素体虚弱，脾胃虚寒，或者患病日久，气血不足，或者阴分不足，不能濡养脾胃，导致胃部疼痛不适。

综上所述，我主要从以下几个方面来阐述胃痛形成机制及其治法，即脾胃虚寒、肝气犯胃、邪气阻滞、热邪内炽、阴分亏虚、寒热错杂这六个方面。

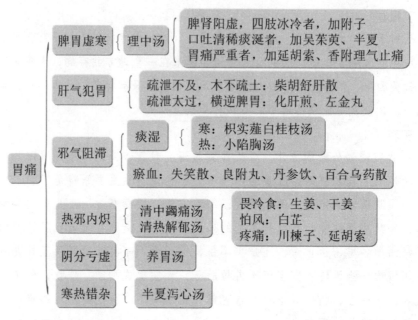

1. 脾胃虚寒

脾胃虚寒是胃痛较为常见的病因之一，这类患者脉多缓弱，舌淡苔白，不喜欢喝水，就算喝水也喜欢喝热饮，口涎清稀，胃部喜温喜按，胃痛时得热疼痛减轻。由于胃气衰败，中气虚弱，寒湿内阻中焦，使得清阳不升，浊阴不降，寒湿内滞，引发了胃痛。治疗当以温中健脾、温化寒湿之法，方用仲景的理中汤加减。脾肾阳虚，四肢冰凉者，加附子；口吐清稀痰涎者，加吴茱萸、半夏；胃痛严重者，加延胡索、川楝子、香附等理气止痛的药物。

2. 肝气犯胃

中医认为肝主疏泄，肝气可以调畅脏腑气机，助脾胃运化受纳。肝的疏泄功能正常，则脾升胃降，运化健旺，否则，可影响中焦的升降出入，导致气机壅滞，不通则痛。肝疏泄失常，影响脾胃，主要有两种情况：一种是疏泄不及，木不疏土；另一种是疏泄太过，木旺克土，横逆脾胃，引起肝胃不和。这两种情况都可以导致胃脘疼痛。

　　肝气疏泄不及的患者，临床表现为气滞不行，胃痛，痛引背胁，或胃脘窜动而痛，容易嗳气打嗝，矢气较多，而且在嗳气或矢气之后疼痛减轻，并伴有食欲减退，大便不畅的症状，患者大多舌苔薄白，脉弦。治则当以疏肝理气为主，先疏解郁气，令肝气条达，木气疏土，胃不受侮，自然胃安而痛止。常用方有柴胡疏肝散。柴胡、枳壳、白芍、炙甘草、陈皮、香附、川芎。可酌加郁金、佛手、木香等疏肝行气之品。需要注意的是，肝体阴而用阳，一般宜用辛润芳疏的药物，尤其是久病兼有肝血不足的患者，不可见有胀痛就用辛香燥烈之品，需酌加养肝阴的药物。

　　肝气疏泄太过，木旺克土，导致气逆不顺的，在有胃脘、胁肋不适的同时，伴有嗳气、吞酸、恶心、呕吐、呃逆等胃气上逆的症状，甚至可有咳嗽、气喘等由木旺侮金，肺气不降引起的症状，脉弦而有力，舌红苔黄。治以清肝泻火，酸敛肝气，肃降肺胃之气为主。可用张景岳的化肝煎（青皮、陈皮、白芍、牡丹皮、泽泻、栀子、贝母）加减，或加左金丸。清肝火，敛肝气，可选用青皮、陈皮、白芍、牡丹皮、栀子、泽泻、知母；肃降肺胃之气，可用竹茹、芦根、枳实、杏仁等。

　　3. 邪气阻滞

　　胃为受纳之腑，痰饮、水湿、瘀血等病理产物停滞胃脘，可引起胃痛。

　　（1）痰浊内阻：心下胃痛，兼伴口黏，或者呕出物有黏液，经常感到胸脘满闷，心脏不适，见脉粗滑、苔腻等症状的，可以推断胃中有痰浊。

　　寒证可用仲景的枳实薤白桂枝汤或瓜蒌薤白半夏汤来治疗。瓜蒌薤白系列汤方不仅仅局限于治疗胸阳不振的胸痹、心绞痛，临床上用来治疗痰饮痹阻引起的胃痛也有很好的疗效。热证可用小陷胸汤加减。这些方子都用到了半夏和全瓜蒌，这两味药是治疗心下痛的要药。临床上很多心脏不适的患者大多是由胃病引起，早期的心脏病从胃入手治疗，常常可以收到意想不到的效果。如果这类胃痛患者不加以治疗，发展成心脏病是迟早的事情。

　　（2）瘀血内阻：瘀血内阻引起的胃痛，大多有针刺不适感，舌尖有瘀点，舌下静脉曲张粗大，颜色紫暗，脉涩。临床上瘀血内阻而致胃痛的患者，大多有胃溃疡病史。由于溃疡面不断渗出血液，留滞在胃中，与胃中分泌的津液混杂在一起，既影响了溃疡面的愈合，而且饮食稍有不慎，一遇辛辣、过寒过热的食物触动，就会引起胃痛。这类患者，治疗当以活血化瘀为主，常用方剂有失笑散（蒲黄、五灵脂）、丹参饮（丹参、檀香、砂仁）。叶天士对瘀血胃痛以蒲黄、五灵脂、当归、桃仁为基础方，也是以失笑散加减而成的，活血化瘀的同时，又有燥湿利水的作用，对瘀血内阻引起的胃痛比较适宜。

现代中医大家焦树德先生的四合汤也是治疗此类胃痛的有效方剂，四合汤就是失笑散、丹参饮、百合乌药汤加良附丸组成。此方温中和胃，活瘀散滞，理气养血，既有气药，又有血药，对于痛有定处，唇舌色暗，或舌有瘀斑，且久治不愈的患者，确实有很好的疗效。这么好的方子希望大家引起重视。

4. 热邪内炽

热邪内炽也能引起胃痛。《丹溪心法》说："郁者，结聚而不得发越也，当升者不得升，当降者不得降，当变化者不得变化，此为传化失常。"

热邪内炽引起的胃痛，症见胃中灼热，舌质红，脉数而有力，沉取脉来有躁动不安之感，时痛时止，有时胃痛时不敢吃冷食、喝冷水，甚至出现额头汗出，全身冷汗，手足发凉等热极生寒的症状。治以透解胃中郁热为主，辅以清热的药物，症有热极生寒的须反佐一两味辛热走窜的药物，以调和体内热邪对寒凉药物的格拒状况，不然起不到清散宣泄的作用。方用清中蠲痛汤（栀子、香附、炮姜、川芎、黄连、苍术、神曲、生姜、大枣）或清热解郁汤（栀子、枳壳、川芎、香附、黄连、苍术、陈皮、干姜炭、炙甘草、生姜）进退。两方均以越鞠丸加减而成，以透胃中热邪为主，而且以上两方都用了干姜、生姜这样辛热的药物以作反佐之用。胃热疼痛，不敢吃冷食喝冷水者，一般用干姜、生姜；胃部怕凉风者，就用白芷。

如果胃热疼痛，兼有胀痛连及两胁，脉象弦数的，一般考虑为肝火犯胃证，可以在胃热疼痛处方的基础上加上清肝泻火之药，如金铃子散（川楝子、延胡索），临床效果令人满意。

5. 阴分亏虚

阴虚胃痛的患者，胃部痞胀隐痛，痛时有灼热之感，饥不欲食，喜欢吃酸味或甜味的食物，口干口渴，舌质干，有裂纹，润泽感不强，可见剥落苔或者光苔，脉象细数，兼有弦象，沉取无力。表现为一派阴虚之象。阴虚胃痛的患者最忌辛香燥烈及消导的药物，如枳壳、焦三仙、木香等，这样的药愈疏愈燥，愈消胃阴愈是不足，用之过久，必然会使得胃痛的症状加重。阴虚胃痛的患者治法上宜柔肝养胃，滋补肝胃之阴。方用叶天士的养胃汤（沙参、麦冬、玉竹、炙甘草、白扁豆）加减最为合适，胃痛严重的可加白芍、木瓜等药，以酸甘之味缓急止痛。

6. 寒热错杂

寒热错杂，上下不通，气滞于中焦，也是引起胃病的常见原因。正常的气机应该是寒热对流的。右路通过肺气的肃降，把心脏的阳气收纳于下，左路通过肝气的疏发，肾水上济心阴，心肾相交，同时脾胃在中焦起着斡旋枢纽的重要作用。这样气机才能不停地运转。但是有时候中气不足之后，没有力量来斡旋气体。热气在上，寒气在下，没有对流，这样就会出现一系列症状。上腹部胀满，舌质红，苔腻，口黏，嗳气，便溏，体弱无力，脉弱滑。这些都是中气虚，上热下寒，气机不对流，郁滞的表现。这时我们就可以用半夏泻心汤，辛开苦降，交通中焦气机。人参、甘草、大枣养胃和中；干姜、黄连调顺胃脘部的气机；黄连、半夏加强顺降胃气的趋势。这样中气足，气机顺，自然寒热调，胃痛岂有不愈的道理。

最后，治疗胃病，我们在辨证用药的同时，还须注意辨病用药。如胃酸过多的，可用煅瓦楞子、海螵蛸制酸，但是需要注意此类钙质药品长期使用会导致大便秘结，临证可酌加润肠通便之品，如火麻仁、瓜蒌仁；胃酸减少或缺乏的，可用乌梅、木瓜、蒲公英以助酸；慢性萎缩性胃炎，经病理检查见肠腺上皮化生的，可用薏苡仁、莪术、山楂等行气消积之药，以防其恶化；胃溃疡，胃黏膜受损的，可用凤凰衣、白及、刺猬皮以保护胃黏膜，加速溃疡修复。这些都是非常实用的临床经验，大家可以好好借鉴。

医案一

杨某，男，38岁。胃胀痛10年，伴嗳气，平素眠差，饭后胃胀加重，有较长的饮酒史。舌质稍红，舌尖红明显，苔黄厚。右脉上越，左手脉下陷，双关郁滑。

舌质红，苔黄厚，结合患者的平素饮食习惯，可以推断出患者属于湿热体质。双关郁滑，脉势为左不升右不降，即中焦气机壅滞，导致左边肝气升发不利，右边肺胃之气不能顺降，整个圆运动卡在了中间。我当时的诊断是湿热互结中焦，肝气不升，胃气不降。治法当以理气，升肝降胃，祛湿排浊。

我们来看一下老师的处方：藿香10克，白豆蔻10克，郁金30克，防风30克，柴胡12克，黄芩15克，蒲公英30克，干姜8克，半夏20克，枳壳12克，桔梗12克，木香30克，鸡矢藤40克，虎杖10克，当归尾15克，党参20克。

同学们看这个处方，基本上是以调畅气机为主。柴胡、黄芩、半夏是小柴胡汤的思路，升肝降胃；藿香、白豆蔻、枳壳、桔梗、木香理气燥湿；重用防风，以透中焦郁热，这个是借鉴泻黄散的思路；鸡矢藤、虎杖清泻湿浊；当归、党参是扶助正气的，以免大队行气药把人吃虚了。这里说一下蒲公英，对于有热象的胃病患者，老师很喜欢在处方中加蒲公英。因为大剂量蒲公英既有清热的效果，又没有败胃的顾虑，所以老师临床常常用它。这个方子的思路是小柴胡汤合半夏泻心汤，以升肝降胃，调畅左右气机，辛开苦降，以通胃腑之气，再加上一组理气燥湿、清泄湿浊的药物。不知道大家看懂了吗？

医案二

张某，女，49岁。上越脉，双关郁，细涩弱，舌尖红，苔白燥，舌下络瘀，畏寒，口苦、口干、口臭，小便黄，失眠，打嗝，胃胀咽痛，大便一日2～3次，前胸盗汗。有宫腔出血史。我当时诊断为胆胃不和，肺胃不降，火郁灼津。

双关郁、口苦、口臭、打嗝、胃胀，明显是胆胃不和的表现。胆胃不和引起肺胃不降，失眠、咽痛、舌尖红就是肺胃不降的表现。脉细涩弱、口干、苔燥是伤津液的表现。所以应该通胆胃、降肺胃、养津液。

这个案例，有点复杂，寒热虚实错杂，口苦、口干、口臭、小便黄都是热象的表现，而另一方面，患者又有畏寒，日大便二三次等虚寒的表现，着实比较棘手。

老师的处方：乌药10克，香附10克，砂仁8克，高良姜8克，蒲黄10克，五灵脂10克，丹参20克，降香10克，桑叶20克，乌梅10克，百合20克。

整张方子是焦树德老中医四合汤的思路，温中和胃，活瘀散滞，理气养血。至于老师为什么用四合汤，起初我也有些看不懂。但我反复看医案，突然反应过来，此患者的脉细涩、舌下络瘀，这是瘀血的表现，患者的所有症状都是机体的气机不畅造成的，老师抓住主要矛盾，主以活血理气之四合汤，加桑叶以清上焦之热，用乌梅配合百合以酸敛津液，立意确实更高一筹。

好，同学们，今天我们的课就讲完了。下节课我打算讲最后一节，这一阶段的课就算接近尾声了，在这里谢谢同学们。

◎边学边悟

丁根立

最近接触的人中，十个有八个是胃不舒服的。今得师兄指导，欣喜万分。人生有百病，自有百药以医之。有研究说人体的唾液可治百病。中国自古以来就强调吃饭要细嚼慢咽，不说话，饭食七分饱。今时之人不然也，吃饭时不是看电视、电脑、手机，就是说话聊天，或在想其他的事情。我们所做的却与此相反，背道而驰，短时间不觉得有什么问题，时间长了，脾胃的正常运转就差了，从而导致百病滋生。所以建议大家一定要认真对待吃饭，保护好我们的脾胃。脾胃为后天之本，只有脾胃好了，才能保证我们身体的健康，才能保证我们工作事业的正常进行。

海岩曾说："只有在我们精力充沛的时候，我们的思维才够活跃，反应才够灵敏。"愿大家都有一个好的身体。医生是希望大家都没病，而不是每天有看不完的病人。好的生活习惯才造就了好的身体，大家生病了一定要好好反省一下自己平时的生活饮食习惯，这才是"治未病"的最高境界。

第十五节　任之堂经验用药

今天是临床实战课的最后一节，我就不按照往常的形式讲课了。想抓紧时间，在最后，给大家再讲点真正的干货！有多"干"呢？今天我会把在任之堂三年里所能学到的所有老师的经验用药以最简练的语言给大家讲出来。

所谓"任之堂经验用药"，就是老师在临床上经过千百次摸索、总结出来的习惯性用药。可以说这些药都已经是任之堂内部协定处方了，虽说是内部协定处方，但老师不保守，希望能把好用有效的药对、药组传出去，让更多的人受益。

中医圈有一句行话，中医不传之秘在于量。这个确实存在，剂量是一个很大的学问。因为剂量不同，功效则异，所以今天我会把这些药老师的常用剂量也一并总结传授给大家。记得彩铃为了在老师身边抄方顺利一些，专门抄了好多以前的成方，就是为了记住老师的常用剂量，可见这个量是多么重要。

这节任之堂经验用药课，我会按照人体从头到脚的顺序把这些药给大家串讲一遍，大家对中药也都有一定的了解和认识了，由于时间问题，具体老师为什么用这些药我就不再赘述了，我重点把老师用这些药的机要讲述给大家。所谓机要，就是临床应用这些药的关键点，或见一症，或见一脉，或见符合这些药的舌象，等等。

◎头部用药

1. 通脉饮
川芎15克，葛根20克，丹参20克。

这组药主要用于活血通脉，以升达阳气。应用通脉饮关键抓住两点：一个是症状，患者主诉有头晕目眩、记忆力减退等清阳不升为主的症状；另一个是脉势，特别是左边的脉是下陷的，就可放胆用之。

2. 眼四药

蒲公英 30 克，枸杞子 15 克，菊花 8 克，刺蒺藜 15 克。

眼四药主要针对的是眼花、视物模糊等以眼睛视物不清为主的症状。如果脉搏动比较有力，证属实证的可以去掉枸杞子，其他情况都可以用。其中蒲公英这味药非常平和，我们都拿来当菜吃，所以可以大剂量，老师平时用量为 30 克。

3. 鼻三药

苍耳子 15 克，辛夷花 15 克，通草 8 克。

鼻三药，顾名思义，主要针对鼻塞，鼻子不通气的症状，脉上只要把握不是上越的脉象，都可以用。

4. 痤疮基础方

丹参 30 克，石菖蒲 20 克，连翘 15 克，乳香 6 克，没药 6 克。

这是老师治疗痤疮常用的基本方，由张锡纯的活络效灵丹化裁而来。老师治疗痤疮宗《内经》"诸痛痒疮，皆属于心"的病机，所以用药以开心窍、活血化瘀为主。痤疮，症属小疾，但是形成的机制复杂，大多和患者不良的饮食、作息习惯有关，治疗也不是一时就可以取效的。临床上治疗痤疮，都可在这组药的基础上灵活加减，寒者温之，热者寒之。

5. 低血压方

桂枝汤加仙鹤草。桂枝 15 克，白芍 15 克，生姜 15 克，大枣 5 枚，炙甘草 10 克，仙鹤草 50～100 克，红糖少许。

仙鹤草需重用 50 克以上，不然效果不明显。仙鹤草配合红糖，补气血的效果更好。应用这个方子治疗低血压，一是掌握患者素体虚弱，面色无华、萎黄，常年血压偏低；二是患者脉象缓弱，沉取无力。掌握以上两点，便可用这个方子，一般喝上三五剂，患者精神状态便会有较大的改善，血压也会逐步上升。

6. 脱发散

高良姜 60 克，山奈 60 克，牛蒡子 60 克，肉桂 30 克，丁香 60 克。

这个剂量为一个疗程的药量，一天 2 次，一次 5 克，饭后 30 分钟后服用。此方是老师朋友萧道长所传。此方以香料药物组成，芳香醒脾化湿，以畅达气机，治疗由湿气阻滞，气机不畅，无法上达头顶所引起的毛发脱落之症。脱发患者排除肝肾亏虚，舌苔白腻，脉濡，右关郁滞，湿气内停之象明显的，就可以考虑用这个散剂。

7. 扁桃体三药

白英 30 克，青皮 10 克，威灵仙 30 克。

这个方子治疗实证引起的扁桃体发炎效果非常好，只要辨证为实证、左关脉弦的患者都可以用。需要注意的是虚火上冲，脉弱，舌淡白，而见扁桃体发炎的患者，切勿用此方，用之就犯了虚虚之戒。

8. 寒痰用药

莱菔子 15 克，紫苏子 15 克，白芥子 15 克（三子养亲汤）。

证属寒痰，舌苔白腻，痰白质黏，脉滑，兼有紧象，右脉上越的，便可用之。

9. 热痰用药

贝母 12 克，枇杷叶 30 克，全瓜蒌 30 克。

患者舌红，苔黄腻，痰黄绿，质黏腻，脉滑数，右脉上越，证属热痰上泛的，就用这组药。

10. 失眠三药

首乌藤 30～50 克，合欢皮 20～30 克，炒酸枣仁 20～50 克。

这组药主要针对平素精神紧张，眠浅易惊，遇事放不下，现代医学诊断为神经官能症的患者。这三味药可以舒缓紧张情绪，养血安神。患者是这种较敏感性格，脉象弦紧的，可以考虑使用这组药。

11. 思虑过度、元神失养二药

麦冬 15～30 克，川芎 20～30 克。

这组药主要针对平素思虑过度，压力较大的患者。患者主诉大多为白天困乏，不清醒，晚上躺在床上又睡不着。应用这组药要把患者的手少阴脉，手少阴脉亢盛有力，左寸不足，舌尖红赤的，便可放胆用之。

12. 安神三药

生龙骨 15～30 克，生牡蛎 15～30 克，茯神 20～30 克。

这组药主要针对阳气、心神浮越在外的病机。患者脉浮缓，脉势上越，失眠多梦的可以用之。

◎躯干部用药

1. 心三药

红参 15～20 克，红景天 20 克，银杏叶 20～30 克。

针对症状以胸闷气短、头晕为主，左寸沉取细弱。证属心血失养、心气虚、心阳不振的都可以考虑用之。

2. 胸痹三药

瓜蒌 20 克，薤白 15 克，桂枝 15 克。

这组药化裁于《伤寒论》的瓜蒌薤白桂枝汤，用于痰饮阻滞心胃，胸阳不振引起的胸闷、心慌心悸、背心发冷等症，舌淡，苔白厚腻，寸关部脉濡，兼有紧象，亦可见涩脉，寒象明显的，就可以用此组药。

3. 耳鸣三药

柴胡 10 克，川芎 12 克，香附 15 克（通气散）。

这组药源自于《医林改错》通气散。王清任说此方治疗耳聋不闻雷声，疗效神奇。这组药为疏肝理气之药，辨证为肝气疏泄不及，左脉弦，耳鸣症状在心情烦躁、情志不舒时加重的，就可以用通气散

4. 乳胀三药

橘叶 10 克，丝瓜络 15～20 克，生麦芽 20～40 克。

用于经期前后乳房胀痛、乳腺增生等症状，生气时乳房胀痛加重的，证属肝气郁结的，脉弦，双手脉寸关之间有郁滞的，皆可用之。

5. 消瘰三药

浙贝母 15 克，牡蛎 20 克，玄参 20 克。

这组药是治疗瘰疬的专用药对，瘰疬就是长在颈部两侧的淋巴结节，一般是数个串生在一起。浙贝母、玄参、牡蛎滋阴散结。见瘰疬患者有舌质红，阴虚之象，皆可用之。

6. 肩痛三药

姜黄 15 克，防风 15 克，小伸筋草 15 克。

这是治疗肩背疼痛的常用药组，姜黄入肩活血消瘀，防风疏散风寒之邪，伸筋草活血通经，三味药性味都比较平和，只要不是极虚弱之人，一般的肩背不适都可使用。

7. 郁三药

香附 15 克，郁金 20 克，玫瑰花 10 克。

郁三药是缓解郁闷之药，用于肝气不舒、心情压抑的患者，但见左关有郁滞，齿痕舌，就可以用。肝血不足的，可以加一些滋补肝肾阴血的药，顺其性，养其真。

8. 息风三药

天麻 15 克，钩藤 15 克，山茱萸 15～30 克。

息风即息肝风也，用于肝肾亏虚，致使肝风内动的患者，症见头晕目眩，耳鸣耳痒，四肢微颤，左脉浮弦，左尺不耐重按。天麻、钩藤平息肝风，山茱萸收敛肝肾之气。

9. 胸三药

木香 15 克，枳壳 12 克，桔梗 12 克。

这三味药用于中焦升降失常，右关郁大，心胸中气机不畅引起的咳嗽、哮喘、胸闷、胃胀等各种疾病，用胸三药就可以。需要注意的是木香、枳壳、桔梗皆为理气之品，多用久用则有耗气的弊端，所以等症状缓解，患者反映有气虚的，可以加些补气的药。

10. 胃三药

黄连 5 克，干姜 8 克，蒲公英 30 克。

胃三药主要针对寒热错杂、气机不通引起的胃痛、心下痞满等症。黄连、干姜是半夏泻心汤的主药。蒲公英是治疗胃病的专用药，药性平和，治疗胃痛有特效。胃部不适的患者，且舌苔黄厚，右关郁大的，老师都会用上这几味药，或者直接用半夏泻心汤进退。

11. 脾三药

山药 30 克，芡实 15 克，炒薏苡仁 30 克。

老师经常用到这个小方，山药补脾阴，芡实收敛脾气，炒薏苡仁健脾祛湿，三味药一补一敛一利，组成了补脾专剂，用于平素脾不健运，脾胃虚弱，偏于脾阴不足，右关沉取细弱，舌淡苔白，舌面有裂纹的患者。如果舌面裂纹较多，或舌苔剥落，可去薏苡仁，加白扁豆、沙参等药，以加强养阴的作用。

12. 胆火三药

柴胡 10 克，黄芩 10～20 克，龙胆草 3～5 克。

凡因少阳胆火引起的口干口苦，晨起眼屎较多，小便黄，舌红苔黄厚等症状，左关浮取弦郁的就可以用。

13. 浊苔四药

草果 10 克，知母 10 克，槟榔 15 克，厚朴 10 克。

此方专用于苔浊腻如积粉，刮之不去者，症见大便黏腻不爽，小便黄臭，舌红苔浊腻，平素头身困重，眼睛浑浊，脉粗涩，证属湿浊交阻者。草果、槟榔、厚朴源于达原饮，湿热内阻，容易伤阴，故老师加入知母，以滋阴降火，固护阴分。

14. 金水相生二药

玄参 20 克，知母 10 克。

此药对用于右脉上亢，左尺不足，金不生水，肺气不能下滋肾水，故肺气虚亢，肾阴不足，脉细数，常见症状有喉咙干燥、咽喉红肿、干咳等症。知母清滋肺阴，玄参滋肾水，兼补肺阴，二药相合，以达金水相生之妙。

15. 开胃三药

木香 15～30 克，山楂 20～30 克，炒麦芽 20～40 克。

由食积或其他瘀滞引起的纳食不香、食欲减退等症，可以用开胃三药，右关尺郁滞，舌苔厚腻是应用这组药的关键。

16. 中郁二药

王不留行 20～40 克，香附 12～30 克。

这是老师从王道长的生化汤中化裁而来的一组药对。只要把脉摸到左关郁滞，无论有形之邪阻，无形之气滞，皆可用之。

17. 糖尿病二药

玄参 15～30 克，苍术 10～15 克。

这组药对是施今墨老先生的经验用药，老师认为运用这组药对的关键是要看舌苔，糖尿病患者或易患糖尿病的患者的舌苔都有一个特点：舌苔厚而燥，如细小砂粒般分布在舌头表面，可以从舌苔的细小裂纹中看到舌面。舌苔厚说明体内湿气重，苔燥布满细小裂纹又意味着有阴分不足的病机。苍术健脾燥湿，升阳散郁；玄参滋阴降火。二药相配伍，以玄参之润制苍术之燥，又以苍术之燥制玄参之润，润燥相合，祛湿邪，补阴分，健脾滋阴，降低血糖。

18. 腰痛四药

杜仲 30 克，桑寄生 20 克，川续断 20 克，猪鞭 3 条。

这四味药是通补腰肾的良药，杜仲、桑寄生、川续断补肝肾，强筋骨；猪鞭疏解腰部神经。肾虚腰痛，都可以用。

19. 腰湿三药

生白术 20 克，干姜 8 克，茯苓 20 克。

腰湿三药主要治疗寒邪水湿滞留腰部，这三味药是《伤寒论》肾着汤的主药。腰部困重，肾阳不足，舌淡苔白，一派寒象者，都可以在这个药对的基础上扩而充之。

20. 前列腺炎三药

白芍 40 克，薏苡仁 30 克，冬瓜子 20 克。

白芍利尿破阴结，薏苡仁清热利湿，冬瓜子健脾利湿升清阳。脉势下陷，脉弦，苔厚，湿邪瘀血郁滞下焦引起的前列腺炎，都可以在这个药对的基础上加减，瘀血显著的可加蒲黄、乳香、没药，湿热明显的可加大血藤、败酱草等药。

21. 督脉三药

乌梢蛇 20～30 克，狗脊 15～20 克，鹿角胶 15～20 克。

督脉不升的症状可见腰脊疼痛，手指背面青筋显露。督脉主一身之阳气，督脉不畅，清阳不升，则头晕头胀，记忆力减退，畏寒怕冷，背部尤其怕冷畏风。左手为阳，为背；右手为阴，为腹，故督脉不升，左手脉多为下陷之势。所以有以上症状或脉象的，可以酌用督脉三药。

22. 腹三药

苍术 15 克，鸡矢藤 30 克，枳实 10 克。

即仲景的枳实白术散，以苍术易白术，加鸡矢藤，三药燥湿去积，主要针对长期久坐，腹部脂肪堆积较多，犹如游泳圈的患者。摸到右关尺郁滞，舌苔特别是根部舌苔厚腻的，就可用此方。

23. 引火汤

玄参 20 克，巴戟天 15 克，茯苓 15 克，五味子 5 克，麦冬 15 克。

用于肾阴不足，虚火上冲，症见扁桃体肿痛或发炎、失眠多梦等症，脉势上越，脉细数，左尺细弱，舌红少苔，辨证为阴虚者可用。

24. 暖宫三药

小茴香 5 克，干姜 6 克，肉桂 5 克。

小茴香、干姜、肉桂是少腹逐瘀汤中的主药，用于下焦寒邪阻滞胞宫或肝经引起的痛经、闭经、月经不调、宫颈囊肿、男子睾丸或龟头冷痛等症。宫寒者得热时疼痛缓解，肝寒者指甲青白，指甲盖血色淡白，膝盖发凉，关尺部脉弦紧。以上都是应用此组药的关键点。

25. 清补肾阴三药

墨旱莲 15～20 克，女贞子 15～20 克，制何首乌 20～30 克。

墨旱莲、女贞子、制何首乌的特点在于补肾阴而无滋腻碍胃之弊，适用于湿热内阻，血脂、血黏度较高，或者脾胃虚弱，又存在阴分不足的患者。

26. 水肿三药

益母草 15 克，黄芪 30～50 克，川芎 10 克。

适用于气滞血瘀引起的水肿，水液代谢需要肺通调水道，肝疏泄水液，肾气化排泄。益母草活血利水；川芎活血祛瘀，助肝疏泄水液；黄芪补肺气，且助肾之气化，输布水液，最终达到补气活血，升阳利水，消除水肿的目的。应用此方重点：水肿，脉势下陷，右寸不足，脉搏跳动不甚有力，尺部郁濡，舌质紫暗。

27. 脱肛二药

黄芪 30～80 克，防风 10～15 克。

适用于中气下陷，升提无力引起的脱肛患者，脉势下陷，脉虚弱者可用。

28. 便溏方

羌活 5 克，独活 5 克，防风 8 克。

羌活、独活、防风都是风药，风能胜湿，风能升清，风药用于治疗便溏，效果立竿见影。大便溏稀，不成形，脾虚湿重，舌苔白厚，脉势下陷，是应用此药组的机要。

29. 痔疮方（乙字汤）

大黄 10 克，黄芩 10 克，柴胡 6 克，升麻 6 克，当归 20 克，甘草 8 克。

乙字汤是治疗肺气壅滞、肠道郁热引起的痔疮专方。方中大黄、黄芩清肺火，泻肺热；柴胡、升麻升清阳，泄郁热；当归、甘草和血调气。右脉上越，浮取郁大有力，右关尺郁滞的痔疮患者，可用此方加减。下焦瘀滞明显者，可加地龙、猪蹄甲，以增加祛瘀降浊的功效。

30. 膝盖用药

鹿衔草 30 克，透骨草 20 克，小伸筋草 15 克，合养筋汤（白芍 20 克，生地黄 15 克，酸枣仁 20 克，麦冬 10 克，巴戟天 15 克）。

鹿衔草、透骨草、小伸筋草祛风除湿，活血通络，治疗膝盖风湿疼痛、膝盖积液有捷效。肝血不足，血不养筋引起的膝关节退行性病变，屈伸不利的患者，可配伍养筋汤，标本兼治。

好，不知道同学们能不能马上吸收这么多知识，我是把我能想到的都讲出来了。

我虽然很强调辨证，但是我同样非常珍惜这样的经验方，因为真是老师临床上实打实检验出来的。有句话说，别管黑猫白猫，抓着耗子就是好猫。看病也一样，经方、时方、单方、验方，能看好病的就是好方。中医、西医，学院派、民间派，能看好病的就是好医生。我想这不仅是我个人的心声，可能也是很多患者共同的心声吧。

我昨天还和一位师兄说一个感悟：辨证就像是内功心法，而这些经验方就像是武器。真正的武者，应该这两样东西都很强才对。老师虽然很强调凭脉辨证用药，但是老师也经常拜访民间医生，互相交流绝招经验，很多草医郎中视为珍宝的方子大多属于这一类验方。

今天我把任之堂的经验用药以及在临床上如何应用都毫无保留地讲述给大家了，希望大家能珍惜它们，并在临床上多多琢磨，这样才不枉老师及先贤当初创制它们的良苦用心。

篇尾点点金

亲爱的读者朋友们，临床实战篇到此就结束了，在这一关中，我们共列了 14 节，讲了 16 种病，分析了老师的 27 个医案。

在前四关的学习中，你逐步学习见识了任之堂的独特医术，但我认为任之堂最迷人的地方是一种精神。就是这种精神才使得我们得以聚在一起，聚在任之堂。这是一种什么样的精神呢？请怀揣一颗真挚的心，我们继续赶路吧。

第五关　通关历悟

任之堂，不仅有一些奇特的诊疗手段，吸引了各路高手。还有一个很重要的软实力，就是中医人生，或者说中医人的生活。很多学子来到这里，开始吃素、开始种地、开始爬山采药……开始自己的中医人生。开始有中医人的灵魂，中医人的肉体，中医人的朋友。总之，任之堂对于众位学子来讲，意义各有不同，但大家公认的都是四个字，那就是"不虚此行"。

一名中医学子的成长之路

王　蒋

（一）漫漫之路，奈何说

2011 年底，我偶然在油麻菜老师的博客上看到有关余浩老师的文章，"用双手把脉""凭脉用药""看病不收诊费""欲推进中医进步一百年"……凭着自己以往对中医朦胧的认识，直觉告诉我他就是一名真正的中医！

我由于有过一段在医院陪护至亲的经历，在这个过程中，我深深地感觉到自己在疾病面前的无奈与无力感，所以萌发了想要学中医的想法。我认为只有中医才能给我这种安全感，并且我要将这种安全感的正能量传播给他人。但一直苦于没有找到合适的师父，直至看到油麻菜老师的这篇文章，我的心为之一动，感觉老师正是我苦苦寻觅的中医老师，不管怎么样，我一定要过去看一看……

于是 2012 年正月我迎着瑞雪来到十堰，来到任之堂，想真实地感受老师的风采。记得当天我是第二个病号。第一个病号是一个小伙子，他问老师，腮腺炎中医好得快还是西医好得快，老师说吃三剂中药就差不多好了，三天你认为算不算快呢？小伙子还是有点犹豫，老师见他犹豫不决，后面病人又在等着，便对他说，用仙人掌涂在腮腺炎处，多涂几次也可以好。说完便对我招手，叫我过去看病，我略显紧张地走过去坐下，伸出我的双手，让老师把脉，我至今还记得有一股暖流从老师把脉的双手传递过来，让我的心里特别踏实和温暖，还没等我开口，老师便一一说出了我的症状，说完便低头开方，开完方还特意跟我说方子里有红参，这剂药的价钱稍微会贵一点。我感觉老师特别贴心，为病人考虑。

　　虽然我只在药房待了十来分钟，但我已经真实地感受到老师高尚的医德与精湛的医术，当时我便进一步坚定了要跟老师学医的想法。但是我知道自己一点中医底子都没有，怕老师不收我。不过看到偌大个药房只有周师傅和老师两个人，病人又那么多，人手肯定不足，我便想到"曲线救国"，先"打入"药房再说。于是下午我去药房取药，便问周师傅药房有没有招人的打算，周师傅说药房是有招人的打算，不过具体事宜要和老师谈。这时老师正好从外面回来，我便把我的来意和老师说了一下，老师笑着说，药房的工作没有你想象得那么简单哦，前不久来了个女学生说要在这里学医，要待两年，结果在药房里还没待满三天就不辞而别了。我知道老师说这话的意图是在试探我的决心是否坚定，可我也不是一时兴起而学医，便说我任何苦都可以吃，请老师务必留下我。老师见我心意已定，便笑着说，那就先试用三个月再说吧，事先说好，待遇不高哦。我心窃喜，别说有工资，就算没有工资，能让我留在任之堂我就心满意足了，就这样，我幸运地"打入"了任之堂。可曾想，这一待就是三年。

（二）铁杵磨针，从头越

1. 熬药记

　　因为我不是学中医的，所以刚来任之堂时，没有一点中医基础，老师便安排我在熬药房工作，顺便开始学习中医基础知识，包括中基、中诊、中药、方剂、药性赋、汤头歌等。在熬药房的日子里，我一边学习，一边按照老师的要求稳稳地修炼心境。熬药房确实是一个磨炼心志的地方，工作要求绝对细心谨慎，不然患者吃错了药便麻烦了。每剂药的出炉时间不一样，所以要时刻盯着药壶和钟表，不敢有一丝懈怠。熬药房的条件很差，有很重的煤气味，让人有一种憋闷感，夏天时南方酷热，加上七八个药炉散发的热量，真的是让人汗滴不止。但我认为熬药房就是太上老君的炼丹炉，不然怎么能炼出学医人呢。因为有了熬药的那段经历，一般的苦对我来说真觉得没什么，再次也感谢老师用心良苦。现在任之堂有一个不成文的规矩，凡是来任之堂的学子，想长期留下来的，先要考验他的定力和意志，安排从熬药房干起，真能吃得了苦的，就可以继续在任之堂学医。

熬药期间也是我打下扎实中医基础的时候，把中医基础课都自学了一遍，该背的也都背下了，有时候老师还会抽查。这个过程虽然略显枯燥，但是它为我以后的中医之路打下了坚实的基础，现在想想是非常有用的。老师经常会劝来任之堂学医的人，如果你们真想学中医，真想做一名大夫，回去先好好看看教材，我问麻黄的功效你还不确定，这让我怎么教你呢？……被老师说跑了的不知道有多少人了。由于老师是荆州人，讲普通话有时候听起来有点"硬气"，听起来有点不近人情。但是我非常理解老师的意思，老师的话里有多层的含义：第一，成为一名中医医生不是那么简单的。当一名中医爱好者很容易，但是要想成为一名合格的、至少对得起祖宗的中医医生，不是那么简单的。一定要先下苦功夫，要学习、背诵传统中正的中医基础知识，使它们牢牢刻在我们的脑子里，这样我们以后的路才不会走偏。不然南辕北辙，很是麻烦。并且这些都是基础，万变不离其宗，把基础打牢了，学习其他中医流派，探讨不同学术观点时，一方面不容易走偏，另一方面也可以较快地掌握其精髓。不然，没有基础知识支撑，那就相当于无本之木、无源之水。这就是为什么老师如此苦口婆心地劝学中医的人要打好基础的原因。第二，学中医要耐得住寂寞，耐得了清净，不然是没办法学好的。因为医学是一门没有止境的学科，没有清净心是学不来的。老师让他们闭门背书，是在磨炼他们的性子，收他们的心。还有一个意义，就是你如果好好地回去背了、学了，再一次来到老师面前，请求老师考核，那么这种锲而不舍的精神，也会让老师、包括我们所有人在内，对你都会由衷地认可。这样的例子，任之堂的学子里还真有不少，并且接下来学医真是勤奋刻苦，像廖创辉，就曾经被老师劝回去背《清静经》，背好了才又回来的。现在回头看来，老师的试金石真的是蛮厉害的，是在试你学医的心诚不诚……你看，老师的一个举动，多么有深意，这也是我在这里待这么久才悟到的道理。

2. 抓药记

后来，阿发接替我熬药，我就去抓药了。抓药的工作也是很磨练人的，要有一种气定神闲之志，按照老师说的：抓药时要把气沉住，头脑要越抓越凉快，脚要越抓越热，如果头脑越抓越热就麻烦了，心没沉住，气浮于上。有时候患者站在那里

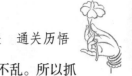

让你抓快一点，你不能恼怒，也不能慌乱，但手脚必须麻利，手快心不乱。所以抓药磨练了我再多的事也要理清头脑，时刻保持镇静清醒的习惯。

抓药是一个中医师必须要经历并且要熟练的工作，我深刻感受到现在中医药大学的学生们没有这方面的经历，真的是对中医人才培养的一个制约。抓药时，真真切切地去感受、去熟悉每一味药的气味、形状、质地、味道等，它就相当于从书本中走了出来，变成了你的朋友，你和它是有感情的，所以在用药组方时，你就不会感到陌生和担心，怕这味药会给你惹麻烦，怕那味药不听你的话，因为你们很熟悉、很要好，所以开方用药就有把握，就像找一个老朋友帮忙一样，很放心，抓药就是把中药知识从书本里拉到了你的现实生活的一个过程。

抓药时，我不但熟悉了每一味药，而且还熟悉了老师的方子及用药习惯。有时会思考老师什么时候用这个方子，什么时候用那味药，看得多了，就发现了其中的一些规律。如冬季多用济生肾气丸，夏天多用生脉饮、平胃散，春季多用逍遥散、温胆汤，秋季多用百合固金汤等。再比如，老师的咳嗽方用什么药，桂枝汤加肠六味什么时候用，等等。有时候，还可以在病人取药时摸摸他的脉，问问病情，再想想老师给他开的方子，这样也能学到不少。按照老师的话说，只要想学，只要有心，处处都能学习，不是只有坐到老师身边才能学到东西的。

这段时间，除了学习老师的思路，我还在攻读《伤寒论》。学中医的人都知道，《伤寒论》是中医四大经典之一，历代中医大家没有一个不是深研过《伤寒论》的，《伤寒论》可以说是每一个中医的基本盘。取法乎上，得乎中也。这就像练习书法为什么要从王羲之练起是一样的道理，像后代的书法家无不是取法于王羲之。邓铁涛老先生曾说过：学医当以四大经典为根，各家学说为本，临床为中医的生命线。这句话一直是我学医路上的指路明灯，我时刻牢记在心。这也是我为什么如此重视《伤寒论》的原因。学习《伤寒论》，我个人认为理解比背诵要重要得多。并且我发现老师的"两个轮子"以及养其真、顺其性、去其浊的思路真的很好用，《伤寒论》的很多方子放在老师的"两个轮子"里就很好理解，不像以往有些解释感觉牵强。

3. 侍诊记

再后来，老师觉得我在任之堂踏踏实实学了两年，不论是中医功底还是性格品质都还蛮适合干中医的，老师就决定开始带我，于是我就坐在了老师的旁边抄方，这一抄又是大半年。在老师身边的日子里，真的是受益匪浅，不论是医术，还是个人境界，对于我来说都是一个显著的提升时期。

每天听老师说话，看老师诊病，感受着老师强大的正能量。由于我性格内向，和老师没有太多的交谈，但跟在老师身边时间长了，对老师的医术及人生境界，从老师言语里以及生活为人处世中，我都能深深地理解，并且由衷地敬仰，也坚定了我要成为老师那样从容洒脱、简单快乐而又对社会有价值、有意义的人的决心。

老师遇到有特色、有学习价值的病例，都会给我们讲一讲，讲他对这个疾病的理解，以及治疗这个疾病需要注意的地方，将来这个疾病的归转等。这样日积月累，不知不觉中我对老师的诊疗思路就熟悉多了。

老师对患者的态度，让我很感动，感觉这才是"大爱"。由于患者众多，老师对每一个病号不能接诊太长时间，但老师还是尽量能多帮患者一点就多帮一点。例如，老师根据全息理论及来参观学习的医生分享的经验创出了一套针法，名叫"阴阳九针"。老师使用这套针法从来不收任何费用，一般都是在看病的时候顺便给人用针，以加快病情的好转，一针痊愈者不乏其人。老师传我们这套针法，也是很谨慎的，品德是放在第一位的，并且老师还郑重嘱咐我们，使用此针法最好不要收费，因为他当时创立此针法时就发了一个愿，希望自己能够多帮一点贫苦大众，所以才在机缘下悟得此针法。

老师还会根据不同患者的情况扮演不同的角色，这个真的需要很大的智慧。有的患者认为老师很严厉，有的患者认为老师很和蔼，有的患者认为老师很轻松，有的患者认为老师的社会价值远高于他的医学价值……实际上，老师是"因材施教"，随时根据患者病情、心态的需要去改变说话方式、状态，让患者的病情好得更快。

老师对我们这些学生也非常关心，无论学业、生活、品德……老师都在传递给我们正能量。跟诊抄方的时候，老师总是嘱咐我把字写得大一些，因为老师知道我这个人有些拘谨内向，希望我通过写大字，把自己的心打开些，老师的良苦用心，可见一斑。

4. 蛹出

时间会改变一切，当你主宰不了你自己时，就交给时间吧。

经过三年的学习，在自己开始独立接诊，处方开药时，我发现我真的可以帮到患者了！这一刻，我真的看到了历经三年蜕变后，那炫丽的轻翼在晴空中扬洒出的美妙的音符。那个彷徨迷茫的少年变得自信坚定了，现在的我可以比较清晰地辨别患者的症状、病机，并努力尝试着帮他们解除病痛。回想几年前自己面对疾病的那种深深的无力感，回想这几年自己的成长，我真的是感激我自己当初的选择，感激老师，感激中医……

时间在继续，我的中医之路在继续……

天人相应——一气周流脉法

陈国峰

多年前就知道任之堂了，是因为任之堂的系列丛书，看到任之堂主人经常带着学生一起到大自然中接触药理、人理和自然之道，就觉得任之堂主人不同一般。后因为缘分未到，所以我没有去任之堂。

我是学习的针推专业，从我读到的《内经》《针灸甲乙经》，到后来的《四圣心源》《圆运动的古中医学》等，再到后来我外出拜访交流，我一直围绕着"气血升降循环理论"来学习，尤其是那些运用升降理论的"刺客"高手（我喜欢把用针治疗患者的医生称为"刺客"）。只要是在升降理论有建树的老师，我几乎都要去学习一番，因为我始终觉得，中医是相通的，不管是用药、用针，还是按摩推拿。用针方面，我用的是《内经》的"人迎寸口脉"来指导扎针；处方用药方面，我根据《伤寒论》《金匮要略》《辅行诀五脏用药》《四圣心源》，以及王清任、唐容川的相关理论，结合寸口脉来辨证用药开方。同时我也一直关注着任之堂的动态，因为通过了解，我知道任之堂余老师是运用自然之道的升降理论来治病开方的。

2014 年，机缘终于到了。由"刺客"高手湖北十堰市的王立珍先生推荐，带着任之堂在脉诊与用药方面是如何运用升降理论的疑惑，我于 6 月下旬，来到了湖北十堰任之堂，开始了一个月的学习。我对脉诊有一些认识，但更多的是疑惑，所以我总是想找到大道至简的实用脉法！

来到任之堂的头几天里，每天上午面对着五六十号来自全国各地和海内外慕名而来的患者，我几乎没敢说一句话，围绕着我来学习时带着的疑惑，仔细观察余老师看病时在望闻问切上到底有哪些不同的方式。通过观察，我了解到他用双手把脉，用他双手的食指、中指、无名指，在患者双手的寸关尺三部，往往几十秒就把完脉了，然后叫助手开方。

再看看王蒋，也是用双手把脉。我来到任之堂之前，通过任之堂的系列丛书，对王蒋早有所认知了，所以除了余老师，王蒋也是我主要"贴近盯防"的目标。而王蒋确实有师兄风范，有问必答，而且不厌其烦。如上越脉，表现的形式是双寸浮实有力、双关偏弱、双尺沉细无力，体现升发太过，会有上焦实、下焦虚，阳盛阴虚、上热下寒等，可以用桂附地黄丸加减或入肝或入肺或入胃的药；下陷脉，表现的形式是双寸沉细无力、双关偏弱、双尺浮实有力，体现清阳不升，升发不足等，可以用补中益气汤加桂枝汤化裁等，他都会尽其所能地讲解。

就这样又过了一个星期，半个月过去了，说实话，心中的疑问还是没有得到解答，尽管余老师经常在下午带我们外出上山，空闲里讲一些自然之道。我也问过他为何要双手把脉，余老师对我说："你把太极圈搞明白了，就基本知道了"。这回答太高深了，我一时无法理解。

附近的宾馆，住的不是像我这样来学习的医生、学生，就是全国各地来看病的患者，因为同住在一个宾馆，大家也就亲近了起来。大概因为真诚的原因，所以大家都喜欢找我聊天。他们找我说得最多的就是，"陈老师，你说我们大老远的来看病，看了看我的手，望了望我的脸，瞅了瞅我的舌，摸了摸我的双手脉不到一分钟，我还没有说，就把病看完了，能看好吗？"他们问我的，其实也是我所疑惑的，尤其是有的患者还把自己的病情，类似于写小说一样写在纸上，看病时好让余医生仔细看看。他们就怕余医生不问他们，不了解病史看不好病。我心里感到既好笑，但更多的是同感。但我只能问他们，"你感觉服了中药后，身体有什么变化？"有的说身体舒服多了，有的说有几个症状消除了，还有几个症状还没感觉等。我心里有底了，疗效看来是不容质疑了。但到底是什么原理把的脉，而且速度之快、诊断之精准、用药之对症，对于这个疑问，我还是没有半点思路！

7月中旬的一天，天空晴朗。下午两点半左右，余老师邀我一起到他的菜园里，烈日当空下，余老师叫我把鞋子脱掉，赤脚在菜园里松软的土地上来回走动，接接地气，让我体验一下天地人合参的感觉。过了大约五分钟的样子，感觉一股股热气流从双脚往上涌动，全身上下开始冒出灼灼的汗气。就这样，赤脚在菜园里干活，持续了两个多小时，身上有一种从来没有的自在轻松的感觉。我问余老师，这是什么原理。他说这就是所谓的道法自然，太极阴阳的升降，人体的一气周流。

就是余老师的这句话，突然让我茅塞顿开，任之堂的脉法不就是如此吗？阴阳在人体内乃为一气，一气含有阴阳，由于升降而形成了阴阳两股气。人体是一个太极。太阳是圆的，地球和月亮都是圆的，太极图也是圆的。圆，代表着周而复始的宇宙定律。人体生命气化是一个圆的运动。阴阳之气的运动是阳升阴降，其实这就是对太极两仪的动态描述。《内经》言："阳舒阴布，五化宣平。"就是说气化功能在人体内外不断运动，其运动形式为左升右降，循环不已。人体气机圆运动规律，中医圆运动的精髓在于脏腑气机升降圆运动。

五脏阴阳的左右升降：肝属木，其气左升，能引肾水上汲于心，则心火不至上亢而灼；肺属金，其气右降，能领心火下温于肾，则肾水不至下沉而寒；脾胃属土而居中，脾为阴土而主升，胃为阳土而主降，两者皆为左升右降之枢机。由此则地道左旋而上达于天，天道右旋而下入于地，是为生命的基础。

阴阳未判，一气混沌。气合阴阳，则有清浊。清则浮升，浊则沉降。升则为阳，降则为阴，阴阳异位，两仪分焉。合而言之，不过阴阳。分而言之，则曰阴阳。

这些经典，有一个共同点，都是气的运动——左升右降，循环不已。

既然人体内体现出一气周流之运行轨迹，那么，我们从临床上如何把握人体一气周流之状态？从脉象学着手，是否能够判断出人体病理情况下一气周流状态哪个环节出了问题呢？我们可以把脉中的一气周流理解成一条长年流淌的小河，春夏秋三季河水是不会停止流动的，只有冬天寒冷季节里，河水才会结冰变硬，而我们所摸到的硬脉与此种情况非常类似。这是不是任之堂秘而不宣的脉诊秘密呢？《内经》说："天地者，万物之上下也；阴阳者，血气之男女也；左右者，阴阳之道路也。"指出了人体左右乃为阴阳之道路，阴在左，阳在右；阴从左升，阴生阳气，阳气则升；阳从右降，阳气化阴，阴气则降。也就是说，人体左右肢体的功能是不一样的，左侧肢体以升为主，右侧肢体以降为行，升降相因，乃成为一圆之运动。黄元御认为整体看待脉象的升降方向是比较客观的，如左右两寸部脉以候于上焦之气，双关部脉候中焦之气，双尺部脉候下焦之气，没有必要机械性分配左右手与五脏六腑相关联，而是根据两手六部脉升降规律来判断升降的这种大象，即整体上把握人体一气周流之升降大象方向性，更能体现出人体内一气阴阳运动之轨迹。

脉象上，左升右降，左路阳升阴长，右路阳杀阴藏。也就是说，我们通过脉搏的跳动，一来一往，一发一收，一升一降，从这里考虑元气的盈缩，通过感觉出"这一点气机盈缩的宗旨"，了解到人身这一元真气在运行过程中是太过还是不及，左升右降在哪个环节上出现障碍。

通过以上分析，我们可以得出其左升右降，在人体左右脉象上所体现出上、中、下三焦之气，在人体左右寸关尺上，双寸候上焦之气，双关知中焦之气，双尺探下焦之气。我们知道，中焦脾胃乃后天之本，人生之关键，因左肝主升，脾气主升乃为其升之动力，从中可知其肝脾同升应在左关才是；而右关胃主降，胆木也降，胆胃在相火之下才能相克而降。正如彭子益强调一年四季以秋金之降相火为始，因胆胃之降，后天之本才能化源之开始，而后人体内之一气周流，左升右降才能流行。

按照左侧脉主升，即左侧寸关尺，由下而上，尺肾水升肝木，肝木从水中升，到心以生君火；同样，右侧脉主降，降路是由上而下，由于左路升极君火化为相火，相火乃克肺金，即火克金，金降克木（胆），木（胆）能克土（胃），土能制水，使相火藏于水中，呈现火→金→木→土→水，即寸、关、命门三焦。通过医者高度灵敏的手指触感双侧脉之寸口这一运行，"此时心中，只觉两手按着一个圆运动的气体"，所以当你用自己的双手在患者的双手同时把脉时，你把患者的双手看作是一个太极，通过阴阳的升降，用医者的高度敏感的双手，用总取、分取、浮中沉取等不同的方法，在患者的寸关尺上感觉他的左升右降的一个圆运动的循环脉气，体会脉气周流时的大、小，快、慢，硬、软，浮、沉，匀、乱，然后分析出病气是阴、阳、表、里，还是虚、实、寒、热。左侧为阳，阴不能化阳，则病三阴；右侧为阴，阳不能化阴，则病三阳。所以说，左不升与右不降，这是整体发病趋势。便能得知体内真气运行状态下，升降方面是否有了异常表现。

如果我们把脉，发现左侧脉细弱无力，右侧脉正常，缓和润畅。这时我们首先考虑的是左侧不升的问题，用药扶阳助火，养肝通脉，补气升提。处方用药，考虑选用方剂如麻黄附子细辛汤、补中益气汤、升陷汤、大补肝汤等。反过来说，如果右侧脉不降，右侧脉寸关或尺脉浮滑或沉滑有力，这时左侧脉正常，缓和润畅。这时我们首先要考虑降下不及的问题，用药要考虑如何来降肺、胆、胃不降的方剂，如金水六君煎、温胆汤、理中汤、大补脾汤、下气汤、麦门冬汤、竹叶石膏汤等。用方药以恢复人体内一气周流之圆运动，则疾病可愈也。

有力与无力，阴阳属性易于得知，而脉象之中升降趋势，则难于把握。所以说，人体内一气周流圆润和缓流畅之脉气，怎样才从心中感悟到呢？只有静心体悟，才能感悟到脉气中运动之态势与趋势，因为脉象中，一直在跳动的脉搏，它在流动、流通的瞬间，就反应出了即时、动态的信息，反应了疾病当时动态的、最准确的变化。我们所感悟到的，摸脉的目的，就是感受患者的脉气，来判断运行过程中哪个地方出现了问题。脉气就像一条河流，它一年四季都在流，它也在跌宕起伏，或急或缓地变化着。不同的人，就好比是不同的小河，它的水流缓急不太一样，水有多有少，河床有崎岖不平，也有平坦缓和。所以我们摸脉的时候，感受的是脉气，好比一股水流在河里流动的感觉，体会出脉气流动着的那种形态与气势。通过触摸两手寸口之脉象，把两个手的脉象合在一起，这就形成了一气周流运行圆轨迹图。从一气周流与圆通的角度，从整体上去把握与评判患者全身一气周流运行具体状态，把全部信息整合起来，从左升右降这样一个整体中，感悟出患者脉气周流、阴阳一气在升降某个环节出现的问题。如我们感觉患者两手脉象都比较弱，就知道其阳气出现了问题，就应该去扶助阳气，以助肝阳升发，调节协助肝阳升发之力量，就是我们的目的。假如我们把着患者脉象，右寸脉很大，而尺脉弱小，体现出上大下小之态势，提示我们其相火不降，降相火之同时，要考虑脾胃的承受能力，在运转中焦的前提下，才能达到降相火的目的。

　　这些都是本人在任之堂学习之后，对脉学的感悟和心得，今在宛金和师兄的邀请下，仔细分析，整理出此篇文章，希望对同道能有所提醒和帮助。

书末絮语

　　和师兄共同完成此书，前后共用了将近半年。老实说，对我个人的影响真是很大，无论是医学上，还是人生上。半年的时间里，从最初的拟定计划，到和师兄共同整理录音、课件，探讨书稿的内容，编排文字形式，修改文章内容……现在想想，虽然时间很快，但是走的路还真的不少。

　　第一次去老师那里时，刚刚大二，之后，又去了第二次、第三次……可以说我真的很感激任之堂，因为它在我的人生里不仅仅是一段精彩的回忆，更是一个让我成长、让我逐渐走向成熟的地方，是他处始终不可取代的。所以我很庆幸，在我的世界观、价值观定型阶段，让我遇到了任之堂，遇到了老师和众位师兄弟。

　　在任之堂得到的一切，我想我基本上原原本本、毫无保留地写在了书里，所以感谢师兄让我参与此次著述。我把四年的学医感悟都抖落净了，这样也许我便可以轻装上阵，向下一阶段的人生目标进发。所以这本书的意义对于我来说是一个结尾，抑或是一个新生。

　　专门写了一段话，来作为这篇文章的结尾，或者说这本书的结尾。

　　在任之堂的日子里，是辛苦的，因为每天都要早起晚学。

　　在任之堂的日子里，是欢乐的，因为有好多师兄弟可以玩耍。

　　在任之堂的日子里，是有压力的，因为有太多渴求知识的学子在你身边围绕。

　　在任之堂的日子里，是感动的，因为有老师的关怀、帮助和对后辈的期盼。

　　在任之堂的日子里，是不孤独的，因为你发现原来在这个世界上有比你还要执着的人在努力地走在自己的中医路上。他们不仅是你的朋友，更是你在这条路上坚持走下去的精神支柱。

　　在任之堂的日子里，其实它只是一段生活，它对于我、对于你、对于所有来到任之堂和欣赏任之堂的朋友们来说，到底是什么？嘘！不要说出来。

　　答案就轻轻地放在心底那温柔的角落里吧。暖暖的，暖暖的……

宛金于蓉城